临床护理指南丛书

名誉总主编　成翼娟　李继平
总　主　编　胡秀英　宁　宁

眼科护理手册

第 2 版

主　编　曾继红　何为民

科学出版社

北　京

内容简介

本书是《临床护理指南丛书》之一，主要内容包括眼病患者的护理、眼病的症状护理、眼科常见专科小治疗、视功能检查、眼压测量、眼科特殊检查、眼科常用药物等。全书按照各种眼病的病因、诊断要点、治疗、主要护理问题/诊断、护理目标、术前护理措施、术后护理措施、并发症的观察及护理、健康指导、特别关注、前沿进展、知识拓展等顺序予以介绍。在内容形式上，沿袭了第1版的写作特点，结构分明，层次清晰，使用了大量图表代替文字表述。全书内容简要而不失详尽，浅显易懂却又内容丰富，既包含临床知识技能，又纳入许多相关知识或科普故事，让全书不致过于严肃枯燥，使学习变得更为生动有趣，提高了读者阅读的学习兴趣。

本书适合广大护理同仁阅读，尤其是从事眼科专业的护理人员阅读，可作为专业人员日常工作参考的口袋书和工具书。

图书在版编目（CIP）数据

眼科护理手册/曾继红，何为民主编. —2版. —北京：科学出版社，2015.6

（临床护理指南丛书/胡秀英，宁宁主编）

ISBN 978-7-03-044882-8

Ⅰ. 眼… Ⅱ. ①曾… ②何… Ⅲ. 眼病–护理–手册

Ⅳ. R473.77-62

中国版本图书馆CIP数据核字（2015）第126843号

责任编辑：董 林 戚东桂 王立红/责任校对：李 影

责任印制：赵 博/封面设计：黄华斌

科学出版社 出版

北京东黄城根北街16号

邮政编码：100717

http://www.sciencep.com

北京凌奇印刷有限责任公司印刷

科学出版社发行 各地新华书店经销

*

2011年1月第 一 版 开本：787×960 1/32

2015年6月第 二 版 印张：17 3/4

2025年8月第十一次印刷 字数：373 000

定价：68.00元

（如有印装质量问题，我社负责调换）

《临床护理指南丛书》编委会

何其英（四川大学华西医院）
胡秀英（四川大学华西医院）
黄　浩（四川大学华西医院）
黄　燕（四川大学华西第二医院）
黄雪花（四川大学华西医院）
黄桂玲（武汉大学中南医院）
贾晓君（北京大学人民医院）
蒋　艳（四川大学华西医院）
蒋玉梅（西安交通大学第一附属医院）
姜文彬（青岛大学附属医院）
江　露（第三军医大学西南医院）
冷亚美（四川大学华西医院）
雷春梅（西安交通大学第一附属医院）
李　卡（四川大学华西医院）
李　芸（四川大学华西医院）
李　敏（中国医科大学附属第一医院）
李　燕（泸州医学院附属医院）
李春蕊（中日友好医院）
李俊英（四川大学华西医院）
李秀娥（北京大学口腔医院）
李小麟（四川大学华西医院）
李尊柱（北京协和医院）
廖　燕（四川大学华西医院）
廖天芬（四川省人民医院）

黎贵湘（四川大学华西医院）
梁　燕（四川大学华西医院）
林　英（上海交通大学附属第一人民医院）
刘　玲（四川大学华西医院）
刘　俐（四川大学华西医院）
刘　霆（四川大学华西医院）
刘晓艳（四川大学华西医院）
刘智平（重庆医科大学附属第一医院）
罗春梅（第三军医大学新桥医院）
卢　敏（中国人民解放军成都军区总医院）
卢嘉渝（中国人民解放军成都军区总医院）
吕嘉乐（香港东区尤德夫人那打素医院）
马　婕（第四军医大学口腔医院）
马　莉（四川大学华西医院）
马青华（四川省人民医院）
宁　宁（四川大学华西医院）
倪　钊（美国杜克大学护理学院）
彭莉萍（深圳市南山区人民医院）
钱卫红（广州军区武汉总医院）
秦　年（四川大学华西医院）
任建华（四川大学华西第二医院）
申文武（四川大学华西医院）
孙丽华（贵阳医学院附属医院）
宋　敏（中国人民解放军成都军区总医院）

宋晓楠（北京协和医院）
史晓娟（第四军医大学西京医院）
唐承薇（四川大学华西医院）
田永明（四川大学华西医院）
童莺歌（杭州师范大学护理学院）
万群芳（四川大学华西医院）
王　英（四川大学华西医院）
王丽香（中国人民解放军成都军区总医院）
王春丽（北京大学口腔医院）
王黎梅（浙江省嘉兴市第一医院）
王海玲（首都医科大学宣武医院）
王晓云（山西省人民医院）
王颖莉（四川大学华西医院）
文　秀（澳门镜湖护理学院）
文艳秋（四川大学华西医院）
吴小玲（四川大学华西医院）
向明芳（四川省肿瘤医院）
鲜均明（四川大学华西医院）
谢徐萍（四川大学华西医院）
谢双怡（北京大学第一医院）
徐玉斓（浙江大学医学院附属邵逸夫医院）
许瑞华（四川大学华西医院）
武仁华（四川大学华西医院）
严　红（北京大学口腔医院）

杨　旭（北京协和医院）
杨　蓉（四川大学华西医院）
杨玲凤（中南大学湘雅医院）
杨小莉（四川大学华西医院）
袁　丽（四川大学华西医院）
游　潮（四川大学华西医院）
游桂英（四川大学华西医院）
余　蓉（四川大学华西医院）
余春华（四川大学华西医院）
张　琳（北京大学口腔医院）
张铭光（四川大学华西医院）
张明霞（北京大学人民医院）
赵佛容（四川大学华西口腔医院）
曾继红（四川大学华西医院）
曾子健（香港微创泌尿中心）
甄立雄（澳门仁伯爵综合医院）
周昔红（中南大学湘雅二医院）
周莹霞（上海交通大学医学院附属瑞金医院）
邹树芳（泸州医学院附属医院）
朱　红（四川大学华西医院）

总编写秘书　陈佳丽　吕　娟

《眼科护理手册》（第 2 版）
编写人员

主　编　曾继红　何为民

副主编　骆洪梅　陈　俊

编　者　（按姓氏汉语拼音排序）

曹　昕　陈　俊　高云霞

何为民　黄晓芳　黄永志

赖志凤　李桂蓉　廖晋英

林　红　骆洪梅　吕仲平

任　洁　孙常丽　孙成淑

王荣海　王顺清　王晓悦

杨　涛　杨旭波　殷鸿波

于晓甜　曾继红　张　鑫

张小兰　周晓舟

序

国内第一本《眼科护理手册》的出版，对于我国眼科专科护理的发展具有重要的里程碑作用，本手册从2011年出版以来，为我国眼科护理人才的培养、为规范眼科护理操作技术做出了重要贡献。

随着眼科学理论和临床科研的不断发展，新理念和新技术的层出不穷，眼科护理内容也发生了很大的变化。目前，眼科日间手术已渐渐在国内铺开，新的眼科诊疗流程，新的眼科护理模式，使得许多传统观念得到更新，也为眼科护理学增添了不少新内容，需要眼科护理人员从理论上和实践上适应新的技术要求。为了紧跟眼科学的发展和进步，编写组特组织了一批长期从事眼科工作，并具有丰富临床经验的医护骨干，进行了《眼科护理手册》第2版的编写。

与第1版相比，《眼科护理手册》第2版具有以下改进。

1. 增加了不少专科检查图片，为临床护士提供更直观的认识。

2. 更加突出临床护理内容，对具体护理措施，除介绍一般原则外，在具体实施方面作了详细阐述。

3. 着重于护理新理念及新技术的介绍，淘汰已不在临床应用的陈旧技术和护理方法。

4. 对于学科范围内常用的护理操作技术，特别是在某些细节方面进行了详细介绍。

该手册在简要介绍常见眼科疾病的病因、临床表现、诊断和治疗的基础上，着重强调眼病患者的护理技术和方法，包括各种眼病主要的护理问题、护理目标、术前和术后护理措施等，最后列出本病在护理方面需要特别关注的内容，总结性地提出疾病护理关键点，以唤起读者注意，可谓画龙点睛。

该手册以理论和实践相结合的方式，全面、科学、具体地阐述了眼科临床护理知识，适用于规范化护士培训，也适合初级眼科护士学习，是一本极为实用的眼科专业护理参考书。

再次感谢曾继红副主任护师及诸位编者的辛勤劳动和对完善眼科学文库做出的重要贡献。

陈晓明

2015年4月22日

《临床护理指南丛书》前言

《临床护理指南丛书》（第1版）作为口袋书，小巧、实用，便于护理人员随身携带并查阅。本套丛书是在查阅大量国内外文献的基础上，结合作者丰富的临床护理经验编撰而成，贴近临床并适用于临床。自出版以来，本套丛书受到国内各大医院的临床护理工作者及护理院校师生的欢迎与追捧，获得了广大读者的肯定。为适应医学科学技术与临床护理工作的不断发展与变化，提升丛书质量，使丛书能够更好地为专科护理人员服务，满足不断增长的临床护理工作者的需求，我们对《临床护理指南丛书》中业界评价较高、读者反响较好的分册进行了再版。

《临床护理指南丛书》（第2版）共包含24个分册，内容涵盖了临床护理的各个专科，包括内科、外科、妇科、口腔等各临床护理领域。随着疼痛作为第五大生命体征的确立，全国各层次医院疼痛关爱病房的建立，疼痛护理已成为临床护理工作中不可分割的一部分，基于此，第2版新增《疼痛科护理手册》，以指导临床护理，促使疼痛护理更加规范、加速疼痛专科护理人才向专业化转型及学科发展。各分册在遵从丛书编写基本要求的基础上，遵循“专病专护”原则，结合各专科特色并融入快速康复理念，不断关注学科前沿进展，站在护理的角度辅以图文并茂的方式全面系统地展开了全书的编撰工作。

在编写形式上，本套丛书结构层次清晰，文字简洁、精练，紧密结合临床护理工作实际，以病人为中心，以具体疾病护理为纲，要点式地重点介绍护理措施，特别注意描述护理关键环节、难点及其对策和护理细节。在结构体系上彻底改变了护理学专业多数教辅资料按照护理程序编写的共同模式，根据医护人员的临床思维，在综合以往各专科护理常规与理论的基础上，发展符合现代临床需要的科学模式。本丛书的一大亮点还在于，遵循“科学、实用，通俗、易懂”的基本原则，兼顾不同地区、不同层次临床医护人员对各专科常见疾病、多发疾病临床护理的认识，同时结合案例、图片等多种编撰和展现形式，进一步提高本套丛书的可读性与临床实用性。整套丛书内容简要而不失详尽，浅显易懂又全面丰富，既包含临床知识技能，又纳入许多相关知识或科普故事，让全书不致过于严肃死板，读者在丰富临床理论之余，还能了解更多其他知识，使得临床各专科护理的学习变得更为生动有趣，提高读者学习阅读的积极性。

本丛书作为临床专科护理指南，对从事临床一线护理工作的护理同仁具有较大的参考价值，同时还可作为各级医院各专科新手岗前培训、规范化培训、继续教育及临床实习辅导丛书，从而从各个层次的专科人才培养着手，提高各专科临床护理水平，促进护理质量的进一步提高。

参加编写《临床护理指南丛书》（第 2 版）的作者除四川大学华西医院护理专家外，还有来自全国多家医学院校及医疗机构的临床护理专家，她们多在临床一线工作，在繁忙的临床和管理工作之余完成了本套丛书的编写工作，在此向她们表示衷心的感谢。

全体编者均以高度认真负责的态度参加了本丛书编撰工作，但由于编写时间仓促且涉及众多专科领域，各专科编写人员思维方式、知识层次、经验积累存在差异，因此书中难免存在不足之处，敬请广大读者给予批评指正！

编 者

2015 年 6 月

前　　言

《临床护理指南丛书•眼科护理手册》出版已经4年多了，近年来，眼科新技术、新设备、新理论、新方法不断涌现，眼科护理也需要与时俱进。《眼科护理手册》第1版的某些内容已显陈旧，难以反映当下眼科护理学发展的水平和现状，故决定再版，以适应客观需要。

第2版的编写尽量由原作者执笔，也聘请了多位新人。他们全部是来自临床一线的医生、护士和医技人员，理论知识扎实，临床经验丰富。各位编者结合自己的理论修养和临床实践，并参考大量的国内外文献，精心编写，给本手册带来了新的气息。在沿袭第1版风格、反映护理学科最新进展的基础上，重点突出临床护理实践部分。淘汰陈旧内容，增加了不少眼科护理新理论、新技术。真心希望本书能成为临床一线护理人员及学生的好帮手。

由于编者水平有限，编写经验不足，加之时间仓促，疏漏之处在所难免，恳请读者批评指正，以便3版时进一步修改和完善。

何为民

2015年4月

目　录

第一篇　眼科疾病护理

第二篇　眼科常用护理技术操作

第三篇　眼科特殊检查

第四篇　常用眼液的护理

第一篇　眼科疾病护理

第一章　眼睑疾病患者的护理

第一节　眼睑炎症患者的护理

一、睑腺炎患者的护理

【概述】

睑腺炎是眼睑腺体的急性、痛性、化脓性、结节性炎症病变，又称麦粒肿。根据感染的部位不同，分为内、外睑腺炎。睫毛毛囊或附属的皮脂腺或汗腺发生感染，称为外睑腺炎；如系睑板腺受累，则称内睑腺炎。

【病因】

大多数睑腺炎由葡萄球菌感染引起，特别是金黄色葡萄球菌引起的感染最为常见。

【诊断要点】

临床表现：眼睑有红、肿、热、痛的急性炎症表现。外睑腺炎的炎症反应集中在睫毛根部附近的睑缘处，形成较大的肿胀区，起病初期红肿范围弥散，疼痛明显，触诊可以发现压痛性硬结，感染部位靠近外眦部时，可引起反应性球结膜水肿，数日后可在病灶中心形成黄白色脓点，向皮肤面发展，自行破溃排出脓液。内睑腺炎受睑板限制，肿胀范围比较局限，疼痛明显，睑结膜面局限性充血、肿胀，数日后形成黄白色脓点，向结膜囊内破溃。儿童、老年人及抵抗力低下的患者炎症反应剧烈，伴有全身中毒症状，处理不及时可发展为眼睑蜂窝织炎、败血症或海绵窦血栓而危及生命。

【治疗】

（1）初期进行局部冷敷，硬结未软化时可湿热敷，每日 3 ～ 4 次，每次 15 ～ 20 分钟。

（2）抗生素：白天滴抗生素眼药水，每日 4 ～ 6 次，如妥布霉素滴眼液、氧氟沙星滴眼液等。每晚睡觉前湿热敷后涂抗生素眼膏，如红霉素眼膏等。

（3）症状较重或发展为眼睑蜂窝织炎者需口服或肌内、静脉注射抗生素，如青霉素类，第一、二代头孢，大环内酯类。超短波理疗或中药清热解毒口服液有一定疗效。

（4）手术切开排脓：外睑腺炎切口在皮肤面，与睑缘平行，以减少瘢痕形成；内睑腺炎切口在睑结膜面，与睑板腺平行，垂直于睑缘，以免损伤过多的睑板腺管。

【主要护理问题】

（1）舒适的改变：疼痛与眼睑腺体炎症有关。

（2）焦虑、恐惧：与对手术的恐惧、担心预后有关。

（3）潜在并发症：眼睑蜂窝织炎、海绵窦脓毒血栓与致病菌毒力强、机体抵抗力低下有关。

（4）知识缺乏：缺乏睑腺炎的自我护理知识。

【护理目标】

（1）患者的眼痛症状有所缓解。

（2）患者焦虑、恐惧程度减轻，能配合治疗及护理。

（3）患者未发生相关并发症，或并发症发生后能得到及时治疗与处理。

（4）患者能掌握睑腺炎的相关护理知识及滴眼液的使用方法。

【术前护理措施】

1. 心理护理

（1）解释手术的必要性、手术方式、术中配合要点。

（2）进行心理疏导，鼓励患者表达自身感受和想法，采取有针对性的心理干预措施。

2. 术前常规准备

（1）术前使用麻醉剂：患眼滴 0.5% 丁卡因溶液、奥布卡因滴眼液（倍诺喜）或爱尔卡因 2 次，每次 1 ～ 2 滴，间隔时间 3 ～ 5 分钟，在脓肿附近皮下注射 2% 利多卡因。

（2）体位固定：正确的体位固定是手术成功的关键，尤其是儿童患者。患者采取平卧位，术中保持头位固定，防止头位变化，保持术眼向下或向上固视，防止误伤眼球或角膜。建议不能配合的婴幼儿在全身麻醉下进行手术治疗以保证手术的安全性和改善患儿的就医体验。

【术后护理措施】

睑腺炎患者的术后护理常规见表 1-1。

表 1-1　睑腺炎患者的术后护理常规

常规护理内容	
伤口观察及护理	观察伤口有无渗血、渗液，若有，应及时更换敷料 保持敷料的清洁与干燥，24 小时后敷料可以自行去除，遵医嘱滴抗生素眼药，嘱患者勿揉搓术眼 脓肿较大的患者安置引流条后应注意观察引流物的性质及量 术后第 1 日到医院换药，根据脓液引流情况逐日逐段拔除引流条
饮食护理	饮食宜清淡、易消化，多食蔬菜及水果，保持大便通畅
用药指导	按医嘱滴抗生素眼液及眼膏，教会患者及其家属正确的滴眼液使用方法
健康宣教	平时注意休息，不要过度用眼，避免熬夜 进食清淡，多吃新鲜水果、蔬菜，避免食用高脂、油炸及辛辣食物，补充维生素 A 和维生素 C，保持大便通畅 避免眼睛接触化妆品、脏毛巾或污染的手，这是非常重要的 脓肿未形成时切忌挤压，以避免炎症扩散 注意眼部卫生，增强体质

【特别关注】

脓肿未形成之前严禁挤压排脓，以防止炎症经没有静脉窦的面部静脉扩散，导致海绵窦脓毒血栓。

【知识拓展】

耳尖放血辅助治疗麦粒肿

麦粒肿是指睑腺急性炎症，属中医“针眼”、“偷针”范畴。中医认为其病因机制多为外感风热，内有脾胃积热，循经而上，攻于胞睑，蓄积成脓。治宜疏风清热解毒。耳尖放血，实乃泻法，具有开导疏泻足太阳经之功，太阳经气疏通，气血得行，肿胀自消。民间采用耳尖放血的方法治疗麦粒肿。其操作方法是：取一枚医用针头或缝衣针，患者耳尖皮肤用75%酒精棉球擦拭消毒，用左手指固定耳轮上缘，右手指持针对准其耳尖迅速刺入1～2毫米，随即拔出针尖，用手指挤压耳尖软组织放出1滴血，用棉球拭去。第二天，麦粒肿即明显缩小乃至消散。耳尖放血疗法，宜在炎症早期施行，如果延至局部软化形成脓点后再治，就难奏效了。

二、睑板腺囊肿患者的护理

【概述】

睑板腺囊肿，又称霰粒肿，是睑板腺的特发性、慢性、非化脓性炎症。由于脂类物质在睑板腺管内积存，排出管道阻塞导致分泌物潴留而形成的睑板腺慢性肉芽肿性炎症，多见于青少年或中壮年。

【病因】

睑板腺囊肿可能由慢性结膜炎或睑缘炎导致睑板腺出口阻滞引起，也可能与皮脂腺、汗腺和睑板腺分泌功能旺盛或缺乏维生素A，造成腺上皮过度角化，阻塞排出管道，腺体分泌物潴留形成无菌性慢性肉芽肿炎症有关。

【诊断要点】

1. 临床表现　多见于青少年或中年人，可能与该年龄段睑板腺分泌旺盛有关。多发于上睑，也可上、下睑同时或双眼同时发生。病程进展缓慢。典型表现为睑板上可触及单个或多个界限分明的韧性肿块，但无红、痛，表面皮肤隆起，皮肤无粘连，患者感觉眼睑沉重，可出现轻度假性上睑下垂。翻转眼睑，见病变所在部位睑结膜面呈紫红色或灰红色，有时自结膜面穿破，排出黏胶样内容物，肿块消退。

2. 诊断 根据患者无自觉症状、眼睑皮下有单个或多个与皮肤无粘连的皮下硬结，相应结膜面有暗红或紫色充血可协助诊断。反复发生的睑板腺囊肿要进行活检，注意睑板腺癌的可能，尤其是老年患者。

3. 辅助检查 病理学组织切片可帮助诊断。

【治疗】

（1）直径较小的睑板腺囊肿无须治疗，有时可自行消散。可用药物治疗加热敷，一般采用含激素的抗生素眼药水和眼膏滴眼，肿块直径＞4mm 的，药物治疗效果一般较差。

（2）较大的睑板腺囊肿可行手术治疗，在睑结膜面行顺着睑板腺的纵向切口，与睑缘垂直以避免损伤睑板腺管。将囊肿内容物彻底刮除。若术中囊肿壁破裂，则将囊肿内容物及囊壁彻底剪除，以防复发。术毕用掌跟压迫手术部位 3 ～ 5 分钟，结膜囊内涂抗生素眼膏，用无菌敷料包扎，次日揭去敷料，遵医嘱使用抗生素眼药水及眼膏。

（3）近年来，有人尝试将 0.25ml 泼尼松龙注射在近肿块处结膜下或用曲安西龙（去炎松 A）直接注射在肿块内，对部分病例有效。可持久有效地抑制囊肿内炎性细胞，促进囊肿内蛋白质的分解吸收，使肿块缩小消退。

【主要护理问题】

（1）舒适的改变：与患眼眼睑肿块有关。

（2）潜在的并发症：出血、感染。

（3）焦虑、恐惧：与对手术恐惧、担心预后有关。

（4）知识缺乏：缺乏睑板腺囊肿的保健知识。

【护理目标】

（1）患者的眼部不适及疼痛有所缓解。

（2）患者未发生相关并发症，或并发症发生后能得到及时治疗与处理。

（3）患者焦虑、恐惧程度减轻，能配合治疗及护理。

（4）患者能掌握睑板腺囊肿的相关护理知识及滴眼液的使用方法。

【术前护理措施】

1. 心理护理

（1）解释手术的必要性、手术方式、注意事项。

（2）进行心理疏导，鼓励患者表达自身感受和想法，采取有针对性的心理干预措施。

2. 术前常规准备

（1）术前滴表面麻醉剂：患眼滴奥布卡因滴眼液（倍诺喜），每次 1 ～ 2 滴，间隔时间 3 ～ 5 分钟。在囊肿附近皮下注射 2% 利多卡因。

（2）体位固定：正确的体位固定是手术成功的关键，尤其是儿童患者。患者采取平卧位，术中保持头位固定，防止头位变化，根据病变部位嘱咐患者术眼向下或向上固视，防止术中误伤角膜或眼球。建议不能配合的婴幼儿在全身麻醉或基础麻醉下进行手术治疗。

【术后护理措施】

睑板腺囊肿患者的术后护理常规见表 1-2。

表 1-2 睑板腺囊肿患者的术后护理常规

常规护理内容	
伤口观察及护理	术后用掌跟加压术眼 3 ～ 5 分钟，以达到局部压迫止血的目的，观察伤口有无渗血、渗液，若有，应及时更换敷料 保持敷料的清洁与干燥，嘱患者勿揉搓术眼
眼痛护理	评估患者疼痛的性质及程度。手术刺激引起的眼痛，疼痛较轻，随时间的延长而消失或缓解，安慰患者，以减轻其焦虑情绪
饮食护理	饮食宜清淡、易消化，多食蔬菜及水果，禁食辛辣、油腻食物，保持排便通畅
用药指导	按医嘱滴抗生素眼液及眼膏，教会患者正确的滴眼液使用方法
健康宣教	饮食宜清淡、易消化，多食蔬菜及水果 注意用眼卫生及眼部休息，避免过度用眼

【特别关注】

如患者囊肿反复复发或术中发现囊肿组织系实性，应将组织送检，排除睑板腺癌。

三、睑缘炎患者的护理

【概述】

睑缘炎，也就是常说的“烂眼边”，是睑缘表面、睫毛毛囊及其腺体组织的亚急性或慢性炎症，病因复杂，一般与细菌感染、理化刺激、屈光不正、慢性结膜炎、溢泪、隐斜、不良卫生习惯和机体抵抗力下降有关，是临床常见的眼病之一。睑缘炎分为鳞屑性睑缘炎、溃疡性睑缘炎、眦部睑缘炎三种。

【病因】

1. 鳞屑性睑缘炎　病因还不十分清楚，与局部存在的卵圆皮屑芽孢菌分解皮脂腺产生刺激性物质有关，或是继发于睑板腺功能异常的慢性炎症。营养不良、屈光不正、长期使用劣质化妆品，也是诱因之一。

2. 溃疡性睑缘炎　是睫毛毛囊及附属腺体的慢性或亚急性化脓性炎症。多由金黄色葡萄球菌感染引起，也可由表皮葡萄球菌感染导致，多见于营养不良、贫血或有慢性全身疾病的儿童。

3. 眦部睑缘炎　多为莫－阿双杆菌（Mo-rax-Axenfeld）感染，金黄色葡萄球菌也可引起，或与维生素 B_2 缺乏有关。

【诊断要点】

1. 临床表现

（1）鳞屑性睑缘炎：主要症状表现为睑缘刺激感、烧灼、瘙痒，眼部潮红。睑缘充血、红肿，皮肤面及睫毛根部有灰白色上皮鳞屑，睑缘表面有点状皮脂溢出，形成黄色蜡样分泌物，干后结痂。去除鳞屑与痂皮后可见发红充血的睑缘，但没有溃疡形成。睫毛易脱落但可以再生。

（2）溃疡性睑缘炎：症状较重，睑缘皮脂腺分泌更多，干后结痂，并将睫毛粘结成束，痂皮除去后，睫毛根部可见出血性溃疡及小脓包。除去痂皮后，可见睑缘皮肤溃疡。因病变深达皮脂腺及毛囊，毛囊被破坏，睫毛易脱落，不易再生，形成秃睫，即使再生，位置也不正，形成乱睫。反复发作者下睑瘢痕收缩、外翻，泪点肿胀、阻塞、溢泪，下睑湿疹形成。葡萄球菌感染蔓延可引起内睑腺炎、外睑腺炎及复发性睑板腺囊肿。

（3）眦部睑缘炎：可表现为单侧或双侧发病，在眼外眦角部位及结膜有刺激症状、痒及不适感。外眦部睑缘和皮肤充血、肿胀，并有糜烂浸润，严重者内眦部也受累。邻近结膜充血，伴滤泡性结膜炎。也可发生点状角膜炎、边缘浸润及角膜溃疡。儿童容易反复发作。

2. 诱发因素

（1）营养不良、屈光不正、机体免疫力下降、睡眠不足、长期使用劣质化妆品。

（2）有慢性全身疾病的儿童。

【治疗】

1. 鳞屑性睑缘炎

（1）去除病因和避免刺激因素，矫正屈光不正，保持生活规律，治疗全身疾病，还应注意加强营养和锻炼，增强机体抵抗力。

（2）用 2% 碳酸钠溶液或生理盐水清洁局部，擦去皮屑。

（3）抗生素的使用：使用抗生素激素复合眼膏涂擦眼睑缘，如妥布霉素地塞米松眼膏（典必殊眼膏），用药需至痊愈后 2 周，以防复发。症状较重者可全身使用亲脂类抗生素口服，如四环素、红霉素等，以减少细菌产生脂肪酶及降低脂肪成分的毒性，服用数周后起效，持续应用数月。

（4）对并发有干眼症的患者，可使用不含防腐剂的人工泪液支持治疗，以减轻患者的不适。

2. 溃疡性睑缘炎　需要长期治疗。基本治疗是清除痂皮，并拔除受累的睫毛，眼部应该尽量减少使用化妆品。

（1）使用无刺激性婴儿沐浴露稀释液清洁眼睑，每日局部热敷 2 ～ 4 次。

（2）抗生素的使用：局部首次抗生素治疗宜选择杆菌肽和红霉素，长期治疗推荐新霉素及氨基糖苷类药物，对屡发和长期不愈的患者，应做细菌培养与药物试验，以选择有效药物。治疗持续 2 ～ 8 周，直至症状消失，以防复发。

3. 眦部睑缘炎　治疗基本同溃疡性睑缘炎。保持个人卫生，清洁眼睑，以 0.25% ～ 0.5% 硫酸锌眼液滴眼。慢性病例可以口服四环素或红霉素。服用维生素 B_2 或复合维生素 B 对病情的恢复可能有帮助。

【主要护理问题】

（1）舒适的改变：与刺痛、奇痒、溢泪及异物感等不适症状有关。

（2）焦虑、恐惧：与担心预后有关。

（3）自我形象紊乱：与担心自我形象被别人歧视有关。

（4）知识缺乏：缺乏睑缘炎的自我护理知识。

【护理目标】

（1）患者刺痛、异物感等不适症状有所缓解。

（2）患者焦虑、恐惧程度减轻，能配合治疗及护理。

（3）患者接受自我形象改变的现实。

（4）患者能掌握睑缘炎的相关保健知识及滴眼液的使用方法。

【护理措施】

睑缘炎患者的护理常规见表 1-3。

表 1-3 睑缘炎患者的护理常规

常规护理内容	
心理护理	解释治疗的必要性、方式、注意事项 进行心理疏导，鼓励患者表达自身感受和想法，采取有针对性的心理干预措施
一般护理	不要揉搓眼睛，易使发炎的睑缘出血，脓疱溃破，睫毛脱落 加强营养，增强体质 避免精神紧张，神经系统和内分泌系统调节紊乱，免疫功能低下，容易诱发睑缘炎或使本病加重
饮食护理	戒除烟酒，少吃辛辣刺激性食物。烟酒及刺激性食物可使脾胃湿热蕴积，诱发或加重本病
用药指导	遵医嘱使用抗生素眼液及眼膏，教会患者正确的滴眼液使用方法
健康指导	用温水浸湿的毛巾和一些婴儿香波清洗睫毛上的油脂碎屑或皮屑 不使用劣质化妆品 注意个人卫生，纠正不良卫生习惯，积极矫正屈光不正 保证足够的睡眠，长期熬夜、睡眠不佳可诱发或加重本病

【知识拓展】

保护眼睛的“卷帘门”

眼睑，俗称“眼皮”，具有保护眼球和瞬目的功能。眼睑就像一道“卷帘门”一样保护我们的眼球，当我们遇到外来刺激时可通过闭眼以避免眼球受到伤害。眼睑的游离缘称睑缘，分上、下睑缘，皮肤与结膜的移行处长有睫毛，睫毛能起到保护眼球和美化眼睛的作用。

四、眼睑过敏性炎症患者的护理

【概述】

眼睑过敏性炎症是眼睑皮肤对某些致敏源或化学物

质产生的过敏反应或刺激反应。眼睑可单独犯病，也可能是头面皮肤受累的部分表现。最常见的过敏反应是眼睑湿疹。

【病因】

（1）过敏反应多为全身或局部接触某些致敏物质或对某些食物过敏所致。

（2）局部慢性刺激如慢性结膜炎、睑外翻时，由于分泌物或泪液的经常刺激而发炎。

（3）腺病质及营养不良的儿童易于发生，常伴有泡性结膜炎。

（4）药物性湿疹也有经过内服途径引起的，常超出眼部以外，伴有身体其他部位皮肤的损害。

【诊断要点】

（1）有接触某种过敏性物质或药物史。

（2）眼睑刺痒、烧灼感。

（3）眼睑水肿明显，伴有轻度充血，继而出现红斑、丘疹、水疱等湿疹样改变。

（4）慢性者常反复发作，皮肤外观似鳞屑状粗糙肥厚。

【治疗】

（1）找出致敏物质，停止接触致敏物质，加强营养。

（2）急性期用生理盐水或3%硼酸水局部冷湿敷，外涂皮质类固醇霜或氧化锌软膏，滴用糖皮质激素眼液。

（3）口服泼尼松及氯苯那敏、阿司咪唑等抗过敏药，或静脉注射葡萄糖酸钙等，严重时可口服泼尼松。

（4）可戴深色墨镜以减少光线刺激，减轻症状。

【主要护理问题】

（1）舒适的改变：与眼睑刺痛及烧灼感有关。

（2）焦虑、恐惧：与担心预后有关。

（3）自我形象紊乱：与担心自我形象被别人歧视有关。

（4）知识缺乏：缺乏眼睑过敏性炎症的自我保健知识。

【护理目标】

（1）患者眼睑刺痛及烧灼感等不适症状有所缓解。

（2）患者焦虑、恐惧程度减轻，能配合治疗及护理。

（3）患者接受自我形象改变的现实。

（4）患者能掌握眼睑过敏性炎症的相关保健知识及涂药膏的方法。

【护理措施】

眼睑过敏性炎症患者的护理常规见表1-4。

表1-4　眼睑过敏性炎症患者的护理常规

常规护理内容	
心理护理	解释治疗的必要性、方式、注意事项
	进行心理疏导，鼓励患者表达自身感受和想法，采取有针对性的心理干预措施
饮食护理	饮食宜清淡、易消化，禁食辛辣刺激性食物及可致过敏的食物
用药指导	按医嘱给予全身及局部抗过敏药物，并介绍用药的目的及注意事项
	教会患者正确涂抹药膏的方法
健康宣教	平时注意休息，不要过度疲劳，保持良好的情绪，合理锻炼身体，增强体质
	进食清淡，多吃新鲜水果、蔬菜，补充维生素，保持排便通畅
	进行过敏试验，避免接触变应原

【知识拓展】

慎用“眼霜”

眼部肌肤是人体最薄的肌肤，同时又是活动最频繁的部位，容易形成皱纹。爱美的女士喜欢用眼霜来保护眼睛周围比较薄的这一层皮肤。有的人使用眼霜后出现眼睑皮肤发红、瘙痒。这应该是眼霜导致的眼睑过敏性炎症。处理措施是立即停止涂用眼霜，用清水清洗眼睑，口服抗过敏药物，局部滴用富马酸依美斯汀滴眼液（埃美丁滴眼液）或奥洛他定滴眼液。建议过敏体质的患者慎用或不用眼霜，爱美的女士在生活中应该选择一些质量好、信誉高的眼霜作为护肤品。

（赖志凤 曾继红）

第二节 眼睑位置与眼睑功能异常患者的护理

一、倒睫与乱睫患者的护理

【概述】

倒睫（trichiasis）与乱睫（aberrant lashes）是指睫毛向后（倒睫）或不规则（乱睫）生长，以致触及眼球的情况。

【病因】

倒睫与乱睫多由于睑缘部瘢痕收缩所致。凡能引起睑内翻的各种原因，均能造成倒睫，以沙眼最为常见，其他如睑缘炎、睑腺炎、睑烧伤、睑外伤等。乱睫也可由先天畸形引起。

【诊断要点】

1. 临床表现 患者常有疼痛、流泪和持续性异物感。睫毛长期摩擦角膜，可引起结膜充血、角膜上皮脱落、新生血管、角膜上皮角化、角膜溃疡。

2. 辅助检查 肉眼或裂隙灯显微镜下检查可发现倒睫或乱睫。

【治疗】

（1）如倒睫的数量较少（1～2根），可用睫毛镊拔出，但又会长出。

（2）行电解法破坏毛囊。

（3）氩激光光凝治疗倒睫。

（4）如倒睫或乱睫数量多，应手术治疗，方法与睑内翻矫正术相同。

【主要护理问题】

（1）舒适的改变：与眼痛、异物感有关。

（2）有感染的危险：与不良的卫生习惯有关。

（3）相关知识缺乏：缺乏倒睫或乱睫的自我保健知识。

【护理目标】

（1）患者的眼痛及异物感不适症状有所缓解。

（2）患者未发生相关并发症，或并发症发生后能得到及时治疗与处理。

（3）患者能掌握倒睫与乱睫的相关保健知识及滴眼液的使用方法。

【术前护理措施】

1. 心理护理

（1）解释手术的必要性、方式、注意事项。

（2）进行心理疏导，以减轻患者的紧张情绪，取得其合作。

2. 术前常规准备

（1）术前按医嘱滴抗生素眼液。

（2）协助完善相关术前检查：心电图、出凝血试验、生化全项、血常规等。

【术后护理措施】

倒睫与乱睫患者的术后护理常规见表 1-5。

表 1-5　倒睫与乱睫患者的术后护理常规

常规护理内容	
伤口观察及护理	观察伤口有无渗血、渗液，保持敷料的清洁与干燥，如有污染及时更换 注意个人卫生，防止脏水污染伤口 伤口每日换药一次，5～7日后拆线
眼痛护理	评估患者疼痛的性质及程度，及时告知医生并给予正确的处置 安慰患者，减轻其焦虑情绪 为患者提供安静舒适的环境
饮食护理	饮食宜清淡、易消化，多食蔬菜及水果，保持大便通畅
用药指导	按医嘱滴抗生素眼液，教会患者正确的滴眼液方法
复查	术后按医嘱定期门诊随访，向患者介绍复查的重要性及复查时间

【知识拓展】

“嫁接睫毛”需谨慎

所有爱美的女性都希望能拥有浓密的、美丽的眼睫毛，有的女性为了漂亮就进行睫毛嫁接。嫁接的睫毛多是动物毛发，或是化学合成的假睫毛，容易出现寄生虫，害处多多：①假睫毛往往不干净，容易在嫁接过程中出现眼睛感染，引起结膜、角膜炎症反应；②将假睫毛用胶水粘在睫毛上，会堵塞眼部的毛孔，诱发毛囊炎、睑腺炎；③嫁接睫毛的胶水容易引起过敏反应；④嫁接的睫毛容易脱落，如果不小心揉的话，原来的睫毛也会跟着掉落下来，本来就稀疏的睫毛就会更少了。所以对于这“眼皮底下的时尚”还得三思而后行。

二、睑内翻患者的护理

【概述】

睑内翻（entropion）是指睑缘向眼球方向内卷的眼疾。当睑内翻达到一定程度时，睫毛会倒向眼球。根据发病原因不同，睑内翻分为先天性睑内翻和后天性睑内翻两大类，前者见于婴幼儿，后者主要分为痉挛性睑内翻与瘢痕性睑内翻。

【病因】

1. 先天性睑内翻 大多数由内眦赘皮、睑缘部轮匝肌过度发育或睑板发育不全所致。

2. 急性痉挛性睑内翻 是由于炎症刺激引起近睑缘的轮匝肌反射性痉挛，导致睑缘向内卷形成睑内翻。

3. 慢性痉挛性睑内翻 多发生于下睑，常见于老年患者。主要由于下睑缩肌无力，眶隔和下睑皮肤松弛失去牵制睑轮匝肌的收缩作用，以及老年人眶脂肪减少，眼睑后面缺少足够的支撑所致。

4. 瘢痕性睑内翻 上、下睑均可发生，由于睑结膜及睑板瘢痕性收缩所致。

【诊断要点】

（1）根据患者的年龄，有无沙眼、外伤手术史，结合临床表现进行诊断。先天性睑内翻常为双侧，痉挛性睑内翻和瘢痕性睑内翻可为单侧。轻者有异物感、疼痛、流泪等症状；重者特别是瘢痕性睑内翻可造成角膜炎性浸润和溃疡，最终导致角膜白斑，角膜大量新生血管形成而致失明。

（2）裂隙灯显微镜检查可见睑缘部向眼球方向卷曲，角膜上皮脱落，荧光素弥漫着色。

【治疗】

1. 先天性睑内翻　随着年龄的增长，鼻梁发育，先天性睑内翻常可自行消失，不必急于手术。如患儿已长至5～6岁，在睫毛严重刺激角膜，流泪又多的情况下，可考虑手术。

2. 急性痉挛性睑内翻　眼睑本身无病变，及时治疗原发病，待炎症消退，痉挛即消除。

3. 慢性痉挛性睑内翻　可试行肉毒杆菌局部注射，无效则可手术治疗。

4. 瘢痕性睑内翻　必须手术治疗。

【主要护理问题】

（1）舒适的改变：与眼痛、异物感有关。

（2）有感染的危险：与睫毛长期刺激角膜有关。

（3）焦虑、恐惧：与对手术的恐惧、担心预后有关。

（4）有窒息的危险：与全身麻醉方式有关。

（5）知识缺乏：缺乏睑内翻的自我保健知识。

【护理目标】

（1）患者的眼痛及异物感不适症状有所缓解。

（2）患者未发生相关并发症，或并发症发生后能得到及时治疗与处理。

（3）患者焦虑、恐惧程度减轻，能配合治疗及护理。

（4）患儿全身麻醉后未发生窒息等并发症。

（5）患者能掌握睑内翻的相关保健知识。

【术前护理措施】

1. 心理护理

（1）解释手术的必要性、方式、注意事项。

（2）进行心理疏导，以减轻患者的紧张情绪，取得其合作。

2. 术前常规准备

（1）术前按医嘱滴抗生素眼液。

（2）协助完善相关术前检查：心电图、出凝血试验、生化全项、血常规等。

（3）术前进行手术部位医学照相，作为手术前、后的对比资料。

（4）需全身麻醉的儿童患者应术前禁食、禁饮6～8小时，需注意预防感冒。

【术后护理措施】

睑内翻患者的术后护理常规见表1-6。

表1-6 睑内翻患者的术后护理常规

常规护理内容	
伤口观察及护理	观察伤口有无渗血、渗液，若有，应及时通知医生并更换敷料 保持敷料的清洁与干燥 每日换药一次，5～7日后拆线

续表

常规护理内容	
术后并发症观察	矫正不足：患者向下看，倒睫和睑缘皮肤触及眼球 矫正过度：患者闭眼，上、下睑不能完全闭合，部分角膜暴露
眼痛护理	评估患者疼痛的性质及程度，及时告知医生并给予正确的处置 安慰患者，以减轻其焦虑情绪 为患者提供安静舒适的环境
全身麻醉术后护理	给予去枕平卧，头偏向一侧，保持呼吸道通畅，及时清除呼吸道分泌物 全身麻醉清醒后禁食、禁饮 4 ～ 6 小时 注意安全，特别是术后烦躁的患儿，防碰伤及坠床
饮食护理	饮食宜清淡、易消化，多食蔬菜、水果，保持大便通畅
用药指导	按医嘱滴抗生素眼液，教会患者正确的滴眼液方法
复查	术后按医嘱定期门诊随访，向患者介绍复查的重要性及复查时间

【前沿进展】

将异体巩膜填充植入睑缘间可增加睑缘厚度，使睫毛不能触及角膜从而达到矫正睑内翻倒睫的目的，用于治疗重度瘢痕性睑内翻。

三、睑外翻患者的护理

【概述】

睑外翻（ectropion）是睑缘离开眼球，向外翻转的反常状态。

【病因】

1. 瘢痕性睑外翻 最常见，因眼睑皮肤面瘢痕性收缩所致。

2. 老年性睑外翻 仅限于下睑。由于老年人的眼轮匝肌功能减弱，眼睑皮肤及外眦部韧带松弛，使睑缘不能紧贴眼球，并由于下睑本身的重量使之下坠而引起下睑外翻。

3. 麻痹性睑外翻 与老年性睑外翻一样，仅限于下睑。因面神经麻痹，眼轮匝肌功能丧失，由于下睑本身的重量而发生下垂，造成睑外翻。

【诊断要点】

1. 临床表现 轻者仅睑缘离开眼球，重者则睑缘外翻，可致部分或全部睑结膜暴露在外。暴露的结膜由于失去泪液的湿润，出现局部充血、分泌物增加，久之结膜干燥粗糙，高度肥厚，呈现角化现象。下睑外翻可引起溢泪，严重睑外翻常引起睑裂闭合不全，使角膜失去保护，造成暴露性角膜炎及溃疡。

2. 辅助检查

（1）肉眼或裂隙灯显微镜检查可见睑缘向外翻转，睑结膜充血。

（2）裂隙灯显微镜检查可见角膜上皮脱落，荧光素弥漫着色。

【治疗】

1. 瘢痕性睑外翻 须手术治疗，合并的睑裂闭合不全亦可同时矫治。

2. 老年性睑外翻 也可行整形手术。

3. 麻痹性睑外翻 关键在于治疗面瘫，面瘫治愈，睑外翻立即好转。可用眼膏、牵拉眼睑以保护角膜和结膜，或做暂时性的睑缘缝合。

【主要护理问题】

（1）舒适的改变：与眼痛、溢泪有关。

（2）有感染的危险：与角膜长期暴露有关。

（3）焦虑、恐惧：与对手术的恐惧、担心预后有关。

（4）自我形象紊乱：与担心自我形象被别人歧视有关。

（5）知识缺乏：缺乏睑外翻的自我保健知识。

【护理目标】

（1）患者溢泪及术眼疼痛不适症状有所缓解。

（2）患者未发生相关并发症，或并发症发生后能得到及时治疗与处理。

（3）患者焦虑、恐惧程度减轻，能配合治疗及护理。

（4）患者接受自我形象改变的现实。

（5）患者能掌握睑外翻的相关保健知识。

【术前护理措施】

1. 心理护理

（1）解释手术的必要性、方式、注意事项。

（2）进行心理疏导，以减轻患者的紧张情绪，取得其合作。

（3）对于睑烧伤患者，鼓励其表达容貌改变后的感受，使患者建立正确的应对机制。

2. 行为护理　指导患者养成良好的卫生习惯，不要向下擦眼泪，以免加重睑外翻。

3. 术前常规准备

（1）术前按医嘱滴抗生素眼液，睡前涂抗生素眼膏以保护角膜。

（2）协助完善相关术前检查：心电图、出凝血试验、生化全项、血常规等。

（3）术前进行手术部位医学照相，作为手术前、后的对比资料。

（4）需皮瓣移植的患者，术前3日对供皮区做备皮准备。

【术后护理措施】

睑外翻患者的术后护理常规见表1-7。

表1-7 睑外翻患者的术后护理常规

常规护理内容	
眼痛护理	评估患者疼痛的性质及程度，及时告知医生并给予正确的处置 安慰患者，以减轻其焦虑情绪 为患者提供安静舒适的环境
体位与活动	注意休息，限制头部活动，术后3日嘱患者不要用力挤眼及揉搓碰撞以防止出血和皮下血肿 取头高位休息，以减轻眼睑肿胀 预防呼吸道感染，避免因咳嗽引起植皮下出血
基础护理	加强巡视，保持床单元卫生及患者的个人卫生
饮食护理	饮食宜清淡、易消化，多食蔬菜、水果，保持大便通畅
用药指导	按医嘱给予糖皮质激素并介绍用药的目的及注意事项，观察用药后的反应 按医嘱滴抗生素眼液，教会患者正确的滴眼液方法
复查	术后按医嘱定期门诊随访，向患者介绍复查的重要性及复查时间

【特别关注】

（1）伤口的观察及护理。

（2）糖皮质激素的不良反应。

【前沿进展】

Medpor 作为下睑植入物矫正下睑退缩的一种新方法。Medpor 下睑插片材料植入体内以后，新生血管和纤维结缔组织可长入其微孔内。其材料具有良好的可塑性，加热至 80 ～ 100℃时可任意塑形，形成后不再变形，而且具有良好的组织相容性和组织整合性，是目前眼科临床矫正下睑退缩比较理想的治疗方法。

四、眼睑闭合不全患者的护理

【概述】

眼睑闭合不全，亦称兔眼（lagophthalmus），系指上、下睑闭合不全，导致部分眼球暴露的情况。

【病因】

（1）引起严重睑外翻的各种因素，都可导致眼睑闭合不全。

（2）面神经麻痹造成的眼轮匝肌麻痹，使下睑松弛下坠，即麻痹性眼睑闭合不全。

（3）眼眶容积与眼球大小的比例失调，如甲状腺相关眼病、眼眶肿瘤、先天性青光眼、角膜葡萄肿等。

（4）全身麻醉或重度昏迷时发生功能性眼睑闭合不全。

（5）少数正常人在熟睡情况下可出现生理性眼睑闭合不全。

【诊断要点】

1. 临床表现　溢泪、刺激症状、暴露性角膜炎。可出现角膜刺激症状，异物感及烧灼感。轻者闭眼时眼球反射性上转（Bell 现象），只有球结膜暴露，引起结膜充血、干燥、肥厚及过度角化；中度者则角膜受累，发生干燥、上皮脱落；严重者可发生暴露性角膜炎、角膜溃疡、视力下降。

2. 辅助检查

（1）肉眼检查可见眼睑闭合不全，球结膜充血。

（2）裂隙灯显微镜检查可见角膜上皮脱落，角膜溃疡，荧光素弥漫着色。

【治疗】

（1）针对病因治疗。

（2）一时无法去除病因者，应及早采取措施保护角膜。可用“湿房”（即用透明塑料片或胶片做成锥形空罩，覆盖于眼上，周围用眼膏固定密封，利用眼泪蒸发以保持眼球表面湿润）保护角膜或考虑行睑裂缝合术。

（3）重视对昏迷患者或全身麻醉后引起的暂时性眼睑闭合不全的保护，最简单而有效的方法是用大量的抗生素眼膏将睑裂封闭，并滴人工泪液或素高捷眼用凝胶及滴用抗生素眼液。

【主要护理问题】

（1）舒适的改变：与眼痛有关。

（2）有感染的危险：与角膜长期暴露有关。

（3）自我形象紊乱：与担心自我形象被别人歧视有关。

（4）知识缺乏：缺乏眼睑闭合不全的自我保健知识。

【护理目标】

（1）患眼疼痛不适症状有所缓解。

（2）患者未发生相关并发症，或并发症发生后能得到及时治疗与处理。

（3）患者焦虑、恐惧程度减轻，能配合治疗及护理。

（4）患者接受自我形象改变的现实。

（5）患者能掌握眼睑闭合不全的相关保健知识及滴眼液、涂眼膏的使用方法。会用“湿房”保护角膜。

【术前护理措施】

1. 心理护理

（1）解释手术的必要性、方式、注意事项。

（2）进行心理疏导，以减轻患者的紧张情绪，取得其合作。

（3）对于烧伤及突眼患者，鼓励其表达容貌改变后的感受，使患者建立正确的应对机制。

2. 眼部准备

（1）术前按医嘱滴抗生素眼液，戴有色眼镜防止强光及灰尘刺激，睡前涂抗生素眼膏。

（2）可用“湿房”保护角膜。

（3）甲状腺相关眼病患者应取高枕卧位，限制食盐摄入以减轻局部水肿。

3. 术前常规准备

（1）术前按医嘱滴抗生素眼液。

（2）协助完善相关术前检查：心电图、出凝血试验、生化全项、血常规等，甲状腺功能亢进（简称甲亢）患者应检查甲状腺功能。

（3）术前进行手术部位医学照相，作为手术前、后的对比资料。

（4）需皮瓣移植的患者，术前3日对供皮区做备皮准备。

（5）术前训练患者用毛巾遮住口鼻提前感受手术过程，每次 10 ～ 15 分钟。

（6）需全身麻醉的甲状腺相关眼病患者应术前禁食、禁饮 6 ～ 8 小时，需注意预防感冒。

【术后护理措施】

眼睑闭合不全患者的术后护理常规见表 1-8。

表 1-8　眼睑闭合不全患者的术后护理常规

常规护理内容	
伤口观察及护理	术后绷带加压包扎，每日换药，7 ～ 10 日后拆除皮肤缝线
	保持敷料的干燥与清洁，预防感染
	行睑外翻矫正术的患者换药时观察移植皮瓣的成活情况
	观察供皮区创面的修复情况，保持敷料的干燥与清洁
眼痛护理	评估患者疼痛的性质及程度，及时告知医生并给予正确的处置
	安慰患者，以减轻其焦虑情绪
	为患者提供安静舒适的环境
体位与活动	注意休息，限制头部活动，术后 3 日嘱患者不要用力挤眼以防止出血和皮下血肿
	取头高位休息，以减轻眼睑肿胀
	预防呼吸道感染，避免因咳嗽引起植皮下出血
全身麻醉术后护理	给予去枕平卧，头偏向一侧，保持呼吸道通畅，及时清除呼吸道分泌物
	全身麻醉清醒后禁食、禁饮 4 ～ 6 小时
	注意安全，特别是术后烦躁的患者，防碰伤及坠床
基础护理	加强巡视，保持床单元卫生及患者的个人卫生
饮食护理	饮食宜清淡、易消化，多食蔬菜、水果，保持大便通畅
用药指导	按医嘱给予糖皮质激素，并介绍用药的目的及注意事项
	按医嘱滴抗生素眼液，教会患者正确的滴眼液及涂眼膏方法

续表

常规护理内容	
复查	术后按医嘱定期门诊随访，向患者介绍复查的重要性及复查时间

【特别关注】

（1）角膜的保护。
（2）糖皮质激素的反应。

五、上睑下垂患者的护理

【概述】

上睑下垂（ptosis）指上睑的提上睑肌（由动眼神经支配）和 Müller 平滑肌（交感神经支配）功能不全或丧失，导致上睑部分或全部下垂。即在向前注视时上睑缘遮盖角膜上部超过角膜的 1/5。

【病因】

1. 先天性上睑下垂　是一种常染色体显性或隐性遗传病，主要由动眼神经核发育不全或提上睑肌发育不良所致。

2. 后天性上睑下垂　原因有动眼神经麻痹、提上睑肌损伤、交感神经疾患、重症肌无力及机械性的开睑运动障碍，如上睑的炎性肿胀或新生物。

【诊断要点】

1. 临床表现　轻者不遮盖瞳孔，只影响外观；重者部分或全部遮盖瞳孔，则妨碍视功能。后者发生在幼儿，若不及时矫治，会造成弱视。先天性上睑下垂常为双侧，常伴有眼球上转运动障碍。如瞳孔被眼睑遮盖，患者为克服视力障碍，额肌紧缩，借以提高上睑缘的位置，使额皮皱纹加深，眉毛高竖。双侧上睑下垂患者，需仰首视物，形成一种仰头皱眉的特殊姿势（“望天”）。后天性上睑下垂多有相关的病史或伴有其他症状。重症肌无力所致的上睑下垂具有晨轻夜重的特点，肌内注射新斯的明后症状明显减轻。

2. 辅助检查 估测提上睑肌的肌力，可在用大拇指按住眉部抵消额肌收缩力量的前提下，分别测定眼球极度向上、向下注视时的上睑睑缘位置。正常人应相差 8mm 以上。如前后相差不足 4mm 者，表示提上睑肌功能严重不全。

神经系统疾病所致的上睑下垂，应进行神经系统方面的检查。

【治疗】

（1）先天性上睑下垂：以手术治疗为主，单眼患儿应尽早手术，以防形成弱视。

（2）后天性上睑下垂：针对病因治疗。首先应排除重症肌无力。

【主要护理问题】

（1）感知紊乱：与视力障碍有关。

（2）自我形象紊乱：与担心容貌缺陷被别人歧视有关。

（3）有受伤的危险：与视野遮挡有关。

（4）知识缺乏：缺乏上睑下垂的自我保健知识。

【护理目标】

（1）视野遮挡得到改善。

（2）患者接受容貌缺陷的现实。

（3）患儿及家长能配合采取防止意外发生的措施。

（4）患者及家属能掌握上睑下垂的相关保健知识及滴眼液的使用方法。

【术前护理措施】

1. 心理护理

（1）解释手术的必要性、方式、注意事项。

（2）进行心理疏导，以减轻患者的紧张情绪，取得其合作。

（3）鼓励患者表达容貌缺陷的感受，使其建立正确的应对机制。

2. 术前常规准备

（1）术前按医嘱滴抗生素眼液。

（2）协助完善相关术前检查：心电图、出凝血试验、生化全项、血常规等。

（3）术前进行手术部位医学照相，作为手术前、后的对比资料。

（4）需全身麻醉的儿童患者应术前禁食、禁饮6～8小时，需注意预防感冒。

【术后护理措施】

上睑下垂患者的术后护理常规见表1-9。

表1-9　上睑下垂患者的术后护理常规

常规护理内容	
伤口观察及护理	术后绷带加压包扎，每日换药，7～10日后拆除皮肤缝线
	保持敷料的干燥与清洁，预防感染

续表

常规护理内容	
术后并发症观察及处理	上穹隆结膜脱垂：嘱患者避免用手触摸脱垂的结膜，及时通知医生处理 暴露性角膜炎：术后患者出现眼部明显异物感、流泪、刺痛，按医嘱涂抗生素药膏，包扎双眼以避光，减少眼球转动，防止加重损伤
眼痛护理	评估患者疼痛的性质及程度，及时告知医生并给予正确的处置 安慰患者，以减轻其焦虑情绪 为患者提供安静舒适的环境
体位与活动	注意休息，限制头部活动，取头高位休息，以减轻眼睑肿胀
全身麻醉术后护理	给予去枕平卧，头偏向一侧，保持呼吸道通畅，及时清除呼吸道分泌物 全身麻醉清醒后禁食、禁饮 4 ～ 6 小时 注意安全，特别是术后烦躁的患儿，防碰伤及坠床
基础护理	加强巡视，保持床单元卫生及患者的个人卫生
饮食护理	饮食宜清淡、易消化，多食蔬菜、水果，保持大便通畅
用药指导	按医嘱给予全身抗生素，并介绍用药的目的及注意事项 按医嘱滴抗生素眼液及重组牛碱性成纤维细胞生长因子滴眼液（贝复舒）或重组人表皮生长因子滴眼液（易贝），睡前涂抗生素眼膏，以保护角膜，教会患者正确的滴眼液及涂眼膏方法
复查	术后按医嘱定期门诊随访，向患者介绍复查的重要性及复查时间

【特别关注】

暴露性角膜炎的预防与处理。

【前沿进展】

眼睑疾病除了给患者在美容上带来痛苦外，还造成暴露性角膜炎，继而引起角膜溃疡、角膜瘢痕而致视力下降，严重时甚至失明。因此，眼睑重建是目前研究的热点。利用脱细胞真皮作为睑板替代物联合游离植皮进行眼睑原位重建，为治疗严重眼睑缺损提供了新的解决之道。

（廖晋英　曾继红）

第二章　泪器病患者的护理

第一节　慢性泪囊炎患者的护理

【概述】

慢性泪囊炎（chronic dacryocystitis）是由于鼻泪管下端阻塞，泪囊内分泌物滞留伴发感染引起的。常见的致病菌有肺炎球菌、链球菌、葡萄球菌等。好发于婴儿和中老年女性，单侧发病较多，农村和边远地区多见。慢性泪囊炎是眼部的感染病灶，泪囊中的致病菌及脓性分泌物反流至结膜可引起结膜炎症，在角膜存在损伤的情况下，可导致角膜溃疡。因此，更应重视慢性泪囊炎对眼球构成的潜在威胁，尤其是在施行内眼手术前，必须予以治疗，避免引起眼内炎。

【病因】

（1）成人多由鼻泪管的阻塞或狭窄引起。可能与沙眼、泪道外伤、鼻炎、鼻中隔偏曲、鼻息肉、下鼻甲肥大等因素有关。

（2）新生儿由于鼻泪管下端的胚胎残膜尚未退化，造成鼻泪管下端阻塞，使泪液和细菌潴留于泪囊，引发感染。

【诊断要点】

1. 临床表现　主要表现为溢泪，泪囊部皮肤潮红、糜烂等湿疹样表现。挤压泪囊区，有黏液或脓性分泌物自泪小点溢出。鼻侧结膜充血。如泪囊内分泌物长期引流不畅，则泪囊可逐渐增大形成泪囊黏液囊肿。

2. 辅助检查

（1）X 线泪道造影检查。

（2）分泌物做细菌培养。

【治疗】

1. 手术治疗　是主要的治疗手段（需在药物控制炎症后，方可手术）。

（1）泪囊鼻腔吻合术：在泪囊和鼻腔间建立永久性的泪液引流通道。

（2）经鼻泪囊鼻腔造口术（DCR）：通过鼻内镜行泪囊鼻腔吻合术，重建泪液引流通道。

（3）泪囊摘除术：适用于高龄、泪囊过分狭小及伤后合并严重瘢痕者，但术后溢泪症状仍然存在。

（4）激光泪道成形术：应用激光的爆破作用和热效应，将阻塞部位打通，目前应用广泛。适用于泪道任何部位的膜性阻塞，尤其对泪小管和泪总管阻塞治疗效果较好。在泪道内镜下进行，可提高泪道激光治疗的准确性和成功率，因为单纯激光治疗治愈率较低，目前多主张合并泪道置入义管或注入硅油治疗。

2. 其他治疗

（1）药物治疗：可局部使用抗生素滴眼液，或泪道冲洗后注入抗生素眼液。药物治疗仅能暂时减轻症状。

（2）不能耐受手术者，可使用 Transluminal 扩张球扩张远端鼻泪管。

【主要护理问题】

（1）舒适的改变：与溢泪及脓性分泌物的刺激有关。

（2）焦虑：与长期溢泪有关。

（3）知识缺乏：缺乏慢性泪囊炎的相关治疗、护理知识。

（4）潜在并发症：角膜炎、眼内炎等。

【护理目标】

（1）消除或减少患者的溢泪症状，及时清除脓性分泌物。

（2）患者焦虑程度减轻，能积极配合治疗、护理。

（3）患者能掌握慢性泪囊炎治疗、护理的相关知识。

（4）减少并发症的发生。

【术前护理措施】

1. 心理护理

（1）向患者解释手术方式、术中配合方法、注意事项等。对于泪囊摘除的患者，术前应告知患者手术可以消除病灶，不能解决溢泪的问题。使患者提前做好心理准备。

（2）根据患者的具体情况采取有针对性的心理干预措施。

2. 生活护理

（1）主动巡视病房，尽量满足患者生活上的合理需求。

（2）将常用物品放在患者易于取放的位置，尽量定位放置。

（3）为患者提供不能自理部分的生活护理。

3. 手术区准备

（1）术前用抗生素眼液点眼、抗生素溶液冲洗泪道 1 ～ 2 日。

（2）协助患者完成术前各项眼部检查。

（3）泪囊内有脓液时，禁忌做泪道探通术。

（4）检查鼻部是否正常，如无异常，术前 1 ～ 3 日给予 1% 麻黄碱滴鼻，每日 3 ～ 4 次。

4. 术前常规准备

（1）协助完善各项术前检查。

（2）测量生命体征。

【术后护理措施】

1. 泪囊炎术后护理常规

（1）密切观察伤口敷料的情况，注意加压包扎的敷料是否固定，有无渗血的情况，若有，及时通知医生并给予处理。

（2）观察患者鼻部和咽喉部的情况，泪囊鼻腔吻合术后患者吐出的唾液含少量血丝、少量渗血一般不做处理。渗血多者可先用 0.1% 肾上腺素药液棉球填塞术侧鼻腔，并及时通知医生。

（3）关注患者术后是否有眼痛、畏光、流泪等角膜刺激症状。并了解疼痛的性质及程度，及时告知医生并给予正确的处置。

（4）嘱患者术后 10 日内勿擤鼻、挖鼻，以免引起逆行感染或引流管的移位耽误伤口愈合。

（5）预防感冒、咳嗽，以免引起感染及出血。手术当日勿进食过热，术后可冷敷患处。

（6）加强巡视，做好患者的基础护理及生活护理。

（7）术后第 2 日拔除鼻腔填塞的油纱条，应注意与术中记录的纱条数吻合，防止遗漏。

（8）经鼻泪囊鼻腔造口术后需在鼻内填塞止血海绵来固定黏膜瓣，手术后放置 1 周。术后前 3 周，每 7 日清除一次鼻内纤维蛋白凝块和硬痂。

（9）如术后留置硅胶管，需在术后 2 ～ 3 周拔除，放置期间每日使用抗生素和激素类滴眼液 4 次。

2. 体位与活动 术后患者取半坐卧位，有利于引流，减少活动。

3. 健康宣教

（1）嘱患者保护术眼，避免搓揉及抓碰术眼。

（2）指导患者正确的点眼药方法。

（3）嘱患者多食用富含维生素A、维生素B的食物。进食温凉饮食，防止出血。

（4）加强锻炼，增强抵抗力。

（5）嘱患者定期门诊复诊。

【特别关注】

（1）慢性泪囊炎对眼球的潜在威胁：在行内眼手术前应彻底治疗慢性泪囊炎。拟行白内障手术时，应在泪囊炎术后1个月或连续3次结膜分泌物培养为阴性时方能接受白内障手术。

（2）行泪囊鼻腔吻合术后，在拔除鼻腔填塞的油纱条时，应注意与术中记录的纱条数吻合，防止遗漏。

【前沿进展】

（1）内镜下泪囊鼻腔造口术：手术通过30°或45°的硬性经鼻内镜，通过一个“L”形的黏膜切口，接着进行局部的软骨切除或矫正及黏膜瓣的复位，在鼻中隔和泪囊之间形成一个较大的空间。相对外路手术方式，它提高了手术成功率、提高了患者的依从性及更好的美容效果。它还可以解决相关的病例异常，如鼻中隔偏曲或慢性副鼻窦炎。

（2）激光辅助的泪囊鼻腔造口术：利用激光能量汽化黏膜、消融骨质来制作瘘口，手术方式类似于使用器械经鼻泪囊造口术。优点是可以在局部麻醉下手术，手术时间更短，且因其有效的止血及低出血率，可用于抗凝血患者的治疗，并可用于急性泪囊炎的治疗。缺点是成功率较低、耗材昂贵、手术过程中需要激光防护措施且不适用于鼻泪管近端阻塞及功能性问题。

【知识拓展】

眼睛旁的定时炸弹

慢性泪囊炎对眼球的危害极大，一旦角膜受到划伤或异物进眼，泪囊里的细菌就会乘虚而入，造成严重的角膜感染，使角膜发炎或溃疡，严重者使角膜溃烂、穿孔，引起球内感染。进行眼科手术时，如白内障、青光眼等手术，又可引起全眼球化脓性炎症，导致眼球萎缩或失明。此外，慢性泪囊炎还经常并发慢性结膜炎和湿疹性睑缘炎，给患者带来痛苦。所以，有人把化脓的泪囊比作是眼睛旁的一颗定时炸弹，慢性泪囊炎一定要及早治疗。

第二节　急性泪囊炎患者的护理

【概述】

急性泪囊炎（acute dacryocystitis）多由慢性泪囊炎转变而来，也可无溢泪史而突然发生。致病菌多数由金黄色葡萄球菌或β溶血性链球菌，少数由白色念珠菌引起。新生儿泪囊炎的致病菌多为流感嗜血杆菌。

【病因】

（1）在慢性泪囊炎的基础上侵入毒力强的细菌。

（2）机体抵抗力下降。

【诊断要点】

1. 临床表现 泪囊部红、肿、热、痛明显，常波及颜面部。患眼充血、流泪，可见脓性分泌物。眼睑肿胀，颌下淋巴结及耳前淋巴结肿大，常合并全身不适、发热、白细胞增多等。如脓肿破溃，排脓后症状减轻，有时可形成泪囊瘘，时愈时发或长期不愈。

2. 辅助检查

（1）血常规检查可见中性粒细胞升高。

（2）分泌物做细菌培养。

【治疗】

（1）早期局部热敷，超短波治疗。

（2）滴抗生素眼药，全身使用抗生素或磺胺类药物。

（3）脓肿出现波动感则切开引流，泪囊内容物送培养，并涂抹广谱抗生素药膏。

（4）待炎症缓解，大多数患者应行鼻腔泪囊吻合术。

（5）炎症期禁忌泪道冲洗或泪道探通，以免感染扩散。

【主要护理问题】

（1）疼痛：与泪囊感染有关。

（2）焦虑、恐惧：与急性起病、疼痛及担心预后有关。

（3）知识缺乏：缺乏急性泪囊炎相关的治疗、护理知识。

（4）潜在并发症：眼眶蜂窝织炎。

【护理目标】

（1）患者疼痛消除或程度减轻。

（2）患者焦虑、恐惧程度减轻，能配合治疗及护理。

（3）患者能掌握急性泪囊炎治疗、护理的相关知识。

（4）无并发症发生。

【护理措施】

急性泪囊炎患者的护理常规见表 2-1。

表 2-1　急性泪囊炎患者的护理常规

常规护理内容	
眼痛护理	评估患者的疼痛情况，了解疼痛的性质及程度，及时告知医生并给予正确的处置
	疼痛较轻者，随时间的延长而消失或缓解，可安慰患者并给予解释，加强观察
	疼痛较重者，立即通知医生予以检查，按医嘱予止痛药并安慰患者
	提供安静舒适的环境
伤口观察及护理	脓肿切开引流后注意观察敷料有无渗血、渗液，若有，应及时通知医生并更换敷料
	保持敷料的清洁与干燥，如有污染及时更换
用药护理	按医嘱局部及全身应用敏感抗生素
基础护理	加强巡视，保持床单元卫生及患者的个人卫生
其他护理	早期指导患者进行局部热敷，注意避免温度过高烫伤患者，注意观察热敷部位的皮肤情况

注：热敷前后在泪囊区皮肤涂抗生素眼膏，可增加热敷的效力。

【并发症的处理及护理】

急性泪囊炎并发症的处理及护理见表 2-2。

表 2-2　急性泪囊炎并发症的处理及护理

常见并发症	临床表现	处理
眼眶蜂窝织炎	眼睑皮肤呈鲜红色、肿胀、隆起，波及同侧颜面部	全身应用敏感抗生素，脓肿成熟后切开引流
	压痛明显，皮肤触感坚硬，球结膜水肿	

续表

常见并发症	临床表现	处理
眼眶蜂窝织炎	全身伴寒战、高热、头痛等中毒症状	
泪囊瘘管	瘘管形成	全身应用敏感抗生素 急性炎症消退后再行鼻腔泪囊吻合术
全身脓毒血症	局部化脓病灶或多发性脓肿形成	做体液培养，明确病原微生物
	全身高热、烦躁、恶心、头痛等症状	全身足量应用敏感抗生素
	白细胞计数明显升高，C反应蛋白试验结果阳性	脓肿有波动感时切开引流
术后伤口裂开	出血 眼部不适、异物感	包扎、观察 必要时重新处理伤口

【前沿进展】

泪小管内镜：能看到泪道病理改变的超精细和可弯曲的内镜。通过泪小管内镜检查，我们对泪液引流通路解剖和泪道阻塞性疾病的病理、生理信息有了更新的见解。泪小管内镜可用于诊断性检查，也可结合不同的工具对泪道阻塞进行微创治疗，如泪道激光成形术、微型钻泪道成形术等。

【知识拓展】

新生儿泪囊炎

新生儿泪囊炎是由于鼻泪管下端的胚胎残膜没有退化，阻塞鼻泪管下端，泪液和细菌潴留在泪囊内，引起继发性感染所致。2% ～ 4% 的足月产婴儿，可能有此种残膜阻塞，但绝大多数残膜有望在出生后 4 ～ 6 周内自行萎缩而恢复通畅。多表现为婴儿出生 1 ～ 2 周后，发现泪囊部有肿块、有弹性，偶有急性泪囊炎的症状。手指推挤泪囊肿块向下，如囊肿突然消失，表示残膜已被挤破，即告痊愈。如经保守治疗，包括多次按摩后不见效者，待患儿 1 岁时经冲洗及滴用抗生素后再用探针探通，多可痊愈。

（孙成淑　曾继红）

第三章　结膜病患者的护理

【概述】

结膜炎（conjunctivitis）是结膜组织在外界和机体自身因素的作用下发生的炎性反应，是眼科最常见的结膜疾病。一般对视力的影响并不严重，但其炎症波及角膜或其他组织后可因并发症而出现视力损害。

【病因】

按照致病因素可分为微生物性和非微生物性两大类。

1. 微生物性　最常见的结膜炎因微生物感染引起，可分为以下几种。

（1）细菌性，如肺炎球菌、金黄色葡萄球菌、淋球菌等。

（2）病毒性，如腺病毒、单纯疱疹病毒。

（3）衣原体、支原体。

（4）真菌。

（5）立克次体和寄生虫。

2. 非微生物性

（1）物理性刺激，如风沙、灰尘、紫外线、光电、电脑辐射等。

（2）化学性损伤，如药品、酸碱、有毒气体等。

3. 其他因素　过敏反应性、全身性疾病，如梅毒、结核、甲状腺相关疾病及邻近组织炎性蔓延等。

临床上根据病因、发病的快慢和病变特点进行综合分类。依据病因可分为感染性结膜炎、免疫性结膜炎、化学性或刺激性结膜炎、全身相关性结膜炎、继发性和不明原因性结膜炎；根据发病的快慢分为超急性结膜炎、急性或亚急性结膜炎、慢性结膜炎；根据病程，一般超过 3 周为慢性结膜炎，不超过 3 周为急性结膜炎；根据结膜的病变特点，可分为急性滤泡性结膜炎、慢性滤泡性结膜炎、膜性及假膜性结膜炎等。

【诊断要点】

（1）症状：常见的症状为眼痒、异物感、分泌物增多；如出现眼痛、畏光、流泪等症状，表示炎症已经波及角膜。可单眼或双眼发病。

（2）体征：结膜充血、分泌物增多、球结膜水肿、乳头增生、滤泡形成、耳前淋巴结肿大等。

根据临床表现、分泌物涂片、结膜刮片等检查可以诊断。

最基本最重要的是，首先根据患者的病程和临床表现作出初步诊断，如感染性结膜炎通常是双眼发病，并可累及家人；大多数急性病毒性结膜炎最先是一眼发病，而后另眼发病；沙眼的病变以上睑为主；病毒所致的急性滤泡性结膜炎则以下睑为主；细菌性结膜炎的卡他症状更为显著；淋球菌所致的炎症则出现大量的脓性分泌物；确诊是何种原因需要依靠实验室检测，如细胞学、病原体的培养及鉴定，以及免疫学和血清学检测等。

【治疗】

首先去除病因，给予抗感染治疗，以局部治疗为主。在等待实验室结果时，应局部使用广谱抗生素，确定致病菌属后，给予敏感抗生素，必要时辅以全身用药，治疗方法有眼液点眼、眼膏涂眼、冲洗结膜囊和全身治疗。急性期切勿包扎患眼，但可佩戴太阳镜以减少光线的刺激。

【预后和预防】

1. 预后 绝大多数患者治愈后不会留下并发症，不影响视力。

2. 预防 结膜炎的传播途径是通过接触患者的分泌物而发生的，因此必须做好隔离和预防。在接触患者使用过的物品后必须洗手消毒，严格消毒患者使用过的洗脸用具、手帕及接触过的医疗器皿。注意个人卫生，急性期需隔离治疗，预防交叉感染。

一、细菌性结膜炎患者的护理

【概述】

正常情况下，结膜囊内可存有细菌，当致病菌的危害强于宿主的防御功能或宿主的防御功能受到破坏时，即可发生感染。根据发病的快慢，可分为超急性细菌性结膜炎（24 小时内）、急性或亚急性细菌性结膜炎（几小时至几日）、慢性细菌性结膜炎（数日至数周）。本病传染性极强，常在春、夏季流行。

【病因】

本病由细菌感染引起，是一种常见的传染性眼病，俗称“红眼”或“火眼”。超急性细菌性结膜炎的致病菌多为淋球菌或脑膜炎球菌。急性或亚急性细菌性结膜炎的致病菌多为肺炎链球菌、流感嗜血杆菌、金黄色葡萄球菌、Koch-Weeks 杆菌，主要通过分泌物经手、毛巾、污水等传播。慢性细菌性结膜炎可为毒力不强的菌类感染后，一开始就呈慢性炎症过程。

【诊断要点】

1. 症状 急性乳头状结膜炎伴有卡他性或黏脓性渗

出物是多数细菌性结膜炎的特征性临床表现。起先单眼发病，通过手接触后波及双眼。患者眼部刺激感，晨间醒来睑缘有分泌物，起初分泌物呈较稀的浆液性，随病情进展变成黏液性及脓性。偶有眼睑水肿，视力一般不受影响，角膜受累后形成斑点状上皮混浊可引起视力下降。由萘瑟氏菌属（淋球菌或脑膜炎球菌）引起的超急性细菌性结膜炎。其特征为：潜伏期短（10 小时至 2 ～ 3 天不等），病情进展迅速，结膜充血水肿伴有大量脓性分泌物。15% ～ 40% 患者可迅速引起角膜混浊、浸润，周边或中央角膜溃疡。若治疗不及时，几天后可发生角膜穿孔，严重影响视力。

2. 体征 结膜充血，球结膜水肿、黏液性或黏液脓性分泌物。部分患者有结膜下出血。

3. 实验室检查 结膜分泌物涂片可帮助诊断有无细菌感染，例如淋球菌引起的结膜感染，在结膜上皮和中性粒细胞内可以找到成双排列的淋球菌。细菌性结膜炎分泌物涂片和结膜刮片可在显微镜下发现多形核白细胞和细菌。

【治疗】

首先去除病因，给予抗感染治疗，以局部治疗为主，必要时早期做分泌物涂片或结膜刮片或检查致病菌并做药敏实验。在等待实验室结果时，应局部使用广谱抗生素，确定致病菌属后，给予敏感抗生素，必要时辅以全身用药，治疗方法有眼液点眼、眼膏涂眼、冲洗结膜囊。切勿包扎或热敷患眼，但可佩戴太阳镜以减少光线刺激。治疗必须及时、彻底，在症状基本消退后，应继续点眼液 1 ～ 2 周，以防复发。

【主要护理问题】

（1）舒适的改变：与眼痛、异物感、分泌物多、结膜水肿、睁眼困难有关。

（2）潜在并发症：角膜炎症、角膜溃疡。

（3）焦虑、恐惧：与发病急、症状重、担心预后有关。

（4）知识缺乏：缺乏预防及治疗结膜炎的相关知识。

（5）有传播感染的危险，与细菌性结膜炎的高度传染性及患者缺乏预防知识有关。

【护理目标】

（1）自觉眼痛症状减轻或消失。

（2）未发生相关并发症，或并发症发生后能得到及时治疗与处理。

（3）焦虑、恐惧程度减轻，情绪稳定，能配合治疗及护理。

（4）患者能说出结膜炎的防治知识。

（5）患者及家属掌握防止交叉感染的知识，无传播感染情况发生。

【护理措施】

细菌性结膜炎患者的护理常规见表 3-1。

表 3-1 细菌性结膜炎患者的护理常规

常规护理内容	
病情观察及护理	观察患眼症状有无缓解 保持患眼的清洁，避免病情加重和发生交叉感染 向患者解释本病的发病原因、病程进展和基本预后，安慰患者，减轻患者的焦虑情绪，使其树立配合治疗、战胜疾病的信心
眼部护理	评估患者眼部症状用药后有无缓解，及时告知医生并给予正确的处置 禁止包扎患眼，因包盖患眼，会使眼部分泌物排出不畅，不利于结膜囊清洁，反而有利于细菌繁殖，加剧炎症

续表

常规护理内容	
眼部护理	当患眼分泌物多时，可用生理盐水或无刺激性的冲洗液如3%硼酸溶液冲洗结膜囊，冲洗时应小心操作，避免损伤角膜上皮，冲洗时患者取患侧卧位，以免冲洗液流入健眼引起交叉感染，如有假膜形成，应先除去假膜再进行冲洗。受水器一人一个，消毒后方能使用
	减轻患者不适，炎症严重时可冷敷患眼，以减轻充血水肿、灼热等不适
	为减少眼部的光线刺激，建议外出时佩戴墨镜
	遵医嘱留取结膜囊分泌物，检查细菌培养及药物敏感实验
用药指导	根据医嘱用药，急性期每15～30分钟滴眼一次，夜间涂眼膏，分泌物较多时应先清除分泌物再用药
	按医嘱滴抗生素眼液,教会患者正确的滴眼液方法，点眼药时应先点健侧再点患侧
饮食护理	饮食宜清淡、易消化，多食蔬菜、水果，保持排便通畅。避免辛辣刺激性食物
预防措施	急性期患者应隔离，以免引起流行
	严格注意个人卫生和集体卫生，勤洗手、洗脸，洗脸时注意先洗健侧再洗患侧
	医护人员接触患者后应立即洗手消毒，接触过眼分泌物和患眼的仪器、用具等都要及时消毒隔离，用过的辅料要焚烧，避免交叉感染
	睡眠时注意保持健侧卧位，以免患眼分泌物流入健眼引起交叉感染

二、衣原体性结膜炎患者的护理

【概述】

衣原体是介于细菌和病毒之间的微生物，具有细胞壁和细胞膜，可寄生于细胞内形成包涵体。衣原体结膜炎包括沙眼（trochoma）、包涵体性结膜炎、性病淋巴肉芽肿性结膜炎等，最常见的是沙眼。因其在睑结膜表面形成粗糙不平的外观，形似沙粒，故名沙眼。随着生活水平的提高、卫生知识的普及和医疗条件的改善，沙眼的发病率大大降低。

【病因】

沙眼是由沙眼衣原体感染所致的一种慢性传染性结角膜炎，过去是导致盲眼的主要疾病之一，为双眼发病，通过直接接触或污染物间接传播，易感危险因素包括不良的卫生条件、营养不良等。

【诊断要点】

根据临床表现和实验室检测可诊断。

临床表现：沙眼一般起病缓慢，多为双眼发病，轻重程度可有不等。初期主要表现为滤泡性慢性结膜炎，后期进展到结膜瘢痕形成。急性期症状包括畏光、流泪、异物感、较多黏液或黏液脓性分泌物，可出现眼睑红肿、结膜充血、乳头增生、滤泡形成。慢性期无明显不适，结膜充血减轻，仅有眼痒、异物感、干燥和烧灼感。结膜肥厚，可有乳头和滤泡增生，出现角膜血管翳。在病变过程中，结膜的病变逐渐为结缔组织所取代，形成瘢痕。沙眼性角膜血管翳及睑结膜瘢痕为沙眼的特有体征。

【治疗】

治疗方法包括全身和局部药物治疗及对并发症的治疗。衣原体对四环素或红霉素最敏感，其次是多西环素、利福平等。

1. 局部治疗 用0.1%利福平眼液、0.1%新霉素滴眼液等滴眼，4次/日。夜间用红霉素、四环素眼膏涂眼，疗程最少10～12周。

2. 全身用药 急性期或严重的沙眼应全身使用抗生素治疗，可口服四环素和红霉素。7岁以下儿童及孕妇禁用四环素。

3. 手术治疗 后期主要是针对并发症的治疗，手术矫正倒睫及睑内翻，是防止盲眼的关键措施。血管翳手术：沿角膜缘行球结膜环切电烙或冷冻术。也有人用氩激光灼烙较大的新生血管。对严重的血管翳可考虑行板层角膜移植。

【预防】

应以预防为主，培养良好的卫生习惯，避免接触传染，改善环境。

【主要护理问题】

（1）舒适的改变：畏光、流泪、异物感、烧灼感与结膜炎症有关。

（2）有传播感染的可能：与缺乏沙眼预防知识有关。

（3）相关知识缺乏：缺乏沙眼防治知识。

（4）潜在并发症：倒睫、睑内翻、上睑下垂、睑球粘连、慢性泪囊炎、角膜浑浊等。

【护理目标】

（1）患者眼部刺激症状减轻或者消失。

（2）患者未发生相关并发症，或并发症发生后能得到及时治疗。

（3）患者及家属无交叉感染的发生。

（4）患者及家属获得有关沙眼的防治知识。

【护理措施】

衣原体性结膜炎患者的护理常规见表 3-2。

表 3-2 衣原体性结膜炎患者的护理常规

常规护理内容	
病情观察及护理	观察患眼症状有无缓解
	注意休息，加强营养，进行适当的体育锻炼，增强机体抵抗力
	保持患眼的清洁，避免病情加重、发生交叉感染
	安慰患者，减轻其焦虑情绪
眼部护理	当患眼分泌物多时，可用生理盐水或无刺激性的冲洗液如 3% 硼酸溶液冲洗结膜囊，冲洗时应小心操作，避免损伤角膜上皮，冲洗液勿流入健眼，以免交叉感染
用药指导	按医嘱滴抗生素眼液，教会患者正确的滴眼液方法。点眼药时应先点健侧再点患侧
	强调用药的重要性，加强宣传和用药指导，提高患者的依从性
	告知患者药物的作用、副作用及注意事项
饮食护理	饮食宜清淡、易消化，多食蔬菜、水果，避免辛辣刺激性食物
预防措施	严格注意个人卫生和集体卫生，勤洗手、洗脸，洗脸时注意先洗健侧再洗患侧
	严格消毒患者接触过的医疗器皿及患者的洗脸用具，避免与他人共用洗脸用具
	向患者及家属宣传沙眼的危害性，重视沙眼的防治，坚持用药，积极治疗并发症
	做到早发现、早诊断、早治疗，尽量使疾病在早期得到有效控制

三、病毒性结膜炎患者的护理

【概述】

病毒性结膜炎（psittacosis conjunctivitis）是一种常见的急性传染性眼病，可由多种病毒引起，通常有自限性，好发于夏、秋季节。临床上分为急性病毒性结膜炎或慢性病毒性结膜炎两种，以前者多见，主要是腺病毒性角结膜炎和流行性出血性结膜炎。

【病因】

流行性角结膜炎由腺病毒 8 型、19 型、29 型和 37 型引起，流行性出血性结膜炎病原体为 70 型肠道病毒。

【诊断要点】

1. 症状 流行性角结膜炎起病急、症状重，双眼发病。主要症状有充血、疼痛、畏光伴有水样分泌物。疾病早期常一眼先发病，数天后对侧眼也受累，但病情相对较轻。角膜可出现弥散的斑点状上皮损害，持续 7 ～ 10 天后融合成较大的、粗糙的上皮浸润或上皮下浸润。当病变累及角膜时，可出现畏光、流泪和不同程度的视力下降。患者常出现淋巴结肿大和压痛。儿童可有全身症状，如发热、咽痛、中耳炎、腹泻等。流行性出血性结膜炎潜伏期短至 18 ～ 48 小时（病程短至 7 ～ 15 天），除具结膜炎一般性症状和体征外，主要特征为结膜下出血呈片状或点状，从上方球结膜开始向下方球结膜蔓延。少数人发生前葡萄膜炎，部分患者还有发热不适及肌肉痛等全身症状。

2. 体征 急性期眼睑水肿，结膜充血，48 小时内出现滤泡和结膜下出血，色鲜红，量多时呈暗红色。伪膜形成后导致扁平瘢痕、睑球粘连。

3. 实验室检查 分泌物涂片可见大量单核细胞，有伪膜形成时，中性粒细胞数量增加。病毒培养、PCR 检测、血清学检查可协助病原学诊断。

【治疗】

急性期可使用抗病毒药物抑制病毒复制，如更昔洛韦眼用凝胶、阿昔洛韦滴眼液（无环鸟苷）滴眼，每小时一次，合并细菌感染时加用抗生素药物治疗，如角膜受累引起视力下降可加用皮质类固醇眼液，病情控制后应逐渐减量。

【预防】

必须采取措施减少感染传播，患者使用过的用具应严格消毒，避免交叉感染，告知患者避免接触眼睑和泪液，经常洗手。

【主要护理问题】

（1）舒适的改变：眼痛、异物感、烧灼感、畏光、流泪与结膜炎及病变侵犯角膜有关。

（2）焦虑、恐惧，与发病急、症状重、担心预后有关。

（3）自我形象紊乱，与结膜充血、水肿有关。

（4）知识缺乏：缺乏病毒性结膜炎的自我保健和防护知识。

（5）有传播感染的可能，与患者缺乏预防传播的知识有关。

【护理目标】

（1）患者眼部疼痛不适症状有所缓解或者消失。

（2）患者焦虑、恐惧程度减轻，情绪稳定，能配合治疗及护理。

（3）患者接受自我形象暂时改变的现实。

（4）患者能掌握病毒性结膜炎的相关保健知识及防护知识，无交叉感染发生。

【护理措施】

病毒性结膜炎患者的护理常规见表 3-3。

表 3-3 病毒性结膜炎患者的护理常规

常规护理内容	
病情观察及护理	观察患眼症状有无缓解 局部冷敷以减轻充血和水肿
眼部护理	患眼分泌物多时，可用生理盐水或无刺激性的冲洗液如 3% 硼酸溶液冲洗结膜囊，冲洗时应小心操作，避免损伤角膜上皮，冲洗液勿流入健眼，以免交叉感染
用药指导	按医嘱滴抗生素眼液，教会患者正确的滴眼液方法 点眼药时应先点健侧再点患侧，最好是一眼一用，强调用药的重要性，加强宣传和用药指导，提高患者的依从性 告知患者药物的作用、副作用及注意事项
心理护理	加强心理疏导，告知患者治疗方法、预后及接触性隔离的必要性，消除患者的焦虑情绪
饮食护理	饮食宜清淡、易消化，多食蔬菜、水果，避免辛辣刺激性食物
预防措施	严格注意个人卫生和集体卫生，勤洗手、洗脸，洗脸时注意先洗健侧再洗患侧 严格消毒患者接触过的医疗器皿及患者的洗脸用具 医护人员接触患者后应立即洗手消毒，避免交叉感染 急性期患者应隔离，不允许到公共场所，以免引起流行 嘱患者加强锻炼，增强机体抵抗力

四、免疫性结膜炎患者的护理

【概述】

免疫性结膜炎（immunologic conjunctivitis），又称变态反应性结膜炎，是结膜对外界过敏原的一种超敏性免疫反应，临床上常见春季角结膜炎和泡性角结膜炎两种。

【病因】

目前尚不明确，其免疫发病机制是超敏反应，很难找到特定的过敏原。

【诊断要点】

1. 症状

（1）春季角结膜炎：是一种反复发作、季节性、速发型过敏性角结膜病，多在春夏季节发病。临床上分为睑结膜型、角结膜型及混合型三种。患者表现为眼部奇痒、黏丝状分泌物，夜间症状加重。偶有家族过敏史。

（2）过敏性结膜炎：接触致敏物质数分钟后迅速发生的Ⅰ型超敏反应，眼部瘙痒、眼睑水肿和肿胀。迟发Ⅳ型超敏反应表现为眼睑皮肤急性湿疹、皮革样变。

2. 体征

（1）春季角结膜炎：睑结膜型的特点是结膜呈粉红色，上睑结膜巨大乳头呈铺路石样排列，乳头形状不一。角结膜型的上下眼睑结膜均出现小乳头，其主要临床表现是角膜缘有黄褐色或污红色胶样增生，以上方角膜缘明显。混合型睑结膜和角膜同时出现上述两型检查所见。

（2）过敏性结膜炎：睑结膜乳头增生、滤泡形成，严重者可引起结膜上皮脱落。下方角膜可见斑点样上皮糜烂。

3. 实验室检查　春季角结膜炎显微镜下结膜刮片每高倍视野出现超过 2 个嗜酸性颗粒，即可做出诊断。过敏性结膜炎根据有较明显过敏原接触史，结膜囊分泌物涂片发现嗜酸性粒细胞增多可以协助诊断。

【治疗】

春季角结膜炎是一种自限性疾病，目前尚无根治方法，可局部应用抗组胺药物和肥大细胞稳定剂如色甘酸钠滴眼液、富马酸依美斯汀滴眼液和奥洛他定滴眼液。可局部使用皮质类固醇眼药水。

【预防】

避免接触反应原，对严重反复发作者可迁移至寒冷的居住地区。

【主要护理问题】

（1）舒适的改变：眼痒、异物感与过敏反应有关。

（2）疼痛：与角膜受累有关。

（3）焦虑、恐惧：与发病急、症状重、担心预后有关。

（4）潜在并发症：青光眼、角膜炎等。

（5）知识缺乏：缺乏相关的预防保健知识。

【护理目标】

（1）患者自觉眼痒、异物感等不适症状有所缓解或消失。

（2）患者焦虑、恐惧程度减轻，情绪稳定，能配合治疗及护理。

（3）患者眼痛症状减轻或消失。

（4）患者未发生相关并发症，或并发症发生后能得到及时治疗。

【护理措施】

免疫性结膜炎患者的护理常规见表3-4。

表3-4 免疫性结膜炎患者的护理常规

常规护理内容	
病情观察及护理	观察患眼症状有无缓解 按医嘱正确用药，避免病情加重
眼部护理	评估患者眼部症状在用药后有无缓解 患者眼部红肿严重时，指导患者给予局部冷敷 分泌物较多时可使用生理盐水冲洗患眼
用药指导	按医嘱滴抗过敏眼液，教会患者正确的滴眼液使用方法 长期使用糖皮质激素类药物的患者，应注意观察有无眼痛、头疼和眼压变化，避免糖皮质激素性青光眼的发生 告知患者随意使用和停用糖皮质激素类药物的危害性
心理护理	告知患者疾病的预后，树立战胜疾病的信心，消除患者恐惧、焦虑情绪，能积极参与治疗、护理工作
饮食护理	饮食宜清淡、易消化，多食蔬菜、水果，不宜食用虾、鱼、蟹、牛奶等易过敏食物 加强营养，适当锻炼，增强机体抵抗力 根据发病的季节性和规律性，在发病前1个月提早应用抗组胺药物和肥大细胞稳定剂，可以预防疾病或减轻症状
预防措施	如果过敏原明确，可遵医嘱使用脱敏疗法预防措施 对反复严重发作者可采取改变生活环境的方法 避免接触反应原，保持空气流通，以免病情加重或再次发病 外出戴有色眼镜，减少与光线、花粉的接触与刺激

【特别关注】

（1）采取预防措施，防止急性结膜炎的传播。

（2）正确、合理使用抗生素。

【前沿进展】

结膜病是常见的眼病之一，如果治疗不当，则会引起各种并发症，最终影响患者的视力。主要原因首先是滥用抗生素，使用抗生素时未行实验室检查明确病因；其次是滥用糖皮质激素，以致引起角膜溃疡不愈、并发性白内障、激素性青光眼等。因此，对结膜炎的治疗要根据病情合理用药，最好行病原微生物检测，以减少并发症。

【知识拓展】

如何防治“红眼病”的传播

急性结膜炎（俗称“红眼病”）常在夏、秋季发生，可引起暴发流行。如患了红眼病，尽量不要去公共场所理发、洗澡或游泳等，以防传染给别人；洗脸用具与家人分开使用，避免家庭成员间的传染；养成不揉眼、勤洗手的良好生活习惯；擦眼的毛巾等物品需用含氯的消毒剂进行消毒或煮沸 10 分钟；如眼睛分泌物多，影响视力，可用无菌棉球蘸冷盐水或 3% 硼酸溶液冲洗眼睛。眼液应专人专用，一眼一支。近来发现，电脑键盘也是传播红眼病的渠道之一，使用电脑时，切勿揉搓眼睛，使用电脑后要洗净双手。

五、干眼患者的护理

【概述】

角结膜干燥症（keratoconjunctivitis sicca），又称干眼（dry eye），指任何原因引起的泪液质和量异常或动力学异常导致的泪膜稳定性下降，并伴有眼部不适，导致眼表组织病变为特征的多种疾病的总称。有干眼症状但无干眼的各种体征，且为一过性，只需短期使用人工泪液或经过休息即可恢复正常的称干眼症，既有症状也有体征者称干眼病，合并全身免疫性疾病者称干眼综合征。

【病因】

（1）各种生理原因引起的泪液质和量改变。

（2）各种原因引起的泪液蒸发增加，质量下降。

（3）睑板腺功能障碍使脂质层分泌减少。

（4）降低角膜敏感性的手术，如角膜表面屈光性切削术（PRK）和准分子激光原位角膜磨镶术（LASIK）会引起几个月的干眼症状。

（5）某些药物本身的毒性和药品中的防腐剂可导致泪液分泌减少。

（6）眼类天疱疮、沙眼、化学伤、Stevens-Johnson综合征等引起的黏蛋白缺乏。

【诊断要点】

1. 临床表现 常见的症状有视疲劳、异物感、干涩感，其他症状有烧灼感、眼胀感、眼痛、眼红、畏光等。体征有球结膜血管扩张、失去光泽、增厚、水肿、褶皱，角膜上皮有不同程度的点状脱落等。随着病情发展可出现丝状角膜炎，晚期可出现角膜溃疡、穿孔等，严重影响视力。

2. 辅助检查

（1）泪液分泌试验：正常为 10 ～ 15mm，＜ 10mm 为低分泌，＜ 5mm 为干眼。

（2）泪膜破裂时间：正常为 10 ～ 45 秒，＜10 秒为泪膜不稳定。

（3）虎红染色：角、结膜失活细胞着染为阳性细胞，其敏感性高于荧光素染色。

（4）泪液渗透压：干眼症和接触镜佩戴者泪液渗透压较正常人增加 25mOsm/L，如＞312mOsm/L，可诊断为干眼症。

【治疗】

1. 消除诱因　避免各种诱发干眼症的因素。

2. 对症治疗　使用人工泪液，减轻干眼症状，最佳的泪液替代成分是自家血清。

3. 手术治疗　重度干眼的患者可行泪小点栓塞术封闭泪点，以延长泪液在眼表的停留时间。颌下腺功能良好时也可行自体游离颌下腺移植术。

【主要护理问题】

（1）舒适的改变，与角结膜缺乏泪液引起的视疲劳、异物感、干涩感等有关。

（2）焦虑，与病情迁延、担心预后有关。

（3）潜在并发症，包括角膜炎、角膜溃疡、感染、出血等。

（4）知识缺乏，与缺乏干眼症的自我保健知识有关。

【护理目标】

（1）患者的眼部不适感得到减轻及消除。

（2）患者焦虑程度减轻，树立坚持治疗的信心，积极配合治疗、护理。

（3）减少患者并发症的发生，或并发症发生后能得到及时治疗与处理。

（4）患者能掌握干眼症的相关保健知识及滴眼液的使用方法。

【护理措施】

干眼患者的护理常规见表 3-5。

表 3-5　干眼患者的护理常规

常规护理内容	
用药护理	指导患者正确的滴眼液使用方法及注意事项
	向患者讲解药物的作用，干眼症是慢性病，要鼓励患者坚持滴用不含防腐剂的人工泪液
	尽可能避免服用可减少泪液分泌的药物，如降血压药（普萘洛尔、利血平）、抗抑郁药、抗心律失常药、阿托品类似物、抗组胺药、麻醉药等
心理护理	鼓励患者坚持使用人工泪液，并向患者解释用药的目的及必要性
	了解患者的内心想法，采取有针对性的心理干预措施
健康宣教	应避免各种易产生视疲劳的因素，如长时间使用电脑及阅读等，避免长时间待在空调、烟雾及风尘等环境中
	指导患者养成良好的生活习惯，保证充足的睡眠
	指导患者合理膳食，多食胡萝卜等富含维生素 A 的食物，加强角膜上皮营养
	鼓励患者多瞬目，保持眼睛湿润或指导患者戴硅胶眼罩及湿房镜
	注意眼睑卫生，经常清洁眼睑
	对于油性皮肤或老年患者，应经常清洁眼睑：先热敷眼睑 5 ～ 10 分钟，再顺着睑板腺的走形按摩，挤压睑板腺内的分泌物，然后擦洗睑缘，清除睫毛根部的油性分泌物、菌落及碎屑。使脂质分泌正常，阻止泪液的蒸发
	定期门诊随访，如有不适，随时就诊

【前沿进展】

现有的角膜、结膜替代物多种多样，但在结构和生理功能上存在不同的差异。理想的角膜、结膜替代物应是在结构和生理功能上与角膜、结膜相似，又能分泌黏液的新型替代材料。

【知识拓展】

慎用滴眼液治疗干眼

随着电脑网络的高速发展和人们生活方式的改变，因用眼过度，在白领、电脑族、学生、司机等人群中出现干眼、视疲劳日益增多，主要表现为眼睛干涩、异物感、酸胀、视物模糊等。有些人认为经常使用滴眼液可以改善症状、保护眼睛，便时常自行到药店购买此种药品使用。但是，自行选药不当也可能给眼睛造成新的伤害。在眼液的生产过程中常会加入防腐剂。有临床研究发现，长期使用含有防腐剂的滴眼液可以损伤眼角膜，或造成结膜上皮细胞脱落、变性，导致结膜溃疡或者糜烂。干眼症和视疲劳人群应尽量选择人工泪液，因为人工泪液系模仿人体生理泪液制成的，能对眼睛起到补充水分、湿润眼表面、产生黏液性溶液覆盖于眼表面，从而保护眼睛和改善眼睛干涩、异物感、视疲劳等症状。这种产品最显著的特点是像泪液一样温和、自然、安全，同时因为含有与泪液相近的黏蛋白成分，所以滋润眼睛的时间比普通眼药水要持久。患了干眼症后，专家建议人们要根据工作性质、劳动强度，科学地使用眼睛，并要让眼睛得到足够的休息。必要时还应到医院就诊，在医生的指导下使用安全有效的眼药水予以治疗。

（王顺清　曾继红）

第四章　角膜病患者的护理

第一节　角膜炎患者的护理

一、细菌性角膜炎患者的护理

【概述】

细菌性角膜炎，又称细菌性角膜溃疡，是由细菌增殖引起的角膜炎症和组织损伤，是最常见的化脓性角膜溃疡之一，严重威胁视力，属于眼科急症。美国每年因各种原因所致的细菌性角膜炎有 30 000 例，每 100 000 例隐形眼镜佩戴者中有 10 ～ 30 例发生细菌性角膜炎，每年的医疗花费约 50 000 000 美元。尽管发展中国家细菌性角膜炎的确切发病率尚不清楚，但是公认其是最主要的致盲眼病之一。

【病因】

角膜存在天然屏障，故细菌性角膜炎罕见于正常角膜。常见的危险因素包括隐形眼镜佩戴、外伤、角膜手术、眼表疾病、系统疾病和免疫抑制等。

细菌性角膜炎的致病菌种类繁多，在美国，葡萄球菌和假单胞菌是最主要的致病菌，而在大多数发展中国家，链球菌，尤其是肺炎链球菌是最主要的致病菌。细菌性角膜炎的常见致病菌见表 4-1。

表 4-1　细菌性角膜炎的常见致病菌

革兰阳性菌		革兰阴性菌	
球菌	金黄色葡萄球菌	杆菌	铜绿假单胞菌
	凝固酶阴性葡萄球菌		黏质沙雷菌
	肺炎链球菌		奇异变形杆菌
	草绿色链球菌组		肠道革兰阴性杆菌
杆菌	丙酸杆菌属		流感嗜血杆菌
	分枝杆菌属	球菌	奈瑟菌属

【病理】

细菌性角膜炎的病理变化共分为 4 期：浸润期、溃疡期、愈合期和瘢痕期。感染早期，病原菌与角膜上皮缺损边缘、前弹力层甚至裸露的基质结合，数小时内即可侵入角膜基质深层，2 日内达到高峰。外源性细菌感染可诱导一系列可溶性介质和炎症细胞的产生和移行，机体免疫系统在消灭病原菌的同时也可引起角膜局部炎症反应，此为浸润期。中性粒细胞通过泪液或者角膜缘移行抵达感染病灶，释放炎症因子。同时，巨噬细胞也移行于此并吞噬病原菌和中性粒细胞。过度的基质炎症反应将最终引起角膜基质的降解和组织坏死，此为溃疡期。愈合期，患者症状和体征明显改善，角膜浸润减轻，可有新生血管长入。随着溃疡区上皮的再生，前弹力层和基质层缺损由成纤维细胞产生的纤维组织修复，角膜残留不同程度的瘢痕。按照瘢痕的严重程度，可分为角膜云翳、角膜斑翳和角膜白斑。

【自然病程】

尽管某些细菌，如淋球菌可感染上皮完整的角膜，但是大多数细菌性角膜炎发生于存在角膜上皮异常或缺损的角膜。病情进展速率取决于病原菌的毒力和宿主因素。例如，毒力超强的细菌如假单胞菌、肺炎链球菌和淋球菌可迅速引起组织坏死，而毒力较弱的非结合分枝杆菌和草绿色链球菌则仅引起轻微的角膜炎。结膜的正常菌群如棒状杆菌在某些情况下也可成为致病菌。

细菌性角膜炎可以发生于角膜的任何部位，但是累及角膜中央的感染预后较差，且残留的角膜瘢痕往往会影响视力。未治疗的或严重的细菌性角膜炎可导致角膜穿孔，甚至眼内炎，必要时需行眼球摘除术。

【诊断要点】

1. 临床表现 细菌性角膜炎的症状和体征随病原菌毒力、感染持续时间、角膜自身条件、宿主免疫状态、抗生素或糖皮质激素使用情况等的不同而不同。严重的细菌性角膜炎通常伴随显著的眼痛、畏光、视力下降、结膜充血、前房反应甚至前房积脓。而毒力较弱的细菌如非结核分枝杆菌，则起病隐匿，病情轻微。虽然仅根据临床表现并不能完全判断出致病微生物，但是根据病史和特异性的临床表现有时也可以做出诊断。例如，过夜佩戴隐形眼镜后出现的进展迅速的角膜基质坏死伴随大量黏脓性分泌应高度怀疑铜绿假单胞菌感染。然而，其他病原微生物如真菌、阿米巴等感染与细菌性角膜炎的临床表现相似，有时候也可能混淆诊断。

2. 临床检查 目的是寻找危险因素，评估病情严重程度和并发症，估计疾病预后。细菌性角膜炎典型的临床表现包括直径＞1mm 的边界不清的基质脓疡，水肿，基质周围白细胞浸润；上皮缺损；前房反应。严重的细菌性角膜溃疡直径＞6mm，深度＞1/3角膜厚度，具有穿孔的趋势。

（1）病史采集：包括部症状和眼部病史。

眼部症状：眼痛程度、眼红、分泌物的性状和数量、视力模糊程度、畏光、症状持续时间、症状发生时的周围环境。

眼部病史：既往感染性角膜炎、隐形眼镜佩戴史、外伤史、干眼史。

（2）一般检查：皮肤、颜面、眼睑位置和形态、泪道是否通畅。

（3）视力检查：患者的眼部不适、流泪、分泌物等会影响视力检查，因此有必要建立视力基线。

（4）裂隙灯显微镜检查：眼前、后节均应仔细检查，另外，尤其注意是否有异物存留、缝线暴露，既往角膜炎症的痕迹（如角膜变薄、瘢痕或新生血管），必要时行角膜荧光素或孟加拉红染色，对侧眼也应该进行全面的检查。

3. 实验室检查

（1）角膜刮片：行病原菌染色和培养及药物敏感试验。对于位于角膜中央、大而深的慢性角膜溃疡或临床表现不典型的角膜溃疡则必须行实验室检查，角膜刮片应在使用抗生素前进行。此外，对经验用药反应不好的患者，实验室检查有助于修订治疗方案。细菌性角膜炎的前房积脓通常是无菌性的，因此不建议行房水或玻璃体的病原学检查，以避免病原菌的眼内接种甚至发生感染性眼内炎。

（2）角膜活检：适应证包括治疗反应不佳；多次角膜刮片培养阴性而临床表现强烈提示细菌感染的可能；感染位于角膜中央深层，刮片取材困难；去除角膜坏死组织，促进溃疡愈合。

（3）免疫酶链式反应（PCR）：适应证包括各种细菌性角膜炎，可明确细菌菌株，迅速诊断，敏感性和特异性好，但 PCR 仅可在有条件的实验室开展且费用昂贵。

【治疗】

细菌性角膜炎的治疗目标是：控制细菌感染，减轻角膜炎症，促进溃疡愈合和恢复视功能。其中，抗生素是主要的药物治理措施。细菌性角膜炎的预后取决于病情的进展和发病时角膜溃疡的严重程度。当药物治疗无效，或角膜瘢痕影响视力时，可考虑手术治疗。

1. 起始治疗 局部使用抗生素眼液可在短时间内达到治疗浓度，是细菌性角膜炎的首选治疗方法。抗生素眼膏可作为夜间辅助用药，对于怀疑眼内感染或淋球菌感染者应考虑全身使用抗生素。

（1）基于培养结果的用药：细菌性角膜炎治疗的传统方法，即在药物治疗前行角膜刮片染色和培养，根据培养和药敏结果确定治疗方案。对于已经开始抗生素治疗的患者，应先终止治疗 12 ～ 24 小时。因为此法昂贵、耗时且培养阳性率低，所以仅用于严重或非典型细菌感染、调整用药及监测细菌性角膜炎的流行病学，而不作为常规方法。

（2）基于经验的用药：细菌性角膜炎的治疗通常采用此种方式，即局部使用广谱抗生素，简单、经济且有效。对于位于中央的或严重的病例，最初 1 小时，每 5 ～ 15 分钟一次以达到负荷浓度；之后每 15 ～ 60 分钟一次以维持治疗浓度。对于病情较轻的病例，可酌情降低用药频率。

临床最常用的广谱抗生素为第四代氟喹诺酮类，可以覆盖几乎全部常见的致病菌。严重病例或对单药反应不佳的病例，可使用强化抗生素，见表 4-2。

表 4-2　强化抗生素的配制

抗生素		溶剂	储存	注意事项
头孢唑啉（50mg/ml）	1g	人工泪液 9.2ml	冷藏	用前摇匀
妥布霉素（14mg/ml）	2ml（40mg/ml）	妥布霉素滴眼液 5ml（3mg/ml）	冷藏	
万古霉素（15, 25, 50mg/ml）	500mg	人工泪液 33，20，10ml	冷藏	用前摇匀
阿米卡星	80mg/2ml			直接使用
甲氧苄啶	16mg/ml, 80mg/ml			直接使用

2. 变更治疗方案　患者对治疗的反应受多因素影响，因此最好在抗生素治疗 48 小时后再进行有效评价。药物治疗有效的标志：疼痛减轻，分泌物减少，眼睑水肿或结膜充血减轻，角膜基质浸润边界渐清、密度降低、水肿减轻，内皮斑减小，前房反应减轻，角膜上皮修复。如 48 小时后病情仍进展，终止药物治疗至少 24 小时，再次行角膜刮片培养。治疗 1 周后，如果病情完全缓解可停用抗生素；反之，停药 24 小时，重新角膜刮片培养或角膜活检。对于根据药敏结果用药达 1 周的患者，如果病情仍进展，应考虑多重感染、耐药或药物毒性可能。

3. 药物辅助治疗

（1）睫状肌麻痹剂：可减少虹膜粘连和睫状肌收缩所致的疼痛。

（2）胶原酶抑制剂：如依地酸钠、半胱氨酸等，可抑制角膜胶原降解，减轻角膜溃疡发展。

（3）口服大量维生素 C、维生素 B：有助于角膜上皮生长，促进溃疡愈合。

（4）局部使用糖皮质激素：急性期禁用，在感染控制的前提下，利用最小量的激素抑制炎症，减少瘢痕形成和保存视功能。

4. 手术 对于不愈合的边缘性角膜溃疡可行结膜瓣遮盖。对于不能控制的角膜溃疡、累及角膜缘和巩膜的角膜溃疡、角膜穿孔的患者可急诊行治疗性穿透性角膜移植以保住眼球。此外，应尽可能待角膜感染治愈后，针对角膜瘢痕行光学性角膜移植。

【主要护理问题】

（1）眼痛：与角膜炎症、睫状肌痉挛有关。

（2）分泌物：与致病菌种类有关。

（3）感知改变：继发于角膜炎症浸润或溃疡的视力障碍。

（4）潜在并发症：角膜穿孔、感染性眼内炎等。

（5）局部药物的使用，尤其是急性期药物的使用。

（6）外伤的危险：与炎症刺激、视力下降及眼药的使用有关。

（7）焦虑：担心病情进一步加重和预后不良。

（8）知识缺乏：缺乏细菌性角膜炎的用药和疾病护理知识。

【护理目标】

（1）尽可能减轻患者的异物感、眼痛、畏光等不适。

（2）尽可能减少分泌物，保持眼部清洁。

（3）尽可能减轻甚至恢复患者的视功能。

（4）尽可能减少甚至避免潜在并发症的发生。

（5）通过教育，使患者及其家属学会正确使用眼药水、眼药膏的方法，防止眼药的污染和浪费。

（6）避免治疗期间外伤的发生。

（7）通过心理辅导，消除患者及其家属的焦虑、悲观等负面情绪，使其积极配合治疗。

（8）通过教育，使患者及其家属了解细菌性角膜炎的相关知识，尽可能避免疾病复发。

【护理措施】

1. 一般护理

（1）床旁隔离：严禁与内眼手术后的患者安置在同一病房；房间、室内家具及用品定期消毒；患者的个人用品如棉签、毛巾等及眼药专人专用；接触患者前后做好手卫生；接触患者的器械需消毒处理，患者使用过的棉签、敷料等置于专门的垃圾袋中焚毁；向同病房的病友进行宣教，告知细菌性角膜炎的传播途径，避免交叉感染。对于铜绿假单胞菌和淋球菌感染的患者，应按照传染病进行护理。在床旁、病房门口悬挂接触隔离的标识，同时在患者腕带和病历夹也有相应的隔离标识；污染物品严格消毒。

（2）房间及用品定期清洁、整理，为患者提供安静、整洁、舒适的治疗环境，保证患者充足的睡眠和愉快的心情。房间光线尽量调暗，嘱咐患者亦可以佩戴有色眼镜，以减轻强光刺激，避免畏光、流泪和眼痛的发生。

（3）加强生活护理：根据视功能损伤程度，采取相应的防护措施，以避免跌倒、碰撞等意外的发生；合理放置患者的药品和生活用品，方便患者取用。

（4）有前房积脓的患者应尽可能半卧位，使脓液下沉积于下方前房，有利于脓液吸收。

（5）减少户外活动，避免剧烈运动，叮嘱患者切忌揉眼、用力咳嗽或打喷嚏，以防止角膜溃疡穿孔。

（6）叮嘱患者注意饮食，多食用富含蛋白质和维生素且易消化的食物，保持大便通畅，以避免因排便不畅所致的腹压突然增高、角膜溃疡穿孔。

2. 用药护理

（1）特殊眼液的配置：细菌性角膜炎的治疗除了第四代氟喹诺酮眼液外，有时需要强化治疗，应协助医生配置强化眼液并置于无菌容器内，在适当的条件下储存，如冷藏，见表 4-2。

（2）教育患者及其家属正确地清理眼部分泌物，尽可能保持眼部清洁，毛巾每次使用后应煮沸消毒。

（3）教育患者及其家属正确地使用眼药，包括眼液和眼膏，避免污染和浪费。因急性期用药频率高，提醒患者及其家属按时用药，增加患者的依从性。

（4）密切观察患者的病情变化，如询问患者的眼痛情况，观察眼部分泌物的量和性状，眼睑水肿或结膜充血的程度。如发现异常，及时通知医生并协助处理。

（5）根据患者的病情，有时需要行角膜刮片或角膜活检，操作前应向患者及其家属充分解释该操作的目的、步骤和意义，取得知情同意后，在局部麻醉满意的情况下，协助医生完成操作。准备好操作所需要的无菌包和培养瓶并及时送检。

（6）如药物治疗无效，有时候需急诊行穿透性角膜移植，应注意术前和术后护理（参见相关章节）。

3. 心理护理　细菌性角膜炎是眼科急症，起病急，发展迅速，预后差，可能严重威胁患者的视力，甚至使患者丧失眼球。即使感染控制，因角膜残留瘢痕，视功能可能无法完全恢复，部分病原菌所致的角膜炎还存在复发的趋势。基于此，患者及其家属往往承受巨大的心理压力，存在焦虑、悲观的负面情绪。需要对患者及其家属进行心理护理，鼓励其表达自己的感受和需求，耐心倾听并给予解释同时积极反馈给主治医师，有助于患者积极配合治疗，提高患者的依从性。

4. 出院指导

（1）详细交代各种药物的用法和用量，叮嘱患者及其家属严格按照医嘱用药，按时复诊，一旦出现异常应携带完整的资料及时就诊。

（2）注意隐形眼镜的正确使用，如有不适，立即停戴并就医，严禁佩戴隐形眼镜过夜。

（3）避免外伤，注意劳动保护，在从事某些高危职业时应佩戴防护面具。一旦发生角膜外伤，以积极预防感染。

（4）如果患者有某些全身疾病可能合并眼表损伤，长期使用免疫抑制剂或处于免疫缺陷状态，或长期使用抗生素眼液、糖皮质激素眼液或其他含防腐剂的眼液，属于细菌性角膜炎的高危人群，一旦出现眼红、眼痛、畏光、流泪等不适，应及时就医。

（5）积极矫正倒睫和眼睑畸形，治疗睑缘炎和泪囊炎等。

【并发症的处理及护理】

细菌性角膜炎并发症的处理及护理见表 4-3。

表 4-3 细菌性角膜炎并发症的处理及护理

常见并发症	临床表现	处理
化脓性眼内炎	眼睑及结膜充血、水肿 眼疼痛、畏光、流泪 视力急剧减退	局部和全身使用敏感抗生素，在抗生素治疗有效的情况下可合理使用糖皮质激素 1% 阿托品散瞳 玻璃体切除 + 注射抗生素 根据病情必要时摘除眼球
角膜穿孔	眼痛、畏光、流热泪 视力下降	患眼遮盖眼垫，勿用手揉眼，避免碰撞 降低眼压，控制饮水量 急诊性穿透性角膜移植以保住眼球 积极控制感染

【特别关注】

（1）采取隔离措施，预防交叉感染。
（2）防止角膜溃疡穿孔和眼内炎的发生。
（3）关注患者的依从性。

【前沿进展】

1. 药物治疗研究 局部使用眼药是细菌性角膜炎最主要的给药方式，而角膜本身的结构限制了药物在角膜的蓄积和停留。因此，提高药物生物利用度、延长药物停留时间、降低药物毒性是目前药物研究的主要方向。其中，改进药物剂型、构建新型药物缓释系统、靶向治疗是研究的热点。

2. 角膜胶原交联（corneal collagen cross linking, CXL）治疗细菌性角膜炎 角膜胶原交联法是利用维生素 B_2（核黄素）联合紫外线照射使角膜基质胶原之间形成化学键，从而增强角膜胶原强度和稳定病变角膜，最初的适应证为角膜扩张性疾病，如圆锥角膜和LASIK术后角膜扩张。

角膜胶原交联需在手术室无菌条件下进行，其经典治疗方案为表面麻醉下去除角膜中央8～9mm上皮（可用机械刀、乙醇或激光去除角膜上皮），0.1%维生素B_2 2～5分钟一次点30分钟以使维生素B_2穿透角膜基质（维生素B_2进入前房），紫外线照射30分钟，期间每2～5分钟点一次维生素B_2以确保其在基质内的饱和状态。维生素B_2具有双重作用，可以作为光敏剂引起角膜胶原交联，还可以过滤紫外线，使眼组织免受UV-A损害。

针对感染性角膜炎的角膜胶原交联有专门的名词，叫photo activated chromophore for keratitis，PACK-CXL。这一专有名词说明了角膜胶原交联治疗感染性角膜炎的可能机制：①维生素B_2嵌入病原微生物核酸影响其复制；②活性氧破坏病原微生物细胞壁；③改变角膜胶原纤维的三级结构，使胶原酶不能锚定在胶原纤维上使其裂解。理论上，PACK-CXL是一种更经济、有效、迅速的消灭病原微生物的非特异性方法，在感染早期即可开始使用。但是，并非所有病原微生物感染均可使用此法，尤其是单纯疱疹病毒性角膜炎，因为紫外线照射可激活潜伏的病毒。

已经证实，PACK对一些耐药菌株有效，如耐药肺炎链球菌和革兰阴性大肠杆菌。目前，所有的研究结果都表明，PACK可迅速缓解细菌性角膜炎所致的眼痛，加速角膜上皮愈合，阻止角膜融解并推迟角膜移植的时间。

二、真菌性角膜炎患者的护理

【概述】

真菌性角膜炎是临床上最难诊断和治疗的感染性角

膜炎之一。抗真菌的局部用药有限，且效果远低于抗细菌的局部用药，再加上误诊延误治疗，因此患者的病情往往危重，药物和手术的效果也不理想。真菌性角膜炎的发病率逐年上升，可能与广谱抗生素、糖皮质激素类眼药的滥用有关。此外，也可能与隐形眼镜的使用有关。真菌性角膜炎的发病率低于细菌性角膜炎，为6%～20%，报道最多的是美国南部佛罗里达州，其次是印度，最常见的致病菌包括尖刀镰刀菌、茄病镰刀菌、念珠菌、弯孢霉菌和曲霉菌。真菌性角膜炎的治疗需要长时间和高强度的局部及全身抗真菌治疗，药物治疗失败时需考虑手术治疗。

【病因】

真菌在自然界普遍存在，通常不致病，3%～28%的健康人结膜囊中也可分离出真菌。当角膜上皮缺损时，真菌可通过缺损处进入角膜基质，接着扩增并引起组织坏死和炎症反应。致病菌可穿透深基质层甚至完整的后弹力层进入前房、虹膜和晶状体，因此彻底消除极其困难。此外，致病菌可播散至巩膜。血源性的、抑制真菌生长的药物无法抵达无血管组织，如角膜、巩膜和前房，因此，在进行抗真菌治疗的同时病原菌仍可继续繁殖。

外伤，尤其是植物性外伤是真菌性角膜炎最常见的危险因素，隐形眼镜的佩戴也是危险因素之一。真菌可在隐形眼镜内生长，美容性隐形眼镜最常见丝状真菌感染，而治疗性隐形眼镜则最常见酵母菌感染。糖皮质激素性眼液的使用可以增强真菌的毒力，全身使用可以抑制机体对真菌的正常免疫，因此，可以诱发或加重真菌性角膜炎。眼表麻醉药的滥用也是危险之一。角膜移植术后真菌性角膜炎的发生与缝线松脱、糖皮质激素和抗生素的使用、隐形眼镜的佩戴、移植失败或持续性角膜上皮缺损有关。近年来，供体角膜的污染受到特别关注，因为供体角膜的取材和保存不包括抗真菌药物的使用。尽管如此，真菌性角膜炎的发病率仍远低于细菌性角膜炎见表 4-4。

表 4-4　真菌性角膜炎的常见危险因素

常见危险因素
外伤（包括隐形眼镜的佩戴）
眼药的滥用，如糖皮质激素类眼药、眼表麻醉剂
角膜手术，如穿透性角膜移植、LASIK、RK
慢性角膜炎，如单纯疱疹病毒性角膜炎、带状疱疹病毒性角膜炎、过敏性结膜炎

【诊断要点】

1. 病史　一般情况下，真菌不会侵犯正常角膜。因此，当出现疑诊病例时，应该详细询问病史，尤其是外伤史、用药史、手术史、眼部或全身疾病史。

2. 临床表现

（1）与其他感染性角膜炎，尤其是细菌性角膜炎相比，真菌性角膜炎起病缓、病程长。起病后数日，患者可能只有异物感和缓慢加重的眼痛，病程长达数月。

（2）其体征没有特异性，包括脓性分泌物、结膜充血、上皮缺损、基质浸润、前房反应甚至前房积脓。早期积脓呈白色，质地黏稠不易移动，脓液内常含真菌。当病灶高起于角膜表面，干燥，存在羽毛状边缘、伪足或卫星病灶时往往提示丝状真菌感染。除此之外，临床上很难区分化脓性细菌性角膜炎和真菌性角膜炎，尤其是酵母菌感染见图 4-1。

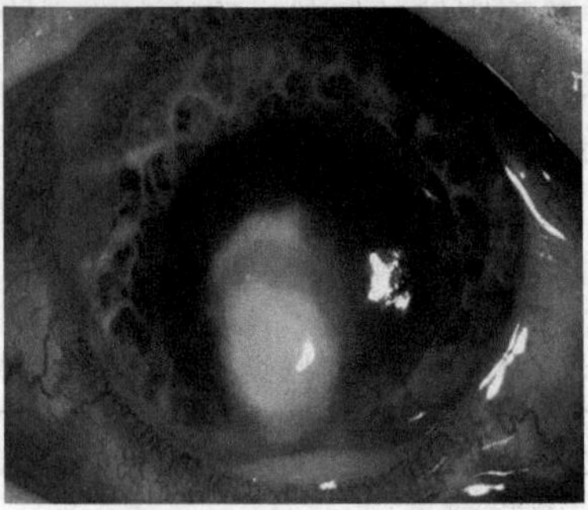

图 4-1 酵母菌感染性角膜炎

3. 实验室检查

（1）角膜刮片：真菌性角膜炎的临床诊断困难，因此角膜刮片和培养尤为重要。革兰染色和吉姆萨染色是快速诊断真菌的重要手段。真菌培养可使用血琼脂培养基、巧克力培养基和 Sabouraud 培养基等，真菌通常在 72 小时至 1 周内生长。同时，患者局部使用的眼药、化妆品、隐形眼镜、护理液等也应同时送检，以提高真菌检出的阳性率。角膜刮片除可以辅助诊断外，还可以去除病原微生物和上皮碎屑，有助于抗真菌药物的渗透。假如染色和培养的结果为阴性，也可以行诊断性表层角膜切削或角膜活检。

（2）共焦显微镜：是一种非侵入性的活体检查手段，且在一定程度上可对真菌进行分类。临床常见的真菌，如曲霉菌和镰刀菌，菌丝直径为 5 ～ 10mm，前者分枝成 90°，后者成 45°。可与角膜中其他高反射成分鉴别，如上皮基底膜神经，其分支更规则；基质神经，其直径更大，为 20 ～ 50mm；酵母菌菌体呈圆形，可有假菌丝。

（3）角膜活检：可在手术史或裂隙灯显微镜下进行。患者表面麻醉，在显微镜下利用直径为 2 ～ 3mm 的无菌性角膜环钻钻取病变和邻近透明角膜组织，然后用刀片完成板层角膜切除，注意避开视轴。飞秒激光诞生后，可利用飞秒激光辅助板层角膜切除。角膜样本应同时送染色、培养和组织病理检查。角膜活检阳性率高于角膜刮片。

（4）角膜针刺或穿线：当病灶位于深基质层，而其上上皮和前部基质完整时，可用无菌性 27 号针头或 6-0 丝线穿过病灶以获得样本。

（5）前房穿刺：对于穿透完整后弹力层进入眼内的真菌，前房穿刺抽取脓液或内皮斑并送实验室检查有助于诊断。

（6）分子诊断方法：包括免疫荧光染色、PCR 等，具有敏感性高、特异性高和检测迅速等优点，还可以通过分子序列分析明确病原微生物的分型。然而，目前还没有市售的诊断试剂盒、仪器昂贵、缺乏专业人员等限制了其作为常规诊断方法，仅部分有条件的医院可开展。

【治疗】

1. 药物治疗

（1）抗真菌药物：临床使用的抗真菌药物主要有四大类，分别是多烯类、咪唑类、嘧啶类和棘球类见表 4-5。在多烯类中，最常用的是两性霉素 B 和那他霉素。目前，唯一市售的是 5% 那他霉素，其余均需要使用前配制。在咪唑类中，最常用的是局部使用的伏立康唑和口服的酮康唑和伊曲康唑。伏立康唑（50μg/0.1ml）也可用于角膜基质注射治疗角膜深层感染。棘球类药物（0.5% 卡泊芬净和 0.1% 米卡芬净）也可用于治疗真菌性角膜炎。临床上，仅 5% 的真菌性角膜炎患者需要使用一种以上的局部抗真菌药物。

5% 那他霉素是真菌性角膜炎的首选用药，如果病情恶化，可改为0.15%两性霉素B，或局部或口服咪唑类药物，也可加用局部或口服咪唑类药物。局部药物治疗时间平均为39日，应根据每个患者对药物治疗的反应进行个体化治疗。长期局部使用抗真菌药物将导致药物毒性反应，且与角膜感染本身混淆。因此，当怀疑药物毒性反应且抗真菌药物已经使用足够长的时间（4～6周）时，应考虑停药，并密切随访，警惕真菌性角膜炎复发。

因其毒性和可能导致剧烈疼痛，结膜下注射不作为常规治疗手段，而仅用于严重的角膜炎、巩膜炎和眼内炎。咪康唑（10mg/ml混悬液0.5～1ml）可能是毒力最小、最易耐受的结膜下注射的抗真菌药物。当病灶位于角膜基质深层或对眼液反应不佳时，可考虑行角膜基质注射伏立康唑。近年来，前房注射抗真菌药物也逐渐增多。

通常不联合全身抗真菌治疗，除非病灶位于角膜基质深层且对局部抗真菌治疗反应不佳、巩膜炎或眼内炎，也可用于真菌性角膜炎行穿透性角膜移植术后的预防用药。研究表明，大多数咪唑类药物的全身应用对真菌性角膜炎都有效，但是临床首选伏立康唑，因其副作用最小。

表4-5 常用抗真菌药物的给药方式及剂量

名称	眼液	前房注射	玻璃体腔注射	口服	静脉注射
多烯类					
两性霉素B	0.15%～0.2%	0.8～1.0mg	0.5μg/0.1ml		（0.5～0.7）mg/kg
那他霉素	5%				
咪唑类					
咪康唑	1%	5mg/0.5ml	（25～50μg）/0.1ml		

续表

名称	眼液	前房注射	玻璃体腔注射	口服	静脉注射
酮康唑				（200～400）mg/d	
氟康唑	0.2%			100～400 mg/d	（200～400）mg/d
伊曲康唑	1%		5μg /0.05ml	（200～400）mg/ d	200mg/d
伏立康唑	1%		50～200μg /0.1ml	200mg 每日 2 次	（3～6）mg/kg 每日 2 次
泊沙康唑	4%			200mg 每日 3 次	
嘧啶类					
5- 氟胞嘧啶				（25~37.5）mg/kg·d 分 4 次给药	
棘球类					
卡泊芬净	0.5%				50mg/d
米卡芬净	0.1%				

（2）抗生素：越来越多的研究证明，某些抗生素具有抗真菌作用，如氯霉素对镰刀菌和曲霉菌感染有效，莫西沙星和妥布霉素对镰刀菌感染有效。与隐形眼镜相关的真菌感染，局部使用氟喹诺酮眼液也被证明有效。

（3）糖皮质激素：其使用需谨慎，过去认为真菌性角膜炎是其使用的绝对禁忌证，近期的研究表明，在真菌感染已经控制的情况下使用糖皮质激素可减轻角膜炎症反应和瘢痕形成。糖皮质激素至少要在抗真菌药物使用2周以后且临床表现提示真菌感染控制时方可开始使用，且必须联合抗真菌药物使用，一般使用2～3周，注意密切观察患者的病情变化。

（4）其他：抗真菌药物浸泡过的胶原盾、生物胶等。

2. 手术治疗 在相当数量的国家和地区，真菌性角膜炎需要手术干预，因缺乏抗真菌药物、药物治疗无效或发生角膜穿孔。当感染治愈时，可考虑增视性手术，如深板层角膜移植术和穿透性角膜移植术。

（1）角膜清创：角膜上皮是抗真菌药物渗透的屏障，因此去除角膜上皮有利于药物进入角膜基质，可以大大提高药物疗效。角膜清创每24～48小时进行一次，可表面麻醉后在裂隙灯显微镜下操作，也可以在激光辅助下去除病灶微生物和坏死组织。

（2）治疗性穿透性角膜移植术：治疗性手术的治疗目标是控制感染和保持眼球完整，药物治疗失败或感染复发为其指征。植床应超过病灶1～1.5mm，以尽量减少真菌残留，植片、植床间断缝合，术中应进行前房冲洗，被感染的组织如虹膜、晶状体和玻璃体应去除并送病原学和病理检查。当怀疑眼内炎时，应同时行玻璃体腔注药。术后应继续局部使用抗真菌药物以预防复发，酌情进行全身抗真菌治疗。如果实验室检查证实病灶边缘没有病原体，可2周后停药，密切观察；反之，延长抗真菌药物的使用时间为6～8周。术后是否使用糖皮质激素仍存在争议，但是环孢素A具有抗真菌和抑制免疫反应双重作用，是更理想的药物。

（3）其他：如结膜瓣覆盖、病灶切除联合结膜瓣覆盖、板层角膜移植、冷冻等。当病灶位于角膜周边，抗真菌药物或穿透性角膜移植供体难以获得时，可尽早行病灶切除联合结膜瓣覆盖。在感染活动期严禁行板层角膜移植，因病原体可能聚集在角膜板层间，导致抗真菌药物无法到达，感染持续或复发。冷冻主要用于真菌性巩膜炎、角膜巩膜炎，术中去除病灶表面的结膜、冷冻病灶边缘、结膜下注射抗真菌药物，术后继续局部和全身抗真菌治疗。

【主要护理问题】

（1）隐匿的危险因素。

（2）眼痛，与角膜炎症、睫状肌痉挛有关。

（3）分泌物

（4）感知改变：继发于角膜炎症浸润或溃疡的视力障碍。

（5）潜在并发症：角膜穿孔、感染性眼内炎等。

（6）缺乏局部药物的使用知识。

（7）外伤的危险，与炎症刺激、视力下降及眼药使用有关。

（8）患者对病情进展和预后的焦虑。

（9）疾病的预防和防止复发。

【护理目标】

（1）发现可能引起或加重疾病的危险因素。

（2）尽可能减轻患者的异物感、眼痛、畏光等不适。

（3）尽可能减少分泌物，保持眼部清洁。

（4）尽可能减轻甚至恢复患者的视功能。

（5）尽可能减少甚至避免潜在并发症的发生。

（6）通过教育，使患者及其家属学会正确使用眼药的方法，防止眼药的污染和浪费。

（7）避免治疗期间外伤的发生。

（8）通过心理辅导，消除患者及其家属的焦虑、悲观等负面情绪，使其积极配合治疗。

（9）通过教育，使患者及其家属了解真菌性角膜炎的相关知识，尽可能避免疾病复发。

【护理措施】

1. 一般护理

（1）床旁隔离：严禁与内眼手术后的患者安置在同一病房；房间、室内家具及用品定期消毒；患者的个人用品如棉签、毛巾等及眼药专人专用；接触患者前后做好手卫生；接触患者的器械需消毒处理，患者使用过的棉签、敷料等置于专门的垃圾袋中焚毁；向同病房的病友进行宣教，告知真菌性角膜炎的传播途径，避免交叉感染。

（2）房间及用品定期清洁、整理，为患者提供安静、整洁、舒适的治疗环境，保证患者充足的睡眠和愉快的心情。房间光线尽量调暗，嘱咐患者亦可以佩戴有色眼镜或眼垫，以减轻强光刺激，避免畏光、流泪和眼痛的发生。

（3）加强生活护理，根据视功能损伤程度，采取相应的防护措施，以避免跌倒、碰撞等意外的发生；合理放置患者的药品和生活用品，方便患者取用。

（4）有前房积脓的患者应尽可能半卧位，使脓液下沉积于下方前房，有利于脓液吸收。

（5）减少户外活动，避免剧烈运动，叮嘱患者切记揉眼、用力咳嗽或打喷嚏，以防止角膜溃疡穿孔。

（6）叮嘱患者注意饮食，多食用富含蛋白质和维生素且易消化的食物，保持大便通畅，避免因排便不畅所致的腹压突然增高、角膜溃疡穿孔。

2. 用药护理

（1）特殊眼液的配置和特殊的给药条件：市售的抗真菌眼药极少，临床使用的抗真菌药物常需要使用前配制，应协助医生配制眼液并置于无菌容器内，在适当的条件下储存见表 4-1，如两性霉素 B 需要避光保存。两性霉素 B 静脉给药也应注意全程避光。

（2）教会患者及其家属正确地清理眼部分泌物，尽可能保持眼部清洁，毛巾应保持清洁、干燥。

（3）教会患者及其家属正确地使用眼药，包括眼液和眼膏，避免污染和浪费。一些抗真菌眼液的使用如两性霉素 B 会导致眼部不适，应在使用前向患者说明，并从低浓度起，待患者适应后再调整至高浓度，以增加患者的依从性。

（4）密切观察患者的病情变化，如询问患者的眼痛情况，观察眼部分泌物的量和性状、眼睑水肿或结膜充血的程度。如发现异常，及时通知医生并协助处理。

（5）根据患者的病情有时需要行角膜刮片或角膜活检，操作前应向患者及其家属充分解释该操作的目的、步骤和意义，取得知情同意后，在局部麻醉满意的情况下，协助医生完成操作。准备好操作所需要的无菌包和培养瓶。

（6）如药物治疗无效，有时候需急诊行穿透性角膜移植，应注意围手术期护理（参见相关章节）。

3. 心理护理　真菌性角膜炎是眼科最难处理的感染

性疾病之一，一旦发生，预后差，可能严重威胁患者的视力，甚至使患者丧失眼球。即使感染控制，角膜可能残留瘢痕，视功能可能无法完全恢复。加之真菌易进入眼内，完全清除极困难，所以复发的可能性大。基于此，患者及其家属往往承受巨大的心理压力，存在焦虑、悲观的负面情绪。需要对患者及其家属进行心理护理，鼓励其表达自己的感受和需求，耐心倾听并给予解释同时积极反馈给主治医师，有助于患者积极配合治疗，提高患者的依从性。

4. 出院指导

（1）详细交代各种药物的用法和用量，叮嘱患者及其家属按照医嘱用药，按时复诊。一些抗真菌药物的全身使用存在副作用，如肝肾功能的损害，应提醒患者及其家属，定期复查肝肾功能，一旦出现异常应携带完整的资料及时就诊。

（2）注意隐形眼镜的正确使用，如有不适，立即停戴并就医，严禁佩戴隐形眼镜过夜。

（3）避免外伤，注意劳动保护。真菌性角膜炎的发生与植物性外伤密切相关，从事农业生产的人群是高危人群，劳动时应注意自我防护，一旦受伤，即使轻微，也应该专科检查以期早发现、早治疗。

（4）如果患者有某些全身疾病可能合并眼表损伤，长期使用免疫抑制剂或处于免疫缺陷状态，或长期使用抗生素眼液、糖皮质激素眼液或眼表麻醉药，属于真菌性角膜炎的高危人群，尤其需要注意，一旦出现眼红、眼痛、畏光、流泪等不适，应及时就医。

【并发症的处理及护理】

真菌性角膜炎并发症的处理及护理见表4-6。

表 4-6　真菌性角膜炎并发症的处理及护理

常见并发症	临床表现	处理
真菌性眼内炎	眼睑及结膜充血、水肿 眼疼痛、畏光、流泪 视力急剧减退	局部和全身使用抗真菌药物 1% 阿托品散瞳 如虹膜、晶状体或玻璃体感染，而药物治疗无效，应手术切除并联合抗真菌药物前房冲洗和玻璃体腔内注射。术后继续全身和局部使用抗真菌药物 必要时摘除眼球
角膜穿孔	眼痛、畏光、流热泪 视力下降	患眼遮盖眼垫，勿用手揉眼，避免碰撞 降低眼压，控制饮水量 急诊行穿透性角膜移植以保住眼球 积极抗真菌治疗

【特别关注】

（1）采取隔离措施，预防交叉感染。

（2）防止角膜溃疡穿孔和眼内炎的发生。

（3）关注患者的依从性。

【前沿进展】

1. 共焦显微镜在真菌性角膜炎临床诊断中的应用　1955 年，Marvin Minsky 第一次描述了共焦显微镜，即光源的焦点和显微镜的焦点重叠，排除了焦点外的光反射，增加了图像的分辨率和对比度。为短时间捕捉组成图像的所有点，发展了不同的技术，包括裂隙扫描共焦显微镜和激光扫描共焦显微镜。前者利用两个光学裂隙扫描，成像时间更短，光线更强，如 Confoscan 4；后者采用 670nm 波长的红色双极光源进行扫描，如 HRT-RCM。共焦显微镜不仅能够提供高质量的图像，还能提供高达400倍的放大倍数，更可以判断病变深度。共焦显微镜可观察角膜的各层结构，与传统光学显微镜观察组织横断面相反，其图像与观察表面平行，且能透过角膜混浊进行深部观察，因此成为感染性角膜炎的重要诊断措施。2004年，美国眼科学会在总结了所有可获得的证据后提出共焦显微镜可作为感染性角膜炎的辅助诊断。

2. 飞秒激光辅助的角膜活检 优势在于可以获得预期形状和大小的角膜样本，尽可能减小散光。其主要的缺点在于花费大，仅部分医院拥有设备。

3. 角膜胶原交联治疗真菌性角膜炎 PACK-CXL治疗真菌性角膜炎可能通过的机制：①维生素B_2嵌入真菌核酸影响其复制；②活性氧破坏真菌细胞壁；③改变角膜胶原纤维的三级结构，使胶原酶不能锚定在胶原纤维上使其裂解。研究表明，61%的真菌性角膜炎患者在经过PACK-CXL后，角膜融解终止。所有患者的眼痛得到迅速缓解，角膜上皮愈合也加快。

三、单纯疱疹病毒性角膜炎患者的护理

【概述】

单纯疱疹病毒性角膜炎（herpes simplex keratitis，HSK）是由单纯疱疹病毒（herpes simplex virus, HSV）引起的感染性角膜疾病。人类是单纯疱疹病毒的唯一天然宿主，主要通过密切接触感染，可通过黏膜或破损的皮肤进入人体。仅1%～6%的原发感染有症状，大多数在感染复发时才发现。6个月以下的儿童体内存在来自于母体的抗体，6～12个月的儿童，单纯疱疹病毒感染的发生率达20%，15～25岁则上升至60%。尽管单纯疱

疹病毒感染眼部组织的比例很低，但它仍是美国最主要的角膜盲原因及全世界单眼感染性盲最主要的原因。在发达国家，每年新增单纯疱疹病毒性眼部感染 5 ～ 20 例 /100 000，患病率为 150/100 000，发展中国家的比例更高，且患者更年轻。此病没有性别差异，随时间推移，复发率升高且两次复发间的间隔缩短。单纯疱疹病毒复发往往是单眼，双眼复发仅占 3%，且更多见于年轻患者。

【病因】

单纯疱疹病毒分为两大类：HSV- Ⅰ型和 HSV- Ⅱ型。尽管 HSV- Ⅰ主要侵犯口咽部，HSV- Ⅱ主要侵犯生殖系统，但是 PCR 和原位杂交技术证实这两种类型感染的部位可以重叠。95% 的眼部感染主要由 HSV- Ⅰ引起，但是新生儿除外，75% 的新生儿眼部单纯疱疹病毒感染由 HSV- Ⅱ引起。

许多因素可能激活潜伏的单纯疱疹病毒，如心理压力、全身感染、日晒、外伤、高温、发热、月经等。前列腺素衍生物类青光眼药物的使用也与单纯疱疹病毒的复发有关。双眼发病则更多见于免疫系统异常的患者。总之，单纯疱疹病毒感染的严重程度和复发率是由多种因素决定的，除了心理、身体和免疫因素，也与病毒的基因组和毒力密切相关。

【病理】

当单纯疱疹病毒通过黏膜或破损的皮肤进入宿主后，首先病毒复制引起原发感染，接着沿黏膜和皮肤的感觉和自主神经末梢，逆轴浆流抵达神经节细胞胞体，如三叉神经节、颈神经节、交感神经节和脑干等，停止复制并终身潜伏于此。此期，神经节细胞的正常活动不受影响，病毒几乎不分泌蛋白质。如果病毒被重新激活，病毒基因组开始复制，并从潜伏部位释放到黏膜和皮肤。此外，角膜本身也是单纯疱疹病毒的潜伏部位。尽管如此，潜伏于三叉神经节的单纯疱疹病毒仍是复发的主要来源。复发的部位可不同于原发部位，主要由病毒的不同株决定。对于单纯疱疹病毒感染，宿主体内的抗体滴度并不能反映疾病的活性，研究发现，在疾病活动期和静止期，血清抗体滴度并没有明显变化，因此当血清抗体阴性时才有诊断意义。

【诊断要点】

1. 临床表现

（1）单纯疱疹病毒原发感染：临床表现包括单侧眼睑皮肤水疱、单侧滤泡性结膜炎、角膜上皮炎、耳前淋巴结肿大。原发性感染具有自限性。

（2）单纯疱疹病毒复发感染：不仅是病毒本身的感染，还是一种免疫性角膜病变，可累及角膜各层见表 4-7。

表 4-7　单纯疱疹病毒性角膜炎的分类

分类	
Ⅰ感染性上皮病变	Ⅲ基质性角膜炎
角膜水疱	坏死性角膜基质炎
树枝状角膜溃疡	免疫性角膜基质炎
地图状角膜溃疡	Ⅳ内皮炎
边缘性角膜溃疡	盘状
Ⅱ神经营养性角膜病变	弥散性
	线状

1）角膜上皮炎：患者具有眼痛、畏光、水样分泌

物，如病灶位于角膜中央，可出现视物模糊。

a. 角膜水疱：是单纯疱疹病毒性角膜炎复发的最早表现，角膜上皮内数个小的、隆起的、透明的水疱，常在24小时内融合成树枝状或地图状溃疡。对于免疫缺陷的患者，可停留在此期，或合并成隆起性树枝状改变，荧光素不着染，而不会发展为角膜溃疡。此型应该即刻治疗。

b. 树枝状角膜溃疡：是单纯疱疹病毒性角膜炎最常见的体征，表现为树枝状、末端膨大、边缘上皮水肿（病毒位于其中）、沿前弹力层走行、除边缘水肿的上皮外其余部分荧光素着染，是真正的溃疡，应与假树枝状溃疡进行鉴别。数周后角膜上皮愈合，但仍在角膜上留下树枝状痕迹，可通过荧光素是否着色判断溃疡是否愈合见图4-2。

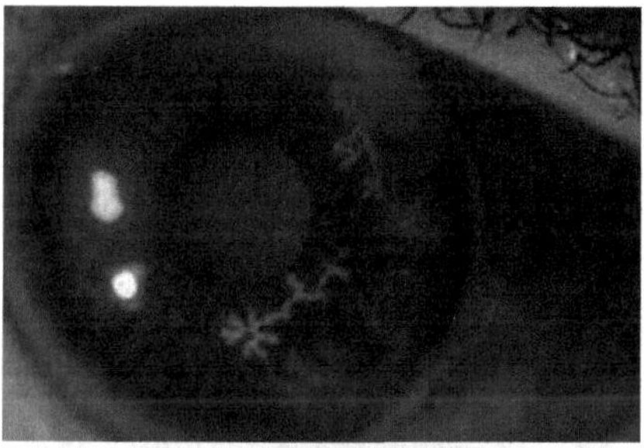

图4-2　树枝状角膜溃疡

c. 地图状角膜溃疡：树枝状角膜溃疡融合便形成地图状角膜溃疡，因此具有树枝状角膜溃疡的临床特征，亦可通过边缘膨大与神经营养性角膜病变鉴别。

d. 边缘性角膜溃疡：即邻近角膜缘的树枝状角膜溃疡，因其邻近角膜缘血管网，所以常伴随角膜前基质浸润和邻近角膜缘充血。此期患者的症状明显，治疗困难，引起除了病毒感染外，还存在病毒引起的免疫反应，必要时需要使用糖皮质激素。此型在临床上并不多见，应与葡萄球菌所致的角膜感染鉴别，如按照后者进行治疗，可使疾病恶化，向角膜中央发展。鉴别要点：①单纯疱疹病毒性角膜炎先出现上皮缺损再出现基质浸润，而葡萄球菌感染则是先出现角膜基质浸润；②前者伴随角膜缘充血和基质新生血管生成，而后者病灶与角膜缘间尚有一透明带；③如果治疗不及时，前者会向角膜中央进展，而后者则向角膜缘进展；④前者不伴随睑缘炎，而后者常伴随睑缘炎；⑤前者可出现于角膜各径线，而后者通常出现在2、4、8、10点钟位，这是眼睑与角膜接触的部位。

2）神经营养性角膜病变：继发于角膜神经受损和泪液分泌减少，可因长期使用抗病毒药物而加重。表现为早期角膜表面不规则、没有光泽，点状上皮缺损逐渐发展成为持续性上皮缺损，这种上皮缺损常呈椭圆形、边缘平滑，并最终导致基质溃疡，即神经营养性溃疡。神经营养性溃疡仍呈椭圆形、边缘平滑，溃疡底部呈灰白色混浊，其并发症包括基质瘢痕、新生血管、坏死、穿孔和继发细菌感染见图4-3。

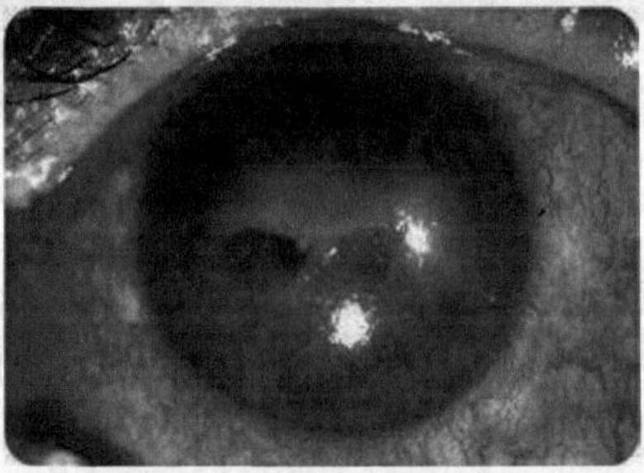

图4-3 神经营养性角膜病变

3）基质病变：位于角膜基质的原发性单纯疱疹病毒感染仅2%，而复发性单纯疱疹病毒感染则占

20% ～ 48%。基质病变的发病机制包括原发性和继发性，如为后者，应积极治疗原发病变。

a. 坏死性角膜基质炎：此型罕见，为单纯疱疹病毒直接侵入基质，表现为基质坏死、溃疡、浓密浸润、上皮缺损。高浓度糖皮质激素和抗病毒药物也难以控制病情，常短时间内即发生角膜变薄甚至穿孔。

b. 免疫性角膜基质炎：此型为单纯疱疹病毒性角膜炎复发的常见类型，约占 20%，为病毒激发的抗原抗体反应，可持续数年。其临床表现为角膜基质浸润，新生血管产生和脂质沉积。基质浸润可为局灶性、多灶性或弥散性，常伴随前房反应、睫状充血和眼部不适。严重的浸润可形成基质瘢痕致永久性视力损伤。基质浸润亦可呈环状，常位于角膜中央或中周部，可单个或多个。角膜基质新生血管可出现在角膜的任何层面，可以迅速发生也可呈亚急性或慢性生长，可以节短性也可累及全角膜。积极的抗炎治疗可以使新生血管完全消退，病程长者则遗留影子血管，但不影响视力和不增加角膜移植排斥的风险见图 4-4。

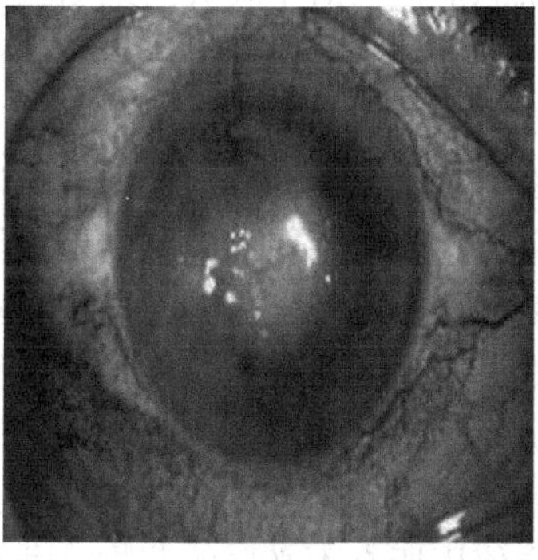

图 4-4　角膜新生血管

4）角膜内皮炎：单纯疱疹病毒所致的角膜内皮炎症反应，临床表现为角膜基质和上皮水肿，不伴角膜基质浸润、角膜后沉着物（KP）和虹膜炎，可分为盘状、弥散性和线状角膜内皮炎。慢性角膜内皮炎可致永久性角膜内皮损伤和持续性角膜水肿。

2. 实验室诊断 实验室检查有助于确诊。病毒培养的阳性率为 70% ～ 80%，但通常耗时 1 周。细胞学检查，吉姆萨和 Wright 染色可以提供快速诊断的线索。此外，免疫学检查、PCR、电镜、DNA 杂交等手段亦可为诊断提供线索。血液抗体滴度，如 IgM 仅对诊断原发性单纯疱疹病毒感染有意义。

【治疗】

治疗原则为消除病毒、减少复发、抑制炎症以减少瘢痕形成。

1. 角膜上皮炎 1% 三氟胸苷眼液或 0.15% 更昔洛韦眼用凝胶白天每 3 小时 1 次，连续使用 10 ～ 14 日。5 ～ 7 日后，可减为每日 3 次。畏光或睫状体痉挛明显时可使用睫状肌麻痹剂。对于较大的地图状角膜溃疡，可预防性地使用广谱抗生素，同时口服抗病毒药物，如阿昔洛韦。假如治疗 2 周后溃疡没有愈合，应确认是真的溃疡，而不是树枝状上皮病变，否则可能过度使用抗病毒药物。如果溃疡持续存在，应鉴别是神经营养性溃疡或感染性溃疡，如为后者，需考虑抗病毒药物耐药，可更换治疗方案。但是，这种情况极少见，加之溃疡本身的自限性，切忌过度治疗。不建议使用糖皮质激素。

2. 神经营养性角膜病变 减少药物毒性，润滑眼表。一旦确诊，应停用所有不必要的药物，尤其是抗病毒药物，仅使用不含防腐剂的人工泪液。对于可能继发感染的病灶，可预防性地使用抗生素眼液。溃疡边缘的异常上皮会阻止溃疡上皮愈合，可予以去除。对于继发于慢性炎症的神经性角膜溃疡，可考虑局部使用糖皮质激素。另外，可短期使用治疗性软性接触镜，联合每日 1 次广谱抗生素眼液的使用以预防感染。或行暂时性地缝合睑裂，眼睑应遮盖全部溃疡，或行结膜瓣覆盖。

3. 角膜基质炎　局部抗病毒药物和糖皮质激素联用，可以减轻炎症和缩短病程，但是当角膜上皮未完全愈合时，忌用糖皮质激素。对于坏死性角膜基质炎，应同时口服阿昔洛韦。但是，对于曾经得过角膜基质炎的患者，口服阿昔洛韦可以预防复发。

4. 角膜内皮炎　相对少见，其治疗方案同角膜基质炎。

5. 手术治疗

（1）结膜瓣覆盖：慢性溃疡传统治疗无效，对侧眼有视力，不适合立即行穿透性角膜移植，尤其是视力恢复有限的患者可考虑行结膜瓣覆盖。严重病例行急诊穿透性角膜移植的成功率非常低。

（2）板层角膜移植：当发生角膜穿孔且破口较小，又缺乏穿透性角膜移植的条件时可考虑行板层角膜移植，如果有条件行穿透性角膜移植则不应选择此种手术方式，因为术后视功能差且可在植片、植床交界面激活病毒。

（3）穿透性角膜移植：当角膜穿孔且没有其他治疗方法时，应急诊行治疗性穿透性角膜移植；单纯疱疹病毒性角膜炎残留中央角膜瘢痕，严重影响患者视力，可行增视性穿透性角膜移植。术后口服阿昔洛韦 400mg，2 次 / 日，持续 1 年，可减少单纯疱疹病毒性角膜炎的复发率。

6. 其他　应用基因工程制备无毒活疫苗，包括复制缺陷的 HSV-Ⅰ突变株或重组 *HSV* 基因亚单位疫苗及表达 HSV 糖蛋白的质粒 DNA 疫苗，进行机体的主动免疫显示了一定的应用前景，是单纯疱疹病毒感染治疗的研究方向之一。

【主要护理问题】

（1）隐匿的危险因素。

（2）眼痛，与角膜炎症、睫状肌痉挛有关。

（3）分泌物，与致病菌种类有关。

（4）感知改变：继发于角膜炎症浸润或溃疡的视力障碍。

（5）潜在并发症：角膜穿孔、细菌性角膜炎等。

（6）缺乏局部药物的使用知识。

（7）外伤的危险，与炎症刺激、视力下降及眼药的使用有关。

（8）患者对病情进展和预后的焦虑。

（9）疾病的预防和防止复发。

【护理目标】

（1）发现可能引起或加重疾病的危险因素。

（2）尽可能减轻患者的异物感、眼痛、畏光等不适。

（3）尽可能减少分泌物，保持眼部清洁。

（4）尽可能减轻甚至恢复患者的视功能。

（5）尽可能减少甚至避免潜在并发症的发生。

（6）通过教育，使患者及其家属学会正确使用眼药的方法，防止眼药的污染和浪费。

（7）避免治疗期间外伤的发生。

（8）通过心理辅导，消除患者及其家属的焦虑、悲观等负面情绪，使其积极配合治疗。

（9）通过教育，使患者及其家属了解病毒性角膜炎的相关知识，尽可能避免疾病复发。

【护理措施】

1. 一般护理

（1）房间、室内家具及用品定期消毒；患者的个人用品如棉签、毛巾等及眼药专人专用；接触患者前后做好手卫生；接触患者的器械需消毒处理，患者使用过的棉签、敷料等置于专门的垃圾袋中。

（2）房间及用品定期清洁、整理，为患者提供安静、整洁、舒适的治疗环境，保证患者充足的睡眠和愉快的心情。房间光线尽量调暗，嘱咐患者亦可以佩戴有色眼镜或眼垫，以减轻强光刺激，避免畏光、流泪和眼痛的发生。

（3）加强生活护理，根据视功能损伤的程度，采取相应的防护措施，以避免跌倒、碰撞等意外的发生；合理放置患者的药品和生活用品，方便患者取用。

（4）适当锻炼身体，增强自身免疫力，避免受凉、感冒、发热等。

（5）避免剧烈运动，叮嘱患者切忌揉眼、用力咳嗽或打喷嚏，以防止角膜溃疡穿孔。

（6）叮嘱患者注意饮食，多食用富含蛋白质和维生素且易消化的食物，保持大便通畅，避免因排便不畅所致的腹压突然增高、角膜溃疡穿孔。

2. 用药护理

（1）教会患者及其家属正确地使用眼药，包括眼液和眼膏，避免污染和浪费。

（2）密切观察患者的病情变化，如发现异常，及时通知医生并协助处理。

（3）如发生角膜穿孔，有时候需急诊行穿透性角膜移植，应注意术前和术后护理（参见相关章节）。

3. 心理护理 病毒性角膜炎虽然不像细菌性角膜炎、真菌性角膜炎等来势凶猛，但是因为病毒终身潜伏，所以终身都有复发的可能。长期慢性炎症或感染反复发作可在角膜遗留瘢痕甚至严重威胁患者的视力。基于此，患者及其家属往往承受巨大的心理压力，存在焦虑、悲观的负面情绪。需要对患者及其家属进行心理护理，鼓励其表达自己的感受和需求，耐心倾听并给予解释同时积极反馈给主治医师，有助于患者积极配合治疗，提高其依从性。

4. 出院指导

（1）长期局部使用抗病毒药物可导致眼表药物毒性反应，告知患者及其家属应严格按照医嘱用药，切忌随意延长用药时间和提高用药频率。

（2）糖皮质激素的使用是单纯疱疹病毒性角膜炎治疗的一部分，告知患者及其家属切忌自行减量或停药，以防止疾病反弹。

（3）长期口服抗病毒药物可能引起肝肾功能损伤，告知患者及其家属应定期复查肝肾功能，如有异常，及时就诊。

（4）详细交代各种药物的用法和用量，叮嘱患者及其家属按照医嘱用药，按时复诊，一旦出现异常应携带完整的资料及时就诊。

（5）嘱患者健康饮食，充足睡眠，加强锻炼，增加机体免疫力，以预防疾病复发。

【并发症的处理及护理】

单纯疱疹病毒性角膜炎并发症的处理及护理见表4-8。

表 4-8　单纯疱疹病毒性角膜炎并发症的处理及护理

常见并发症	临床表现	处理
继发细菌感染	眼睑及结膜充血、水肿，分泌增多 眼痛加重 视力急剧减退	局部加用广谱抗生素 夜间使用抗生素眼膏
角膜穿孔	眼痛、畏光、流热泪 视力下降	患眼遮盖眼垫，勿用手揉眼，避免碰撞 降低眼压，控制饮水量 若破口小，可用组织胶粘合；若破口大，急诊性穿透性角膜移植以保住眼球
虹膜睫状体炎	眼痛、畏光、流泪 视力下降	1% 阿托品散瞳，防止虹膜粘连和缓解睫状肌痉挛。外出佩戴有色眼镜，减轻患眼畏光等 合理使用糖皮质激素或非甾体抗炎药

【特别关注】

（1）预防疾病复发。

（2）预防继发细菌感染和角膜穿孔。

【前沿进展】

1. 单纯疱疹病毒性角膜炎的诊断进展　目前，单纯疱疹病毒性角膜炎诊断的金标准是病毒培养，这个过程耗时且敏感度低，新的诊断措施包括免疫荧光分析（IFA）和 PCR，尽管费用较高，但是敏感性高，且可以诊断对阿昔洛韦耐药的病毒株，因此，PCR 应为未来单纯疱疹病毒性角膜炎分子诊断的金标准。新近出现了一种免疫染色分析试剂盒（ICGA），利用 HSV 糖蛋白 D 单克隆抗体诊断单纯疱疹病毒性角膜炎，可在15分钟内完成诊断，其准确率可媲美IFA和PCR，但是敏感性稍低，可用于不典型单纯疱疹病毒性角膜炎的诊断。

2. 单纯疱疹病毒性角膜炎的药物治疗进展

（1）小分子肽片段AMPs：自从20世纪80年代阿昔洛韦问世以来，单纯疱疹病毒性角膜炎的治疗药物没有重大突破，且阿昔洛韦耐药的报道逐渐增多。AMPs可以破坏蛋白－蛋白之间、病毒蛋白－宿主细胞膜之间的联系，成为一种潜在的抗病毒药物。它可以来自多种有机体，也可以人工合成。AMPs可针对单纯疱疹病毒性角膜炎的各个环节，也可进入细胞内干扰核酸或蛋白的合成及酶的活性。尽管AMPs尚在研究阶段，但是越来越被关注，是单纯疱疹病毒性角膜炎药物治疗的另一个研究方向。

（2）单克隆抗体：研究表明，抗单纯疱疹病毒性角膜炎IgG局部点眼和结膜下注射均在角膜上皮和基质内维持治疗浓度达数小时，可有效降低病毒滴度和改善临床症状，且没有毒性，反复使用不会导致炎症和细胞毒性，也是单纯疱疹病毒性角膜炎药物治疗的发展方向之一。

（3）基因治疗

1）miRNA干预：单纯疱疹病毒性角膜炎发病机制中的各个环节都与miRNA相关，如病毒的潜伏、新生血管生成、炎症等，因此，模拟或抑制miRNA成为治疗单纯疱疹病毒性角膜炎的新型手段。这种治疗的应用问题在于如何给药及何种使用频率方能达到治疗效果。研究表明，siRNA可以到达眼部，目前已经有许多进入了临床前期试验，但是只有一种针对miRNA（Miravirsen），未来还有巨大的发展空间。此外，在单纯疱疹病毒性角膜炎的不同阶段，所涉及的miRNA有所不同，例如，在疾病早期，利用 miRNA 增加 IL-10 的表达可降低新生血管生成；而在疾病后期，利用 miRNA 改变 SPM 的合成，可减轻炎症反应。

2）早在 20 世纪 80 年代，关于将裸 DNA 或 DNA 质粒转导至角膜的研究即开始了。目前已经成功将表达抗新生血管药物的裸 DNA 转导至角膜上皮和基质，以及角膜基质注射可调节血管内皮生长因子的 IL-18 也显示出抑制新生血管的效果。尽管目前尚无一种基因治疗手段获批进入临床，但是利用病毒作为载体进行抗单纯疱疹病毒治疗的研究却在如火如荼地进行着，最常用的四种病毒载体为：腺病毒、腺相关病毒、反向病毒和慢病毒。

四、暴露性角膜炎患者的护理

【概述】

暴露性角膜炎（exposure keratitis）为各种原因引起的眼睑闭合不全导致的角膜失去眼睑保护而暴露在空气中，泪液不能正常湿润角膜，引起角膜干燥、溃疡甚至继发感染的角膜病变见图 4-5。

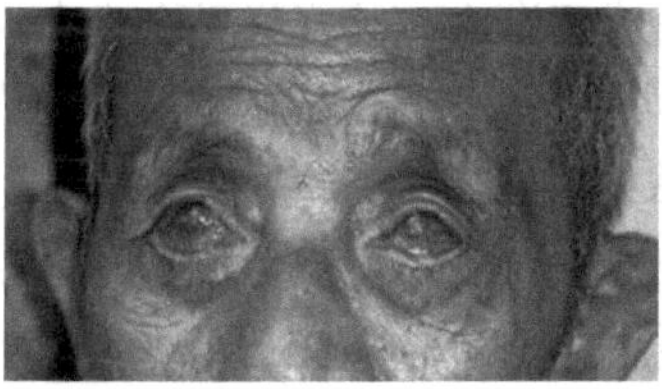

图 4-5 暴露性角膜炎

【病因】

1. 眼球突出 即眼眶内容物大于眼眶骨性容积，如眼眶肿瘤、甲状腺相关眼病等。

2. 眼睑异常 包括眼上下睑过窄，眼睑皮肤松弛过矫，眼袋去除过矫，类天疱疮或 Steven-Johnson 所致眼睑皮肤瘢痕，外伤性眼睑皮肤瘢痕，各种原因所致的眼睑外翻、面神经麻痹、提上睑肌或上直肌挛缩等。

3. 其他 如特发性眼睑闭合不全、Bell 现象不足、镇静或昏迷患者、全身麻醉手术患者等。

【病理】

正常泪膜可为眼表提供水分、氧气和营养，可润滑眼表维持清晰视觉，还可清除病原微生物，当眼睑闭合不全，部分甚至全部角膜暴露在空气中时，泪膜不能覆盖，则发生干燥、上皮脱落、基质炎症浸润甚至继发感染。

【诊断要点】

1. 临床表现 刺激感、烧灼感、异物感、眼红，晨起明显，如累及视轴，可出现视力下降。病变多位于下 1/3 的角膜或睑裂区，角膜干燥，失去光泽，点状上皮脱落，严重者角膜逐渐由点状糜烂融合成大片的上皮缺损，基质炎症浸润或溃疡。长期暴露的结膜充血、肥厚。

2. 诊断依据

（1）病史：包括外伤史、眼睑手术史、甲状腺疾病、结缔组织疾病史、面瘫史等。

（2）外眼检查：包括眼睑闭合情况、眼睑位置和形态、Bell 现象、眼球突出度等。

（3）裂隙灯检查：包括泪膜、结膜、角膜上皮是否完整（角膜荧光素染色），是否有继发感染的体征（角膜浸润、前房反应等）。

（4）系统检查：是否有甲状腺肿大、面神经麻痹、关节畸形等。

【治疗】

预防尤为关键，尤其对于高危人群，应减少泪液蒸发，及时补充泪液，积极维持眼表湿润状态。

（1）去除原发病，相关科室协同治疗。

（2）减少泪液蒸发：白天户外活动可佩戴防风眼镜，夜间睡眠时可佩戴游泳眼镜；胶带粘贴上、下睑使其闭合，严重的暴露性角膜炎，可白天将外 1/3 眼睑用胶带粘贴，保留视轴区，不影响患者生活；必要时行泪点栓塞。

（3）补充泪液：白天滴用不含防腐剂的人工泪液，每 2 ～ 6 小时 1 次，润滑眼膏每 6 小时 1 次；睡前结膜囊内放置抗生素眼膏，封闭暴露部位。

（4）当最大量的保守治疗都不能阻止角膜病变进展时，可以考虑手术，如睑裂缝合术、结膜瓣或羊膜移植术等。

（5）如果继发细菌或真菌感染，参照相关章节处理。

【主要护理问题】

（1）眼部不适：刺激感、烧灼感、干涩、异物感等，与角膜缺乏泪液润滑有关。

（2）形象维持，与各种引起眼睑不能正常闭合的原发病有关，如眼眶肿瘤、甲状腺相关眼病、类天疱疮或 Steven-Johnson 所致的眼睑皮肤瘢痕，外伤性眼睑皮肤瘢痕，各种原因所致的眼睑外翻、面神经麻痹、提上睑肌或上直肌挛缩等。

（3）潜在并发症：角膜溃疡、穿孔、继发感染。

（4）知识缺乏：缺乏暴露性角膜炎的预防和自我保健知识。

【护理目标】

（1）减轻或消除眼部不适。

（2）改善患者的容貌，增加患者的自信。

（3）无并发症发生或使已有并发症得到有效治疗和护理。

（4）获得暴露性角膜炎的预防、治疗和自我保健知识。

【护理措施】

1. 一般护理

（1）保持病室清洁、通风，空气加湿，提供安静、舒适的休息环境，避免刺激因素。

（2）向患者及其家属讲解疾病的相关知识，尤其是高危人群。

1）注意眼部卫生：坚持清洁睑缘，淋浴取代盆浴，忌用手揉眼，每天早晚坚持清洁睑缘（具体方法见后）。

2）注意健康饮食：多食富含维生素、蛋白质的食品，摄取富含 Omega-3 脂肪酸的食物，尽量减少 Omega-6 脂肪酸的摄入，忌烟酒、咖啡因等。

3）教会患者正确眨眼：有意识地提高眨眼频率，每次眨眼应充分，尽可能使眼睑完全闭合。

4）避免长时间连续注视视频终端，连续操作 1 小时，休息 5 ～ 10 分钟；升高座椅，保持良好的工作姿势，荧光屏应略低于眼水平位置 10 ～ 20cm，呈 15° ～ 20° 的下视角，使眼球暴露于空气中的面积减小到最低。

5）多户外活动，减少在空调房间停留的时间。

（3）因为暴露性角膜炎的发生与原发疾病有关，注意密切观察患者的病情变化，必要时请相关科室会诊。

2. 用药护理

（1）教会患者及其家属正确地使用眼药，及时补充泪液，保持眼表湿润。

（2）白天户外活动应戴防风眼镜，夜间应佩戴游泳眼镜，以减少泪液蒸发，保持结膜湿润。

（3）教会患者及其家属正确地使用胶带闭合眼睑。

（4）叮嘱家属观察患者的眼睑闭合状况是否加重或改善。

（5）因暴露性角膜炎可能继发角膜感染，甚至眼内炎，因此告知患者及其家属，如果出现眼红、眼痛明显加重，视力急剧下降，可能出现并发症，应及时就诊。

3. 特殊护理

（1）睑缘清洁：暴露性角膜炎患者因眼表泪膜异常而丧失了自洁能力，容易发生睑缘炎或睑板腺炎，一旦发生可能感染角膜病灶，导致感染性角膜炎，因此保持睑缘的清洁尤为重要。睑缘清洁的步骤如下。

1）淋浴取代盆浴，防止病原微生物在眼睑停留。

2）眼睑热敷 5 ～ 10 分钟，以松解睑缘黏附的碎屑或溶解睑板腺内堵塞的脂质。

3）按摩：利用无菌湿棉签进行按摩，按摩方向顺睑板腺走行方向，如上睑从上至下，下睑从下至上。

4）清洁：按摩完毕后，用棉签蘸取无泪配方婴儿香波，擦拭睑缘，再用清水冲洗。切忌香波入眼，可能引起刺激症状见图 4-6。

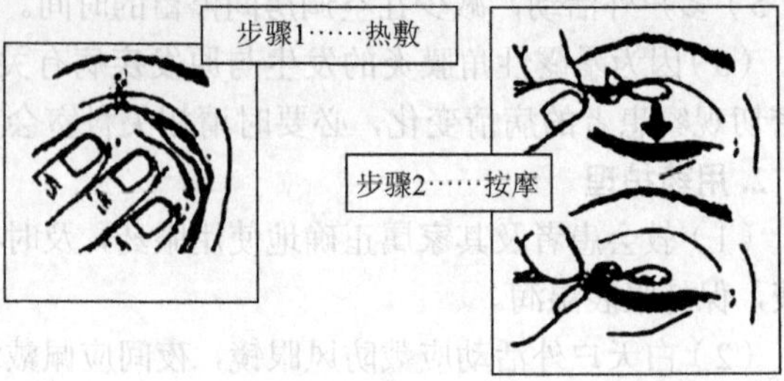

图 4-6　睑缘清洁步骤

（2）全身麻醉患者的护理：全身麻醉过程中所使用的镇静剂和肌松剂使眼轮匝肌正常收缩的功能消失，同时，瞬目反射亦消失，患者处于眼睑闭合不全状态。若手术时间长，角膜持续暴露，可引起暴露性角膜炎。此外，手术照明的强烈光线和热量、无菌敷料上脱落的棉屑刺激、面罩给氧时面部气流加速运动及氧气面罩的不适当放置均可加剧泪液蒸发；而全身麻醉过程中泪腺的基础分泌和反射性分泌均明显下降，可使暴露性角膜炎进一步恶化，因此需要在术前、术中和术后采取相应的措施。

1）术前向患者及其家属充分解释预防暴露性角膜炎的必要性、措施和注意事项，获得理解和合作。

2）可以在麻醉后用医用胶布将双眼睑闭合后贴上，也可用红霉素软膏涂抹眼睑后使其充分闭合，或用眼罩遮盖双眼。如果胶布或眼罩影响手术区域的消毒和暴露，可用红霉素眼膏涂抹眼睑周围后使其充分闭合。

3）麻醉苏醒后询问患者是否具有眼部不适，以初步判断是否发生暴露性角膜炎，如怀疑诊断，应及时告知主治医师。

4）一旦发生暴露性角膜炎，及时处理。

【特别关注】

（1）暴露因素的去除。

（2）暴露性角膜炎的预防。

（殷鸿波）

第二节　圆锥角膜患者的护理

【概述】

圆锥角膜（keratoconus，KC）是一种以角膜扩张为特征，致角膜中央部向前突出、变薄呈圆锥形并产生高度不规则散光的角膜变性性病变。晚期可能会出现急性角膜水肿，形成瘢痕，视力显著减退。本病多发于青少年，常双眼先后发病。

【病因】

确切病因不清，可能为多因素所致，如遗传因素、内分泌因素、慢性角膜上皮损伤等。圆锥角膜基质中目前某些胶原纤维和金属蛋白酶含量的变化，可能是发病的原因之一。

【诊断要点】

1. 临床表现　青春期前后，双眼先后发病，视力进行性下降。典型特征为角膜中央或旁中央锥形扩张。圆锥突起可导致严重的不规则散光和高度近视，视力严重下降。

2. 辅助检查

（1）明显的圆锥角膜通过裂隙灯检查易于确诊。

（2）角膜地形图在诊断早期圆锥角膜方面具有重要

的参考价值。

【治疗】

（1）早期可佩戴框架眼镜或角膜接触镜。
（2）深板层或穿透角膜移植术。

【主要护理问题】

（1）感知改变：与角膜发生病变造成散光有关。
（2）焦虑、恐惧：与双眼发病及担心预后、复发有关。
（3）缺乏疾病相关知识。

【护理目标】

（1）减轻患者因散光所致的感知改变。
（2）缓解患者焦虑、恐惧的心态，保持情绪稳定。
（3）使患者对疾病及相关知识有所了解。

【护理措施】

（1）指导患者正确地佩戴框架眼镜和角膜接触镜，尤其是佩戴接触镜时要注意用眼卫生及眼镜的护理，防止感染。

（2）嘱咐患者自我监测视力或病情进展，必要时行角膜移植术。

（3）因视力较差，外出应有人陪伴，避免意外事件的发生。

【前沿进展】

（1）Intacs 角膜环：矫正不规则散光。Intacs 角膜环可以用于传统的角膜接触镜和普通眼镜所不能矫正的圆锥角膜引起的近视和散光。通过在角膜旁中央区植入高分子 PMMA 材料制成的 150° 双弧形结构，有效地降低中央角膜曲率，从而改善视力。

（2）角膜胶原交联：紫外线维生素 B_2 诱导交联的方法，可以增加角膜基质的机械强度，可以延缓或者阻止圆锥角膜的病理进程。

【知识拓展】

圆锥角膜患者能做近视眼激光手术吗？

准分子激光是通过激光切削角膜，使角膜变薄来降低屈光度达到矫正近视的目的。而圆锥角膜的患者本身角膜就比较薄，所以不能行近视眼激光手术，可通过佩戴角膜接触镜矫正视力。

第三节　角膜接触镜及其相关并发症的护理

【概述】

角膜接触镜（contactlens，CL）直接贴附在角膜表面的泪液膜上，达到视力矫正的目的。与框架眼镜相比，角膜接触镜有更大的视野，在所有注视方向均能保持光学矫正性能，消除眼镜的棱镜片作用，消除斜向散光，减少双眼视网膜像差，保持更好的双眼视力，使用安全、方便、美观。

【分类】

1. 硬性接触镜

（1）标准硬性接触镜：由 PMMA 制成，透氧性差，依赖于瞬目时泪液将氧气带到角膜。通常为日戴型。矫正视力效果良好，特别是存在明显散光者。但是佩戴舒适性差，组织缺氧易致角膜水肿。

（2）透氧硬性接触镜：由复合材料制成，有高度透氧性，改善了角膜代谢状态，因而佩戴舒适度高，是治疗圆锥角膜的首选措施，分为日戴和全天戴两型。

2. 软性接触镜

（1）美容软性接触镜：由 HEMA 制成，镜体富弹性，更适合角膜弯曲界面，使用舒适性好。镜片中加入柱镜后可矫正规则散光，对不规则散光治疗效果差，不同类型的水凝胶接触镜透氧性和含水量不同。

（2）治疗性软性接触镜：治疗外眼疾病的有效手段之一，可为角膜提供保护屏障，防止暴露、倒睫带来的角膜损害，高含水镜片可治疗上皮反复剥脱，低含水镜片可治疗角膜穿孔或创口渗漏。

【并发症】

（1）中毒性结膜炎：接触镜的护理液中所含的化学物质，可引起结膜充血、角膜上皮脱落或糜烂。

（2）过敏反应：镜片清洁液、保存液中的汞剂引起迟发型变态反应，表现为结膜充血、点状角膜上皮病变。

（3）巨乳头性结膜炎：表现为上睑结膜面巨大乳头增生。主要是机体对镜片及其附着物的迟发型过敏反应所致。

（4）角膜上皮水肿：表现为角膜中央上皮水肿，出现灰白色浑浊，可出现视物模糊。主要是戴镜时间长，导致角膜上皮缺氧。

（5）角膜基质浸润：可为无菌性，呈灰白色浑浊，常见于周边角膜。与缺氧、化学物质刺激、细菌代谢产物的免疫反应有关。

（6）角膜新生血管：角膜周边部出现新生血管，位于浅层，由于缺氧引起血管生长因子释放，导致新生血管形成。

（7）感染性角膜炎：是接触镜最严重的并发症，最常见的为细菌性角膜溃疡。戴镜时间长、夜间戴用、压迫过紧、损伤或护理液污染是导致感染性角膜炎的危险因素。

（8）软镜固着症：视力进行性下降，镜片摘下困难，摘下后常伴有畏光、流泪、异物感，瞬目和上推试验镜片均不动。是由于长期佩戴高含水软镜，泪液低渗，镜下泪液移入角膜所致。

【诊断要点】

有不当佩戴角膜接触镜史，佩戴后或者取出后出现眼痛、异物感或视力下降，应考虑相关并发症。

【治疗】

（1）患者出现不适时，应暂时停止佩戴接触镜。

（2）感染性角膜炎应按化脓性角膜炎的治疗原则进行急诊处理。

【护理措施】

为了避免并发症的发生，接触镜佩戴者应注意下列事项。

（1）严格遵守清洁、消毒、冲洗、储存、湿润等护理程序，每周使用蛋白清洁酶清洗镜片。

（2）取戴和储存镜片应注意无菌操作，取戴镜片前都应洗净双手、不留长指甲；护理液在有效期内使用，注意不要污染盛装护理液的瓶口；镜片盒应定期消毒，不用时应干燥保存。

（3）镜片应在有效期内更换，不戴过期的镜片。

（4）日戴型软性镜片不能佩戴过夜，睡觉前摘下镜片。

【特别关注】

（1）掌握佩戴角膜接触镜的标准和指征。

（2）掌握角膜接触镜的护理知识。

【前沿进展】

（1）开发生物相容性更好的接触镜材料，生物相容性是保证佩戴安全性和有效性的关键。

（2）开发具有特殊功能的角膜接触镜材料，如研究具有药物缓释功能的、可重复利用的角膜接触镜用透明生物材料。

（3）新型透气式硬性角膜接触镜（RGP）（OK 镜）在青少年近视的防控中具有一定的作用。

【知识拓展】

会呼吸的角膜接触镜

硬性透氧性角膜接触镜（RGP），由质地较硬的疏水材料制成，透氧性高，称为会呼吸的角膜接触镜。其特点是透氧性强、抗蛋白沉淀、护理方便、光学成像质量佳。由于硬镜和软镜之间有一层“泪液镜”，矫正散光效果好。但验配较复杂，佩戴者需要一定的适应期。

第四节　角膜移植患者的护理

【概述】

角膜移植是器官和组织移植的重要组成部分，为因角膜病而致盲的患者带来了复明的希望和福音。角膜移植术是治疗角膜病的有效手段，它是利用同种异体的正常透明角膜组织，取代浑浊病变的角膜组织，使患眼复明或控制角膜病变，以达到增加视力或治疗某些角膜疾患的眼显微外科手术，同时也可以达到美容的效果。

【适应证】

（1）圆锥角膜是穿透性角膜移植最佳且成功率最高的适应证。

（2）各种原因所致的角膜瘢痕、溃疡、穿孔。常见原因为细菌、真菌、病毒或棘阿米巴感染所致的角膜炎、角膜外伤、热灼伤、爆炸伤及沙眼等所致的角膜瘢痕。

（3）各种角膜病变（主要指各种角膜基质营养不良）。

（4）各种原因所致的角膜内皮功能衰竭。

【禁忌证】

（1）青光眼：如果术前检查确诊患者有青光眼存在，必须经药物、激光或抗青光眼手术有效地控制眼压后，方可进行穿透性角膜移植术。

（2）干眼：角结膜的实质性干燥会使穿透性角膜移植术后植片上皮愈合困难，进而导致植片浑浊。因此，对干眼患者，必须重建眼表和泪液分泌≥ 10mm/5min 后才能进行手术。

（3）眼内活动性炎症：如葡萄膜炎、化脓性眼内炎等不宜手术。如果因角膜穿通伤形成化脓性眼内炎，角膜透明度不够，可以行穿透性移植术联合玻璃体切割术。

（4）麻痹性角膜炎：该病因角膜营养障碍致角膜浑浊，在原发病治愈之前不宜手术。

（5）视网膜和视路功能障碍：弱视、严重的视网膜病变、视神经萎缩或视路的其他损害，术后难以达到增视效果的患者不宜手术。如果是因美容的要求可以考虑行美容性角膜移植术。

（6）附属器化脓性炎症：如慢性泪囊溃疡性睑缘炎等，要待化脓性感染治愈后再行穿透性角膜移植术。

（7）患者全身情况不能耐受眼科手术：患有严重高血压、心脏病或糖尿病的患者，应在得到内科有效治疗后，再考虑行穿透性角膜移植术。

（8）获得性免疫缺陷病（AIDS）：不能行穿透性角膜移植术。

【手术方式】

1. 穿透角膜移植术　以全层透明角膜代替全层混浊角膜的方法。

2. 板层角膜移植术　一种部分厚度的角膜移植，手术时切除角膜前面的病变组织，留下底层组织作为移植床。因此，凡角膜病变未侵犯角膜基质深层或后弹力层，而内皮生理功能健康或可复原者，均可行板层角膜移植术。

3. 人工角膜移植术　用透明的医用高分子材料制成的特殊光学装置，通过手术将它植入角膜组织中，以取代部分角膜瘢痕组织，而重新恢复视力的一种手术方法。由于角膜组织对人工合成材料的排斥反应等问题尚未最后解决，远期效果不佳，常造成移植处的房水渗漏及移植片的脱落，故目前尚不可能广泛应用。

4. 治疗性角膜移植　指用于治疗各种角膜炎症、穿孔、变形或肿瘤等，以挽救眼球不至于毁坏、保存眼球视功能为主要目的而实行的角膜移植手术。

【主要护理问题】

（1）潜在并发症：感染、眼内炎、高眼压、前房积血/炎症、排斥反应等。

（2）焦虑：与担心预后有关。

（3）知识缺乏：缺乏角膜移植手术的相关护理知识。

【护理目标】

（1）无并发症发生或并发症发生后能得到及时治疗、护理。

（2）焦虑情绪减轻或消失。

（3）患者能复述手术的目的和预后，以及排斥反应的发生时间及症状。

【术前护理措施】

1. 眼部给药

（1）局部按医嘱滴用抗生素眼液，可选用氧氟沙星滴眼液、妥布霉素滴眼液，每2小时1次，至少连续用药8次以上，以保持结膜囊相对无菌状态，防止术后感染。

（2）如系穿通性角膜移植术，手术前术眼滴1%毛果芸香碱眼液（真瑞眼液），缩小瞳孔，避免切除病变角膜或缝合角膜植片时伤及晶状体。

2. 全身用药

（1）如患者情绪紧张，可术前肌内注射苯巴比妥（鲁米那）以保持患者情绪稳定，密切配合手术。

（2）术前按医嘱口服醋甲唑胺（尼日克司）0.25g、碳酸氢钠0.3g、氯化钾缓释片0.5g，减少房水的生产，降低眼压，避免术中发生并发症。

（3）术前半小时按医嘱静脉快速滴注20%甘露醇7ml/kg使玻璃体脱水，降低眼压，滴速为90滴/分以上。只有在快速滴注的情况下才能在血液中形成高渗环境，起到脱水、降压的目的。

（4）按医嘱行抗生素药物敏感试验，术前30分钟至2小时输注抗生素预防手术感染。

3. 心理护理 向患者讲述手术前的注意事项，讲解术前用药的目的、术中配合要点、术中放松技巧，减缓其紧张情绪，提高其睡眠质量。介绍麻醉方式及手术医生，术前晚保证充足睡眠。

4. 饮食护理 进食清淡、易消化的食物，如系角膜溃疡，鼓励患者多食富含维生素A的食物，以促进溃疡面的愈合；合并有高血压的患者应进食低盐、低脂食物；糖尿病患者禁食使血糖升高的食物，以保证血压、血糖稳定。

【术后护理措施】

（1）角膜移植术后患者的护理常规见表4-9。

表4-9 角膜移植术后患者的护理常规

常规护理内容	
伤口观察及护理	注意观察伤口有无渗血、渗液，眼垫有无松脱。绷带包扎不宜过紧，不要压迫耳郭、鼻孔和遮盖健眼，以免导致患者不适。眼部包扎期间嘱咐患者不要随意揭开绷带，以免感染
	保持敷料的清洁与干燥，如有污染及时更换
眼部护理	术眼双眼包扎并限制眼球运动，2～3日后改单眼包扎，术后24小时后换药，以后隔日换药，换药动作要轻，避免擦伤角膜植片
	注意观察眼分泌物的颜色、性质，如果分泌物使睫毛与眼睑皮肤粘在一起，先用生理盐水或抗生素眼液湿润后再轻轻揭下，轻轻擦除眼睑分泌物，切忌压迫眼球强行分开上、下睑，以免切口裂开
	每日裂隙灯检查，非接触性眼压计测眼压，观察角膜植片透明度、创缘对合情况、前房深浅、瞳孔及虹膜反应
	注意观察有无角膜排斥反应的发生

续表

常规护理内容	
基础护理	主动加强巡视，及时满足患者需求。保持床单元卫生及患者的个人卫生，创造良好的休养环境
其他护理	眼液现开现用，避免污染。感染性眼病应注意隔离，防止交叉感染
	将眼液按滴药顺序摆放，避免滴眼液时漏滴或错滴

（2）角膜移植术后患者的体位与活动见表 4-10。

表 4-10　患者的体位与活动

术后嘱患者取平卧位或半坐位，卧床休息，减少头部活动，勿用力挤眼及揉眼，避免弯腰、低头动作，头相对固定。特别要避免咳嗽、打喷嚏，必要时给予镇咳剂，以防眼压增高或角膜缝线裂开，影响伤口愈合

（3）角膜移植术后患者的出院宣教见表 4-11。

表 4-11　角膜移植术后患者的出院宣教

宣教内容	
饮食	术后初期进食易消化、纤维素多的食物，多吃蔬菜、水果。保持排便通畅，防止排便用力，造成伤口出血或植片脱离。恢复期进食高蛋白、高维生素饮食，以增加机体免疫力，促进角膜上皮生长，有利于伤口愈合。忌烟酒及辛辣刺激性食物，因辛辣食物可致血管扩张，眼部充血，从而提高机体的应激性，加重术后炎症反应的程度，诱发排斥反应
活动	避免剧烈活动，不能用力揉眼，防止角膜植片移位或缝线断裂
用药	为防止感染、防止排斥反应及减轻炎症反应，术后需继续滴抗生素眼液、皮质类固醇眼液、环孢素眼液 3 ～ 6 个月，教会患者正确的滴眼方法，滴眼液前必须洗手，勿压迫眼球，避免引起交叉感染，药液如有污染、变色及时更换，须严格按医嘱用药。环孢素眼液应放置在 2 ～ 8℃冰箱内保存
复查	嘱患者定期复查视力、角膜情况等，每周 1 次，3 个月后每月复诊 1 次，至少完成 6 个月的随访。如出现视力下降或畏光、流泪、充血、疼痛，应及时到医院就诊

【并发症的处理及护理】

角膜移植并发症的处理及护理见表 4-12。

表 4-12　角膜移植并发症的处理及护理

常见并发症	临床表现	处理
角膜排斥反应	角膜植片水肿、混浊 角膜有新生血管长入 术眼红、痛、视力下降	糖皮质激素：滴眼、静脉滴注。糖皮质类固醇为目前最常用的抗排斥反应药物，术后常规连续静脉滴注地塞米松溶液。要坚持足量、规则用药和缓慢停药原则，注意有无眼压升高等药物副作用。如果皮质类固醇治疗无效，根据医嘱使用环孢素 环孢素：可口服和局部滴药，以局部滴药为主。环孢素为油性溶液，宜在其他眼液后滴用
植片溃疡	术后 2 周左右发生 植片中央和边缘出现浅溃疡	对因治疗 更换植片
原发病复发	出现原发病的相关表现 真菌性角膜炎的复发表现为菌丝排列杂乱无章	注意监测病情变化 对因治疗 必要时行二次角膜移植术
继发性青光眼	眼压升高 角膜水肿 眼红、痛、视力下降	去除原因，积极治疗原发病 降眼压处理：局部滴降压眼液，口服醋甲唑胺和静脉滴注甘露醇等

【特别关注】

（1）术后并发症的观察及处理，尤其是角膜排斥反应的观察及护理。

（2）强化患者对用药的依从性，严格按医嘱用药。

【前沿进展】

应用细胞培养技术进行体外培养角膜干细胞并用于移植已成为全世界新的研究热点。

1997年，意大利科学家Pellegrini等报道，取患者自体健眼角膜缘干细胞进行培养，将形成的分化细胞层移植到患眼角膜表面，治疗两例角膜缘干细胞缺失患者，获得了成功，实现了眼表面的重建。由此引发了更多的角膜干细胞培养与移植方面的研究。

这种通过获取很小的角膜缘组织块进行体外培养后再移植的方法，既解决了异体间移植引起排斥反应的问题，同时又解决了自体干细胞来源受限的问题，这是目前角膜缘移植较为理想和大有前途的一种方法。

患者通过干细胞移植可获得稳定的眼表，使角膜新生血管消退，刺激症状消失，恢复部分受损视力，干细胞治疗角膜病的进一步研究和应用将解决目前角膜移植材料来源匮乏的难题。

异种角膜材料的临床运用。目前有多个异种角膜（猪角膜）进行了GCP临床试验，从前期的观察中可以欣喜地发现这些异种角膜可以在一定程度上取代人角膜来进行板层角膜移植，从而缓解目前国内同种角膜来源匮乏的状态。

（张小兰）

第五章　晶状体病患者的护理

第一节　白内障患者的护理

一、年龄相关性白内障患者的护理

【概述】

晶状体为双凸面体，前后凸面交汇处即为赤道部，借助晶状体悬韧带使其悬挂于虹膜和玻璃体之间。晶状体是重要的屈光介质，其生理作用是在保持高度透明性的基础上实现的。

晶状体透明度降低或颜色改变即为白内障。年龄相关性白内障（age-related cataract）是最为常见的类型，多见于 50 岁以上的人群，随年龄增加其发病率升高。

【病因】

晶状体处于眼内液体环境中，任何影响眼内环境的因素都可以直接或间接破坏晶状体的组织结构、干扰晶状体的正常代谢而使晶状体混浊。

（1）晶状体老化后的退行性变。

（2）日光照射、营养不良、糖尿病、吸烟、饮酒、皮质类固醇的应用、性别、青光眼是危险因素。

【临床表现】

主要表现为视力逐渐下降。根据晶状体开始出现混浊的部位，年龄相关性白内障分为三种类型：皮质性白内障、核性白内障、后囊下性白内障。其中，皮质性白内障是最常见的类型。典型的皮质性白内障按其病变发展分为 4 期。

1. 初发期　裂隙灯下晶状体皮质中可见到空泡和水隙，从周边向中央扩大。早期较周边的混浊并不影响视力，进展缓慢。

2. 膨胀期或未成熟期　晶状体混浊加重，皮质吸收水分而膨胀，晶状体体积增大，前房变浅，有闭角型青光眼体质的患者此时可诱发青光眼急性发作。虹膜投影为此期的特点。患者视力下降明显。

3. 成熟期　晶状体内水分溢出，肿胀消退，体积变小，前房深度恢复正常。晶状体完全混浊，视力可降至眼前手动或数指，眼底不能窥见。

4. 过熟期　如成熟期白内障未及时手术，则白内障进一步发展进入过熟期。此期可发生过敏性葡萄膜炎、晶状体溶解性青光眼、继发性青光眼。一旦发生葡萄膜炎和青光眼均需手术治疗。

【诊断要点】

1. 临床表现

（1）视力呈无痛性、渐进性下降，严重者只剩光感。

（2）核性白内障可出现晶状体性近视。

（3）后囊下性白内障混浊位于视轴上，早期出现明显的视力障碍。

2. 辅助检查

（1）裂隙灯显微镜检查晶状体混浊，眼底窥不进。

（2）眼部 A/B 超、OCT 或视觉电生理检查排除其他眼部疾患。

（3）角膜曲率及眼轴长度检查，或光学生物测量仪 IOLMaster 计算植入的人工晶状体（IOL）度数。

【治疗】

1. 手术治疗 是年龄相关性白内障最有效、最主要的治疗方法。

（1）手术时机：视力低于 0.3 者即可手术。现在由于手术技术及设备的进步，一般认为当视功能不再满足患者的需要，而且白内障手术有理由提供改善视力的可能时即可手术。卫生部公布的白内障临床路径的手术标准是视力在 0.5 以下即可手术。

（2）手术方式：①白内障超声乳化吸除联合人工晶状体植入术；②白内障囊外摘除联合人工晶状体植入术。

2. 药物治疗 疗效不确切。可用辅助营养类药物、抗氧化损伤药物、中医中药等。

【主要护理问题】

（1）焦虑、恐惧：与对手术的恐惧、担心预后有关。

（2）感知紊乱：与视力下降有关。

（3）有外伤的危险：与年龄大、视力下降有关。

（4）潜在并发症：出血、感染、人工晶状体移位、伤口裂开等。

（5）知识缺乏：缺乏白内障的保健知识。

【护理目标】

（1）患者焦虑、恐惧程度减轻。

（2）视力提高。

（3）能配合采取防止意外发生的措施。

（4）术后未发生相关并发症，或并发症发生后能得到及时治疗与处理。

（5）患者了解白内障的相关知识，掌握滴眼液的使用方法。

【术前护理措施】

1. 心理护理

（1）解释白内障手术的必要性、手术方式、注意事项。

（2）鼓励患者表达自身的感受和想法，采取有针对性的心理干预措施。

2. 生活护理

（1）主动巡视病房，为患者提供不能自理部分的帮助。

（2）将常用物品放在患者易于取放的位置，尽量定位放置。

3. 安全管理

（1）结合患者的年龄、视力、肢体活动度、有无全身病等因素，评估患者的自理能力和安全状况。

（2）进行安全指导，防跌倒和坠床。

（3）告知患者呼叫器的使用方法，以便于有困难时寻求帮助。

（4）睡觉时床档保护，夜间休息时打开夜灯。

（5）下床前先坐在床上休息 5 ～ 10 分钟，入厕久蹲后拉好扶手。

（6）规范病室环境，活动空间不留障碍物。

4. 眼部准备

（1）协助患者完成眼部检查：包括视力、眼压、角膜内皮细胞计数、A/B 超、角膜曲率、IOLMaster 等。排除眼部炎症，如患有结膜炎、慢性泪囊炎必须在炎症彻底治愈后方能手术。

（2）术前滴用抗生素眼液：可用氧氟沙星、左氧氟沙星、妥布霉素，每日 4 次，术前至少 8 次。

（3）术前半小时用短效散瞳药散瞳。

（4）特殊患者按医嘱术前半小时静脉快速滴注 20% 甘露醇注射液。

5. 术前常规准备

（1）协助完善相关术前检查：心电图、出凝血试验、生化全项、血常规、尿常规等。

（2）训练患者固视，每日 1 ～ 2 次，每次 10 ～ 15 分钟。

（3）因术中无菌铺巾可导致部分患者出现憋气感，术前嘱咐患者用毛巾遮住口鼻提前感受手术过程，每次 10 ～ 15 分钟。

（4）术晨更换清洁患者服，排空大小便。

（5）嘱咐患者取下眼镜、手表、活动性义齿、金属饰物等。

（6）术晨建立静脉通道。

（7）与手术室工作人员进行交接。

【术后护理措施】

（1）白内障患者的术后护理常规见表 5-1。

表 5-1　白内障患者术后护理常规

常规护理内容	
伤口观察及护理	观察伤口有无渗血、渗液，若有，应及时通知医生并更换敷料
	保持敷料的清洁与干燥，如有污染及时更换
眼痛护理	评估患者的疼痛情况，了解疼痛的性质及程度，及时告知医生给予正确的处置
	疼痛较轻，逐渐缓解，多为手术刺激引起的眼痛，可安慰患者，给予解释，并加强观察
	眼痛伴同侧头痛，患者感恶心、呕吐，要考虑眼压升高，及时给予降眼压处理

续表

常规护理内容	
眼痛护理	眼痛如针扎样伴异物感、流泪，应检查角膜上皮有无损伤，可给予抗生素眼膏涂抹后包扎，24小时角膜上皮即可修复
	眼痛剧烈伴分泌物、眼睑肿胀、结膜充血明显、KP(＋)、AR（＋），应高度考虑眼内炎，按医嘱积极予以抗感染治疗
基础护理	提供安静、舒适的环境
	加强巡视，保持床单元卫生及患者的个人卫生
其他护理	饮食宜清淡、易消化，多食蔬菜、水果，以及富含蛋白质和维生素的食物；有糖尿病的患者进食糖尿病饮食；高血压患者进食低盐、低脂饮食

（2）白内障术后患者的体位与活动见表5-2。

表5-2　患者的体位与活动

白内障术后不需要卧床休息，只要求患者在术后4～6小时取半坐卧位休息，可使术中脱落的色素细胞沉积在下方，使患者获得更好的视觉质量。其他时间取侧卧或仰卧均可，也可床旁活动，但不能剧烈摇晃及摆动头部，不能按压、撞击术眼，防止人工晶状体移位、切口裂开

（3）年龄相关性白内障术后患者的出院宣教见表5-3。

表5-3　年龄相关性白内障术后患者的出院宣教

宣教内容	
饮食	无特殊要求，普食即可，如有糖尿病和高血压则进食糖尿病饮食和低盐、低脂饮食
活动	避免剧烈活动，适度即可，不要到人流拥挤的地方，避免术眼受伤
用药	按医嘱滴用激素眼液和抗生素眼液，滴药时间为一般2～4周，特殊情况遵医嘱

续表

宣教内容	
复查	术后第1周、半个月、1个月、3个月定期门诊随访，检查视力、伤口愈合情况、人工晶状体位置，如出现眼痛、视力下降应立即就医

【并发症的处理及护理】

白内障并发症的处理及护理见表5-4。

表5-4　白内障并发症的处理及护理

常见并发症	临床表现	处理
角膜水肿	视力减退、雾视、异物感	糖皮质激素滴眼
伤口裂开	视力下降 眼部不适、异物感	包扎、观察 必要时重新处理伤口
继发性青光眼	视力下降 眼痛、头痛、恶心呕吐 眼压升高	口服碳酸酐酶抑制剂 静脉滴注甘露醇溶液 局部滴用β受体阻断剂、α受体激动剂
术后眼内炎	眼痛加剧 视力减退 眼分泌物增多，眼红、畏光	分泌物送检 局部及全身使用敏感抗生素 行玻璃体切除手术

【特别关注】

（1）术前固视训练及适应性训练。

（2）术后并发症的预防及处理。

【前沿进展】

1. 人工晶状体的进展　白内障术后植入的人工晶状

体本身不具有变形的能力，因此理论上不具有调节功能，白内障患者术后在获得较好的远视力的基础上，看近时则需佩戴老花镜。随着白内障手术技术的提高和新型人工晶状体的面市，白内障患者通过植入人工晶状体而不需要依赖眼镜即可获得满意的全程视力已成为现实。目前解决白内障术后老视主要有两种方法：一是植入多焦点人工晶状体；一是植入可调节人工晶状体。多焦点人工晶状体在临床主要有两种近附加度数：+4D 和 +3D。+4D 多焦点人工晶状体较早应用于临床。大量临床研究表明，患者植入 +4D 多焦点人工晶状体后拥有良好的远、近视力，减少了对眼镜的依赖，但是其中距视力稍差。+3D 多焦点人工晶状体 2008 年进入临床，其设计理念是希望通过使近点远移来提高中距离视力。可调节人工晶状体有三种设计原理：位移调节、双光学面调节、变形调节。目前（FDA）唯一批准使用的是位移调节人工晶状体，它是通过睫状肌收缩或舒张使人工晶状体前后移动，调节光学部的前后焦点而获得一定程度的调节。

2. 白内障的手术进展 飞秒激光在 2013 年通过 FDA 认证用于白内障摘除手术，它可将白内障手术中大部分手动的、不稳定的操作置换为精确的激光操作，使术后屈光状态得到进一步提升；能帮助粉碎混浊的晶状体核，使吸除混浊晶状体的过程中少用甚至不用超声乳化，从而减少超声波对眼部组织的不良影响；能降低白内障的手术风险，提高手术后的视力与视觉质量。

【知识拓展】

金 针 拨 障

金针拨障术是我国古代医学家对白内障眼病施行的一项手术。金针拨障术最早见于唐代文献大师王焘的《外台秘要》（公元752年）一书中，到18世纪，已取得了相当成熟的经验。眼科学家黄庭镜集前人的成就并结合自己的临床经验，著成《目经大成》一书，书中将金针拨障术的操作方法归纳为八个步骤，称为金针拨障术“八法”，分别是审机、点睛、射复、探骊、扰海、卷帘、圆镜、完璧，所归纳的步骤是合乎科学原理的。白内障患者接受这项手术后，一般都能重见天日。我国医学界在1000多年前已能施行这项手术，这在世界眼科史上不能不说是先进的。

“案上漫铺龙树论，合中虚贮决明丸。人间方药应无益，争得金篦试刮看。”这是唐代著名诗人白居易所写的一首七律，其中提到了用金篦来刮除眼中的障翳。唐代的另一些诗人，在他们的诗句中也有提到金针拨障术的。如杜甫诗句“金篦空刮眼，镜象未离铨”。唐代文学家、哲学家刘禹锡《赠婆门僧人》诗：“看朱渐成碧，羞日不禁风。师有金蓖术，如何为发矇。”以上证明，金针拨障术在唐代已相当流传了。毛泽东主席在晚年时期白内障也严重影响其工作、生活，后由著名中医唐由之为其施行了金针拨障术。

二、先天性白内障患者的护理

【概述】

先天性白内障指出生前后即已存在，或出生后才逐渐形成的先天遗传或发育障碍的白内障，它是一种较常见的儿童眼病，是造成儿童失明和弱视的重要原因。其发生率在我国为0.05%，失明儿童中有22%～30%为白内障所致，已成为儿童失明的第2位原因。可为单纯性白内障或伴发眼部或额面部的发育异常。

【病因】

（1）遗传因素：先天性白内障中有 30% ～ 50% 具有遗传性，其中常染色体遗传最多见。

（2）环境因素：约占先天性白内障的 30%，其中母亲在妊娠期前 3 个月的病毒性感染是导致白内障发生的一个不可忽视的因素。

（3）散发病例，原因不明。

【临床表现】

（1）白瞳：婴幼儿白内障患者特别是单眼患者，常无症状，只有当瞳孔区出现白色反光时才被发现。但是白瞳并非先天性白内障所特有，应与其他疾病鉴别。

（2）眼球震颤：患双眼致密性白内障的患儿，大多伴有眼球震颤，提示视力极为低下。

（3）斜视：有报道约有一半的患儿伴有斜视。

（4）畏光。

（5）合并其他眼部异常。

【分型】

（1）膜性白内障：瞳孔正中央相应部位囊膜灰白色混浊，如混浊范围小不影响视力则无须治疗。

（2）极性白内障：晶状体前后极的混浊，分为前极性、后极性和前后极性，一般具有遗传性。前极性较多见，浑浊形态怪异，位于前囊膜下透明区；后极性较少见，但对视力的影响程度更严重。

（3）缝状白内障：呈现特殊的三叉外观，双眼发病，病变静止，一般对视力的影响不明显。

（4）胚胎核性白内障：一般在妊娠 6 个月形成，局限于胚胎核内，病变多静止，通常不影响视力。

（5）核性白内障：是最常见的先天性白内障类型之一，约占先天性白内障的1/4。混浊位于晶状体核心部，可严重影响视力，多为双眼发病。

（6）绕核性白内障：又称板层白内障，是先天性白内障中最常见的类型，占40%～50%。在透明的皮质和相对比较透明的核之间，成向心性排列的细点状混浊。混浊的部位、厚度和深度取决于致病因素发生的时间和持续作用时间的长短。

（7）全白内障：发病仅次于绕核性及核性白内障，约占20%，晶状体核呈致密白色混浊，严重影响视力。

（8）发育性白内障：先天性白内障与成人型白内障的过度类型，混浊程度和数量可随年龄加重，进展缓慢，一般不影响视力。

【诊断要点】

1. 临床表现

（1）白瞳。

（2）婴儿对外界反应低下。

（3）眼球震颤或斜视。

（4）裂隙灯或电筒照射可见瞳孔区白色混浊。

2. 辅助检查

（1）裂隙灯显微镜检查晶状体的混浊形态。

（2）眼部A/B超、OCT或视觉电生理检查排除其他眼部疾患。

【治疗】

1. 手术治疗

（1）手术时机：并非所有的先天性白内障都需要手术。全白内障或位于视轴中央、混浊明显的白内障，应在出生后及早手术，最迟不超过 6 个月；对局限性晶状体混浊，平时不影响玩耍者，酌情决定手术与否及手术时机。

（2）手术方式：白内障超声乳化摘除术、白内障囊外摘除术、膜性白内障切开术，2 岁以后可同时行人工晶状体植入术。

2. 其他治疗　白内障术后需要进行屈光矫正和视功能训练。

【主要护理问题】

（1）感知紊乱，与视力下降有关。

（2）有外伤的危险，与年幼和视力下降有关。

（3）家庭应对无效，与家长缺乏先天性白内障的相关知识有关。

（4）潜在并发症：弱视、斜视、继发性青光眼。

【护理目标】

（1）视力提高。

（2）消除患者周围的安全隐患，采取防止意外发生的措施。

（3）患儿家长掌握先天性白内障及视功能训练的相关知识。

（4）术后未发生相关并发症，或并发症发生后能得到及时治疗与处理。

【术前护理措施】

1. 心理护理

（1）向患儿家长解释白内障手术的必要性、方式、注意事项。

（2）针对患儿的具体病情向患儿家长解释说明，消除或减轻家长的忧虑。

2. 生活护理

（1）主动巡视病房。

（2）协助家长做好患儿的生活护理。

3. 安全管理

（1）结合患儿的年龄、活动能力、全身情况，评估患儿的安全状况。

（2）进行安全指导，防跌倒和坠床。

（3）保证患儿能接触的环境安全，避免接触锐气、腐蚀性物品等。

（4）睡觉时床档保护，夜间休息时打开夜灯。

（5）告知患儿家长呼叫器的使用方法，以便及时寻求帮助。

（6）加强巡视。

4. 眼部准备

（1）协助患儿完成眼部检查，年幼无法配合者酌情检查。排除眼部炎症，如患有结膜炎、泪囊炎必须在炎症彻底治愈后方能手术。

（2）术前滴用抗生素眼液，可用左氧氟沙星或妥布霉素（托百士）滴眼液，每日 4 次，术前至少 8 次。

（3）术前半小时用短效散瞳药散瞳。

5. 术前常规准备

（1）协助完善相关术前检查：心电图、胸部 X 线、出凝血试验、生化全项、血常规、尿常规等。

（2）协助麻醉医生完成术前访视，全身麻醉术前禁饮、禁食，具体时间根据患儿的饮食情况决定。

（3）手术前建立静脉通道，并适当补液。

（4）取下患儿身上的饰品等。

（5）与手术室工作人员进行交接。

【术后护理措施】

1. 术后护理常规

（1）患儿全身麻醉后禁饮、禁食 4 ～ 6 小时，之后渐进性进食：先予饮水，不呛咳、不呕吐后再进流质、软食等。

（2）患儿清醒前常有躁动，要守护患儿至清醒，防止撕抓伤口敷料，或发生坠床意外。

（3）全身麻醉术后去枕平卧 4 ～ 6 小时，肩部垫高，头偏向一侧，下颌仰起保持呼吸道通畅，如发现口唇青紫、躁动、呕吐等情况立即报告医生。

（4）维持正常体温，全身麻醉术后患儿可出现体温过低，应注意保暖，也可出现高热甚至惊厥，应充分吸氧或及时物理降温。

（5）观察伤口有无渗血、渗液，若有，及时通知医生并更换辅料；保持辅料清洁、干燥，如有污染及时更换。

（6）保持床单元卫生及患儿的个人卫生。

2. 体位与活动　患儿全身麻醉后去枕平卧 4 ～ 6 小时，进食无呛咳后对体位无特殊要求。避免剧烈运动及晃动头部。

3. 健康宣教　先天性白内障患者术后的出院宣教见表 5-5。

表 5-5　先天性白内障患者术后的出院宣教

	宣教内容
饮食	无特殊要求，适合患儿年龄的流食、软食及普食等
活动	避免剧烈活动及晃动头部，防止患儿抓碰及搓揉术眼

续表

宣教内容	
用药	按医嘱滴用激素眼液和抗生素眼液，滴药时间一般为2～4周，特殊情况遵医嘱
复查	术后第1周、半个月、1个月、3个月定期门诊随访，检查视力、伤口愈合情况、眼压、人工晶状体位置；如出现眼痛、眼红、视力下降应立即就医；早期配镜，并进行弱视训练

【并发症的处理及护理】

先天性白内障并发症的处理及护理见表5-6。

表5-6 先天性白内障并发症的处理及护理

常见并发症	临床表现	处理
形觉剥夺性弱视	最佳矫正视力异常、拥挤现象	配镜，弱视训练
角膜水肿	视力减退、异物感、畏光	糖皮质激素滴眼
伤口裂开	视力下降 眼部不适、异物感	包扎、观察 必要时重新处理伤口
继发性青光眼	视力下降 眼痛、头痛、恶心呕吐 角膜呈灰色，2岁以内患儿可出现角膜变大	服碳酸酐酶抑制剂 局部滴用β受体阻断剂、碳酸酐酶抑制剂
术后眼内炎	眼痛加剧 视力减退 眼分泌物增多、眼红、畏光	分泌物送检 局部及全身使用敏感抗生素 行玻璃体切除手术

【特别关注】

（1）全身麻醉术前、术后护理。

（2）视功能训练。

【前沿进展】

先天性白内障术后屈光不正的矫正方法

先天性白内障术后无晶状体眼或残留有屈光不正，若不进行适当矫正可引起或加重弱视。因此，应尽早给予视力矫正以使患儿获得清晰的视网膜图像，有效防止弱视的发生。常用的矫正方法有：佩戴框架眼镜或角膜接触镜及人工晶状体植入术。

框架眼镜：其优点是佩戴简便安全，费用低，适用于各个年龄段的患儿，且可根据患儿眼球的发育情况随时调整镜片屈光度。但是框架眼镜可引起周边视野缺损及影响患儿耳、鼻及颜面部的发育，高度远视镜片的厚中心亦很难与患儿视轴完全重合并随眼球运动而移动。而且，因其具有 25% ～ 35% 的放大作用，故不适用于单眼矫正的患儿。

角膜接触镜：目前，可供儿童选择的角膜接触镜主要有三种类型：硬性角膜接触镜、水凝胶长戴型或日戴型、硅凝胶角膜接触镜，克服了框架眼镜的各种缺点且也可随时调整其屈光度。但是由于婴幼儿角膜曲率较大，使接触镜不易与角膜紧密贴服，而且高度远视透镜的制作也较为困难。另外，反复摘戴不方便，使患儿的依从性下降。

人工晶状体：有效解决了接触镜摘戴不方便、耐受性差、易造成角膜损伤、向下方移位导致垂直复视等问题，放大率仅为 1% ～ 2%，适用于单、双眼白内障术后无晶状体眼的矫正，但是关于人工晶状体植入的时机目前还存在争论。有研究者对＜ 1 岁的患儿一期植入人工晶状体进行长达 8 年的随访发现，一期植入人工晶状体是安全的，但存在较高的再次手术率及较大的屈光度差异。目前普遍接受的手术时间是：1岁以内确诊的患儿，为保证视觉系统发育，应先行白内障摘除术，术后通过佩戴眼镜矫正视力，待2岁以后二期植入人工晶状体；2岁以上初诊患儿，可以行白内障摘除联合一期人工晶状体植入术；对于单眼患者，如果戴镜矫正困难，在条件允许的情况下，尽早进行人工晶状体植入。

三、外伤性白内障患者的护理

【概述】

眼球钝挫伤、穿通伤、辐射性损伤和电击伤等外伤引起的白内障称为外伤性白内障。

【临床表现】

（1）钝挫伤所致的白内障：早期瞳孔区后囊膜下混浊，缓慢发展，最后发展为全白内障。

（2）穿通伤所致的白内障：晶状体囊膜破裂较大，立即出现全白内障，晶状体纤维可溢入前房，导致继发性青光眼；晶状体囊膜破裂很小则仅出现局部混浊，病变可长期处于静止状态。

【诊断要点】

1. 临床表现

（1）外伤后突然或逐渐出现视力下降。

（2）瞳孔区成白色。

（3）裂隙灯检查晶状体混浊。

2. 辅助检查

（1）裂隙灯显微镜检查晶状体混浊。

（2）眼部A/B超、OCT或视觉电生理检查排除其他眼部疾患。

（3）角膜曲率及眼轴长度检查，或光学生物测量仪IOLMaster计算植入的人工晶状体度数。

【治疗】

1. 手术治疗　是最有效、最主要的治疗方法。

（1）手术时机：穿通伤所致的全白内障，同时伴有晶状体纤维溢入前房，应立即急诊手术；其他类型的白内障视力下降至影响生活则应考虑手术；局限、静止、不在视轴区的白内障可以观察。

（2）手术方式：白内障囊外摘除术、白内障超声乳化摘除术、白内障摘除联合前节玻璃体切割术，白内障囊内摘除术，并根据残留囊膜的情况及其他病情决定是否一期植入人工晶状体。

2. 药物治疗　疗效不确切。可用辅助营养类药物、抗氧化损伤药物、中医中药等。

【主要护理问题】

（1）焦虑、恐惧：对突发的外伤无法接受，与对手术恐惧、担心预后有关。

（2）感知紊乱：与视力下降有关。

（3）有外伤的危险：与视力下降有关。

（4）潜在并发症：出血、感染、人工晶状体移位、伤口裂开等。

（5）知识缺乏：缺乏外伤性白内障的相关知识。

【护理目标】

（1）患者焦虑、恐惧程度减轻。

（2）视力提高。

（3）能配合采取防止意外发生的措施。

（4）术后未发生相关并发症，或并发症发生后能得到及时治疗与处理。

（5）患者了解白内障的相关知识，掌握滴眼液的使用方法。

【术前护理措施】

1. 心理护理

（1）解释白内障手术的必要性、方式、注意事项。

（2）鼓励患者表达自身的感受和想法，采取有针对性的心理干预措施。

2. 生活护理

（1）主动巡视病房，为患者提供不能自理部分的帮助。

（2）将常用物品放在患者易于取放的位置，尽量定位放置。

3. 安全管理

（1）结合患者的年龄、视力、肢体活动度、有无全身病等因素，评估患者的自理能力和安全状况。

（2）进行安全指导，防跌倒和坠床。

（3）告知患者呼叫器的使用方法，以便有困难寻求帮助。

（4）睡觉时床档保护，夜间休息时打开夜灯。

（5）下床前先坐在床上休息 5 ～ 10 分钟，入厕久蹲后拉好扶手。

（6）规范病室环境，活动空间不留障碍物。

4. 眼部准备

（1）协助患者完成眼部检查：包括视力、眼压、角膜内皮细胞计数、A/B 超、角膜曲率、IOLMaster 等。排除眼部炎症，如患有结膜炎、慢性泪囊炎必须在炎症彻底治愈后方能手术。

（2）术前滴用抗生素眼液，可用氧氟沙星、左氧氟沙星、妥布霉素，每日 4 次，术前至少 8 次。

（3）术前半小时用短效散瞳药散瞳。

（4）特殊患者按医嘱术前半小时静脉快速滴注 20% 甘露醇注射液。

5. 术前常规准备

（1）协助完善相关术前检查：心电图、出凝血试验、生化全项、血常规、尿常规等。

（2）训练患者固视，每天 1 ～ 2 次，每次 10 ～ 15 分钟。

（3）因术中无菌铺巾可导致部分患者出现憋气感，术前嘱咐患者用毛巾遮住口鼻提前感受手术过程，每次 10 ～ 15 分钟。

（4）术晨更换清洁患者服，排空大小便。

（5）嘱咐患者取下眼镜、手表、活动性义齿、金属饰物等。

（6）建立静脉通道。

（7）与手术室工作人员进行交接。

【术后护理措施】

（1）外伤性白内障患者的术后护理常规见表 5-7。

表 5-7　外伤性白内障患者的术后护理常规

常规护理内容	
伤口观察及护理	观察伤口有无渗血、渗液，若有，应及时通知医生并更换敷料 保持敷料的清洁与干燥，如有污染及时更换

续表

常规护理内容	
眼痛护理	评估患者的疼痛情况，了解疼痛的性质及程度，及时告知医生并给予正确的处置 疼痛较轻，逐渐缓解，多为手术刺激引起的眼痛，可安慰患者，给予解释，并加强观察 眼痛伴同侧头痛，患者感恶心呕吐，要考虑眼压升高，及时给予降眼压处理 眼痛如针扎样伴异物感、流泪，应检查角膜上皮有无损伤，可给予抗生素眼膏涂抹后包扎，24 小时角膜上皮即可修复 眼痛剧烈伴分泌物、眼睑肿胀、结膜充血明显、KP(+)、AR（＋），应高度考虑眼内炎，按医嘱积极予以抗感染治疗
基础护理	提供安静、舒适的环境 加强巡视，保持床单元卫生及患者的个人卫生
其他护理	饮食宜清淡、易消化，多食蔬菜、水果，以及富含蛋白质及维生素的食物；有糖尿病的患者进食糖尿病饮食；高血压患者进食低盐、低脂饮食

（2）外伤性白内障术后患者的体位与活动见表 5-8。

表 5-8　外伤性白内障术后患者的体位与活动

白内障术后不需要卧床休息，只要求患者在术后 4 ～ 6 小时取半坐卧位休息，可使术中脱落的色素细胞沉积在下方，使患者获得更好的视觉质量。其他时间取侧卧或仰卧均可，也可床旁活动，但不能剧烈摇晃及摆动头部，不能按压、撞击术眼，防止人工晶状体移位、切口裂开

（3）外伤性白内障术后患者的出院宣教见表 5-9。

表 5-9 外伤性白内障术后患者的出院宣教

宣教内容	
饮食	无特殊要求，普食即可，如有糖尿病和高血压则进食糖尿病饮食和低盐、低脂饮食
活动	避免剧烈活动，适度即可，不要到人流拥挤的地方，避免术眼受伤
用药	按医嘱滴用激素眼液和抗生素眼液，滴药时间一般为 2 ～ 4 周，特殊情况遵医嘱
复查	术后第 1 周、半个月、1 个月、3 个月定期门诊随访，检查视力、伤口愈合情况、人工晶状体位置；如出现眼痛、视力下降应立即就医

【并发症的处理及护理】

外伤性白内障并发症的处理及护理见表 5-10。

表 5-10 外伤性白内障并发症的处理及护理

常见并发症	临床表现	处理
角膜水肿	视力减退、雾视、异物感	糖皮质激素滴眼
伤口裂开	视力下降 眼部不适、异物感	包扎、观察 必要时重新处理伤口
继发性青光眼	视力下降 眼痛、头痛、恶心呕吐 眼压升高	口服碳酸酐酶抑制剂 静脉滴注甘露醇溶液 局部滴用 β 受体阻断剂、α 受体激动剂、碳酸酐酶抑制剂
术后眼内炎	眼痛加剧 视力减退 眼分泌物增多、眼红、畏光	分泌物送检 局部及全身使用敏感抗生素 行玻璃体切除术

【特别关注】

（1）除白内障以外的其他损伤。

（2）患者的心理疏导、安慰。

四、糖尿病性白内障患者的护理

【概述】

糖尿病性白内障：糖尿病时血糖升高，进入晶状体内的葡萄糖增多，己糖激酶被饱和醛糖还原酶活化，将葡萄糖转化为山梨醇在晶状体内蓄积，细胞内渗透压升高，晶状体纤维吸收水肿胀而混浊。

【病因】

糖尿病引起的代谢异常。

【诊断要点】

1. 临床表现 糖尿病性白内障分为两种类型：真性糖尿病性白内障、合并老年性皮质性白内障。

（1）真性糖尿病性白内障：多见于1型青少年糖尿病患者。多为双眼发病，发展迅速，短期内即可发展为全白内障。常伴屈光改变，血糖升高时出现近视，血糖降低时出现远视。

（2）合并老年性皮质性白内障：较多见，表现与老年性皮质性白内障相似，只是发病更早，进展更快。

2. 辅助检查

（1）裂隙灯显微镜检查晶状体混浊。

（2）眼部A/B超、OCT或视觉电生理检查排除其他眼部疾患。

（3）角膜曲率及眼轴长度检查，或光学生物测量仪

IOLMaster 计算植入的人工晶状体度数。

（4）血糖、尿糖、糖化血红蛋白检测。

3. 病史　有糖尿病病史。

【治疗】

1. 手术治疗

（1）手术时机：血糖控制后方可手术，一般要求空腹血糖低于 8mmol/L，餐后 2 小时血糖低于 10mmol/L。

（2）手术方式：①白内障超声乳化吸除联合人工晶状体植入术；②白内障囊外摘除联合人工晶状体植入术。

2. 控制血糖　积极治疗糖尿病。

【主要护理问题】

（1）焦虑、恐惧：与对手术的恐惧、担心预后有关。

（2）感知紊乱：与视力下降有关。

（3）有外伤的危险：与视力下降有关。

（4）潜在并发症：出血、感染、人工晶状体移位、伤口裂开等。

（5）知识缺乏：缺乏白内障的保健知识，对糖尿病的危害不了解。

【护理目标】

（1）患者焦虑、恐惧程度减轻。

（2）视力提高。

（3）能配合采取防止意外发生的措施。

（4）术后未发生相关并发症，或并发症发生后能得到及时治疗与处理。

（5）患者了解白内障的相关知识，掌握滴眼液的使用方法，了解糖尿病的相关知识。

【术前护理措施】

1. 心理护理

（1）解释白内障手术的必要性、方式、注意事项。

（2）鼓励患者表达自身的感受和想法，采取有针对性的心理干预措施。

（3）消除患者的紧张情绪，避免由于心理因素造成的血糖波动。

2. 生活护理

（1）主动巡视病房，为患者提供不能自理部分的帮助。

（2）将常用物品放在患者易于取放的位置，尽量定位放置。

（3）糖尿病饮食，并按医嘱给予降糖治疗。

3. 安全管理

（1）结合患者的年龄、视力、肢体活动度、有无全身病等因素，评估患者的自理能力和安全状况。

（2）进行安全指导，防跌倒和坠床。

（3）告知患者呼叫器的使用方法，以便有困难时寻求帮助。

（4）睡觉时床档保护，夜间休息时打开夜灯。

（5）下床前先坐在床上休息 5 ～ 10 分钟，入厕久蹲后拉好扶手。

（6）规范病室环境，活动空间不留障碍物。

4. 眼部准备

（1）协助患者完成眼部检查：包括视力、眼压、角膜内皮细胞计数、A/B 超、角膜曲率、IOLMaster 等。排除眼部炎症，如患有结膜炎、慢性泪囊炎必须在炎症彻底治愈后方能手术。

（2）术前滴用抗生素眼液，可用氧氟沙星、左氧氟沙星、妥布霉素，每日 4 次，术前至少 8 次。

（3）术前半小时用短效散瞳药散瞳。

（4）特殊患者按医嘱术前半小时静脉快速滴注 20% 甘露醇注射液。

5. 术前常规准备

（1）协助完善相关术前检查：心电图、出凝血试验、生化全项、血常规、尿常规等。

（2）监测早晨空腹及三餐后 2 小时血糖。

（3）训练患者固视，每日 1 ～ 2 次，每次 10 ～ 15 分钟。

（4）因术中无菌铺巾可导致部分患者出现憋气感，术前嘱咐患者用毛巾遮住口鼻提前感受手术过程，每次 10 ～ 15 分钟。

（5）术晨更换清洁患者服，排空大小便。

（6）嘱咐患者取下眼镜、手表、活动性义齿、金属饰物等。

（7）术晨建立静脉通道。

（8）与手术室工作人员进行交接。

【术后护理措施】

（1）糖尿病性白内障患者的术后护理常规见表 5-11。

表 5-11　糖尿病性白内障患者的术后护理常规

常规护理内容	
伤口观察及护理	观察伤口有无渗血、渗液，若有，应及时通知医生并更换敷料
	保持敷料的清洁与干燥，如有污染及时更换

续表

常规护理内容	
眼痛护理	评估患者的疼痛情况，了解疼痛的性质及程度，及时告知医生并给予正确的处置 疼痛较轻，逐渐缓解，多为手术刺激引起的眼痛，可安慰患者，给予解释，并加强观察 眼痛伴同侧头痛，患者感恶心呕吐，要考虑眼压升高，及时给予降眼压处理 眼痛如针扎样伴异物感、流泪，应检查角膜上皮有无损伤，可给予抗生素眼膏涂抹后包扎，24 小时角膜上皮即可修复 眼痛剧烈伴分泌物、眼睑肿胀、结膜充血明显、KP(＋)、AR（＋），应高度考虑眼内炎，按医嘱积极予以抗感染治疗
基础护理	提供安静、舒适的环境 加强巡视，保持床单元卫生及患者的个人卫生
其他护理	糖尿病饮食，并多食含粗纤维的低糖食品，保持排便通畅

（2）糖尿病性白内障术后患者的体位与活动见表 5-12。

表 5-12　糖尿病性白内障术后患者的体位与活动

白内障术后不需要卧床休息，只要求患者在术后 4 ～ 6 小时取半坐卧位休息，可使术中脱落的色素细胞沉积在下方，使患者获得更好的视觉质量。其他时间取侧卧或仰卧均可，也可床旁活动，但不能剧烈摇晃及摆动头部，不能按压、撞击术眼，防止人工晶状体移位、切口裂开

（3）糖尿病性白内障术后患者的出院宣教见表 5-13。

表 5-13　糖尿病性白内障术后患者的出院宣教

宣教内容	
饮食	糖尿病饮食
活动	避免剧烈活动，适度即可，不要到人流拥挤的地方，避免术眼受伤
用药	按医嘱滴用激素眼液和抗生素眼液，滴药时间为一般 2～4 周，特殊情况遵医嘱
复查	术后第 1 周、半个月、1 个月、3 个月定期门诊随访，检查视力、伤口愈合情况、人工晶状体的位置；如出现眼痛、视力下降应立即就医
监测血糖	嘱患者按医嘱控制血糖，监测血糖，定期内分泌科就诊

【并发症的处理及护理】

糖尿病性白内障并发症的处理及护理见表 5-14。

表 5-14　糖尿病性白内障并发症的处理及护理

常见并发症	临床表现	处理
角膜水肿	视力减退、雾视、异物感	糖皮质激素滴眼
伤口裂开	视力下降	包扎、观察
	眼部不适、异物感	必要时重新处理伤口
继发性青光眼	视力下降	口服碳酸酐酶抑制剂
	眼痛、头痛、恶心呕吐	静脉滴注甘露醇溶液
	眼压升高	局部滴用 β 受体阻断剂、α 受体激动剂
术后眼内炎	眼痛加剧	分泌物送检
	视力减退	局部及全身使用敏感抗生素
	眼分泌物增多、眼红、畏光	行玻璃体切除术

【特别关注】

（1）糖尿病饮食指导。

（2）围手术期血糖控制。

【前沿进展】

糖尿病性白内障是一类重要的代谢型白内障，大量实验研究表明，有三种学说是该病可能的发病机制，即渗透压学说、蛋白质糖基化学说和氧化应力学说。长期以来，渗透压学说被广泛地支持和认可，但随着研究的深入，蛋白质糖基化学说开始占有越来越重要的地位。与此同时，抗糖尿病性白内障药物的研究和开发也越来越具有针对性，醛糖还原酶抑制剂、糖基化抑制物、抗氧化剂、中草药制剂等都显示着各自的预防及治疗价值。

五、后发性白内障患者的护理

【概述】

白内障囊外摘除术后，或外伤性白内障部分吸收后，残留的皮质和脱落在晶状体后囊上的上皮细胞增生，在瞳孔区形成半透明的膜称为后发性白内障。

由于白内障囊外摘除术和超声乳化术的日益推广，后发性白内障也较为常见。在成人，术后发生率为30% ～ 50%，在儿童则为100%。随着现代手术技术和人工晶状体材料的改进，后发性白内障的发生率将有所下降。

【病因】

白内障术后残留的晶状体上皮细胞增殖、迁移、纤维化生是形成后发性白内障的主要原因。

【病理】

大多数后发性白内障病例是由于白内障术后囊袋内残留或新生的上皮细胞增殖而引起的，尤其是新生的上皮细胞起了更大的作用。晶状体囊残留的晶状体上皮细胞在囊袋内表面增生及从前部晶状体囊切开口边缘向人工晶状体视区前表面扩展。参与后发性白内障病理变化的有：巨噬细胞介导的异物反应，众多巨噬细胞融合形成异物巨细胞；晶状体上皮细胞参与的创伤愈合反应；晶状体上皮细胞在赤道部转化为扁豆状纤维，形成Sommerring 环；后囊部晶状体上皮延伸，形成纤维原细胞样或者形成 Elschnig 珠样。

【诊断要点】

（1）有白内障手术史或晶状体外伤史。
（2）视力下降。
（3）裂隙灯显微镜检查见晶状体后囊混浊机化。

【治疗】

对于影响视力的后发性白内障，YAG 激光后囊膜切开术是最有效的提高视力的治疗方法。对于后发性白内障发病时间长，混浊的后囊膜明显增厚，激光不能切开者，需要通过手术来剪除混浊的后囊膜。

【主要护理问题】

（1）焦虑：与再次治疗的忧虑、担心预后有关。
（2）知识缺乏：缺乏后发性白内障的相关知识。

【护理目标】

（1）患者焦虑程度减轻，能配合治疗及护理。
（2）患者了解后发性白内障的相关知识。

【护理措施】

（1）激光治疗前半小时用短效散瞳药散瞳。

（2）向患者说明激光治疗过程，取得患者的配合，头部固定，治疗眼固视。

（3）对于 YAG 激光不能切开需通过手术剪除后囊膜的患者，应按照常规白内障患者的护理措施实施。

第二节　晶状体脱位患者的护理

【概述】

在正常情况下，晶状体由晶状体悬韧带悬挂于睫状体上，其轴与视轴几乎一致。由于先天性、外伤或病变等原因使晶状体悬韧带缺损或离断，可引起对晶状体的悬挂不平衡或丧失，导致晶状体离开正常的生理位置，称为晶状体异位或脱位。若出生后即有晶状体位置异常，称为晶状体异位；若出生后因先天性因素、外伤或病变造成晶状体位置异常，称为晶状体脱位。但事实上有时很难分清何时发生晶状体位置改变，因此晶状体脱位或异位并无严格的分界，常常通用。

【病因】

1. 先天性晶状体异位或脱位　多为双眼发病，有遗传倾向。

（1）单纯性晶状体脱位：有较明显的遗传倾向，为规则的或不规则的常染色体显性遗传，少数为常染色体稳性遗传，常为双眼对称性。可伴有裂隙状瞳孔畸形。由悬韧带发育不良所致，原因尚不明了，可能与中胚叶发育紊乱有关。

（2）伴有晶状体形态和眼部异常：常见的有小球形晶状体、晶状体缺损、无虹膜症等。

（3）全身综合征：常见的有马方综合征、同型脱氨酸尿症、马切山尼综合征、全身弹力纤维发育异常综合征。

2. 外伤性晶状体脱位　眼外伤尤其眼球钝挫伤是晶状体脱位的最常见原因。外伤性晶状体脱位常伴有继发性白内障形成。脱位的晶状体可脱入前房或玻璃体腔内；如伴有眼球破裂，晶状体可脱至球结膜下。

3. 自发性晶状体脱位　由眼内病变引起悬韧带机械性伸长，或由于炎症分解与变性所致。常见于牛眼、葡萄肿或眼球扩张，也可见于睫状体炎症粘连或玻璃体条索牵拉晶状体、眼内炎等。

【临床表现】

根据晶状体脱位的程度和形态，可分为晶状体不全脱位和晶状体全脱位。

1. 晶状体不全脱位　亦称半脱位，移位的晶状体仍在瞳孔区，散瞳后可见到部分晶状体的赤道部，这一区域的晶状体悬韧带已断裂，可伴局部前房加深、虹膜震颤和玻璃体疝。患者可出现高度近视、单眼复视、青光眼。

2. 晶状体全脱位　移位的晶状体完全离开了瞳孔区，晶状体可移位或产生如下病变。

（1）瞳孔嵌顿：晶状体一部分进入前房。

（2）晶状体脱入前房：多沉于前房下方。

（3）晶状体脱入玻璃体腔：浮在玻璃体上或沉入玻璃体内。

（4）晶状体通过角膜溃疡穿孔、巩膜破裂孔脱入结膜下或眼球筋膜下。

【诊断要点】

1. 临床表现

（1）自幼视力差或突然出现视力下降。

（2）裂隙灯检查发现晶状体半脱位或全脱位。

2. 辅助检查 裂隙灯显微镜检查、眼部 A/B 超、OCT、视觉电生理检查等。

【治疗】

晶状体脱位的治疗取决于晶状体的位置、晶状体的硬度、患眼的视力和对侧眼的视力、年龄、有无先天异常、有无出现并发症及手术的条件等。晶状体脱位造成视力下降的原因是多方面的，如屈光间质混浊、继发性青光眼、先天性眼底异常等，因此晶状体摘除术后并不一定能改善视力。

1. 手术治疗 以下情况时应考虑手术治疗。

（1）晶状体脱位严重损害视力，尤其是伴有白内障者。

（2）晶状体脱入前房。

（3）晶状体溶解性青光眼。

（4）晶状体过敏性葡萄膜炎。

（5）瞳孔阻滞性青光眼：保守治疗或单纯青光眼手术不能降低眼压者。

（6）晶状体混浊妨碍进行视网膜脱离的检查和手术。

（7）脱位的晶状体为过熟期或成熟期白内障。

2. 非手术治疗 对于没有并发症的晶状体不全脱位，治疗的办法是用眼镜或接触镜矫正有晶状体区或无晶状体区的屈光不正，恢复适当的视力。

【主要护理问题】

（1）焦虑、恐惧：与对手术的恐惧、担心预后有关。

（2）感知紊乱：与视力下降有关。

（3）有外伤的危险：与视力下降有关。

（4）潜在并发症：葡萄膜炎、继发性青光眼、视网膜脱离、角膜失代偿等。

（5）知识缺乏：缺乏晶状体脱位的相关知识。

【护理目标】

（1）患者焦虑、恐惧程度减轻。

（2）患者视力提高。

（3）患者能配合采取防止意外发生的措施。

（4）术后未发生相关并发症，或并发症发生后能得到及时治疗与处理。

（5）患者了解晶状体脱位的相关知识。

【术前护理措施】

1. 心理护理

（1）根据患者的病情、手术方式，解释手术的必要性、注意事项。

（2）鼓励患者表达自身的感受和想法，采取有针对性的心理干预措施。

2. 生活护理

（1）主动巡视病房，为患者提供不能自理部分的帮助。

（2）将常用物品放在患者易于取放的位置，尽量定位放置。

（3）尽量满足患者生活上的合理要求。

3. 注意观察病情变化

（1）观察患者有无疼痛或疼痛是否持续加重。

（2）观察角膜透明性。

（3）监测眼压变化。

（4）询问患者有无其他症状。

【术后护理措施】

（1）晶状体脱位患者的术后护理常规见表 5-15。

表 5-15　晶状体脱位患者的术后护理常规

常规护理内容	
伤口观察及护理	观察伤口有无渗血、渗液，若有，应及时通知医生并更换敷料 保持敷料的清洁与干燥，如有污染及时更换
眼痛护理	评估患者的疼痛情况，了解疼痛的性质及程度，及时告知医生并给予正确的处置 疼痛较轻，逐渐缓解，多为手术刺激引起的眼痛，可安慰患者，给予解释，并加强观察 眼痛伴同侧头痛，患者感恶心呕吐，要考虑眼压升高，及时给予降眼压处理 眼痛如针扎样伴异物感、流泪，应检查角膜上皮有无损伤，可给予抗生素眼膏涂抹后包扎，24 小时角膜上皮即可修复 眼痛剧烈伴分泌物、眼睑肿胀、结膜充血明显、KP（＋）、AR（＋），应高度考虑眼内炎，按医嘱积极予以抗感染治疗
基础护理	提供安静、舒适的环境 加强巡视，保持床单元卫生及患者的个人卫生
其他护理	饮食宜清淡、易消化，多食蔬菜、水果及富含蛋白质和维生素的食物

（2）晶状体脱位术后患者的体位与活动见表 5-16。

表 5-16　晶状体脱位术后患者的体位与活动

分型	体位与活动
晶状体脱入前房	术后无特殊体位要求，避免剧烈运动及晃动头部
晶状体瞳孔嵌顿	术后无特殊体位要求，避免剧烈运动及晃动头部
晶状体半脱位	术后无特殊体位要求，避免剧烈运动及晃动头部

续表

分型	体位与活动
晶状体脱入玻璃体腔（行玻璃体切除联合填充物术后）	术后保持面部向下的体位不少于16小时/天，避免剧烈运动及晃动头部

（3）晶状体脱位术后患者的出院宣教见表5-17。

表5-17　晶状体脱位术后患者的出院宣教

宣教内容	
饮食	进清淡、易消化饮食，多进食富含粗纤维的蔬菜、水果等，保持排便通畅
活动	避免剧烈活动，避免搓揉术眼，不要到人流拥挤的地方，避免术眼受伤
	行玻璃体切除联合气体填充术的患者1个月内避免到高海拔的地区，避免乘坐飞机
用药	按医嘱滴用激素眼液和抗生素眼液，滴药时间一般为2～4周，特殊情况遵医嘱
体位要求	行玻璃体切除联合填充物术后的患者出院后继续保持特殊体位，直到复查时不再需要特殊体位为止
复查	术后第1周、半个月、1个月、3个月定期门诊随访，检查视力、伤口愈合情况、眼压等；如出现眼痛、视力下降应立即就医

【并发症的处理及护理】

晶状体脱位并发症的处理及护理见表5-18。

表5-18　晶状体脱位并发症的处理及护理

常见并发症	临床表现	处理
继发性青光眼	视力下降	口服碳酸酐酶抑制剂
	眼痛、头痛、恶心呕吐	静脉滴注甘露醇溶液
	眼压升高	局部滴用β受体阻断剂、α受体激动剂、碳酸酐酶抑制剂

续表

常见并发症	临床表现	处理
视网膜脱离	视力突然下降 视野遮挡、闪光感、眼前漂浮影	行玻璃体视网膜术
葡萄膜炎	疼痛、畏光、流泪 视力下降	散瞳 全身及局部使用糖皮质激素、非甾体抗炎药
角膜失代偿	疼痛、畏光、流泪、视力下降	角膜移植

【特别关注】

（1）并发症的预防及处理。

（2）行玻璃体切除联合填充物术后的特殊体位。

【前沿进展】

囊袋张力环在晶状体脱位患者中的应用

晶状体不全脱位合并白内障进行手术为复杂性手术，手术者面临着多种挑战。以往采用晶状体囊内摘除后巩膜缝线固定后房型人工晶状体或者植入前房型人工晶状体，但存在手术时间长，术中易出血，术后角膜内皮损伤，慢性葡萄膜炎，继发性青光眼，慢性黄斑囊样水肿，人工晶状体倾斜、偏位，瞳孔夹持等并发症。

自 1995 年 Cionni 和 Osher 首先将闭合式张力环应用于外伤性晶状体脱位和先天性晶状体悬韧带断离的白内障手术，张力环在不断地加以改进。在晶状体半脱位的手术中，囊袋张力环可维持正常囊袋形状，提供足够的操作空间，其张力可以对抗残留的晶状体悬韧带的牵引力，减少了非对称性的囊袋张力，增加了超声乳化吸除及囊袋内人工晶状体植入术的可行性和安全性，有效地防止了晶状体偏位、减少了玻璃体流失等并发症，有利于视力恢复。

（吕仲平）

第六章　青光眼患者的护理

【概述】

青光眼（glaucoma）是由于眼压升高而引起视乳头损害和视野缺损的一种眼病。青光眼是眼科常见病，如不及时诊治可导致失明，是致盲的主要原因之一。其具有一定的遗传倾向，在患者的直系亲属中，10%～15%的个体可能发生青光眼。高眼压是青光眼的主要危险因素，眼压的高低取决于健康的眼解剖和房水引流通路，见图 6-1。

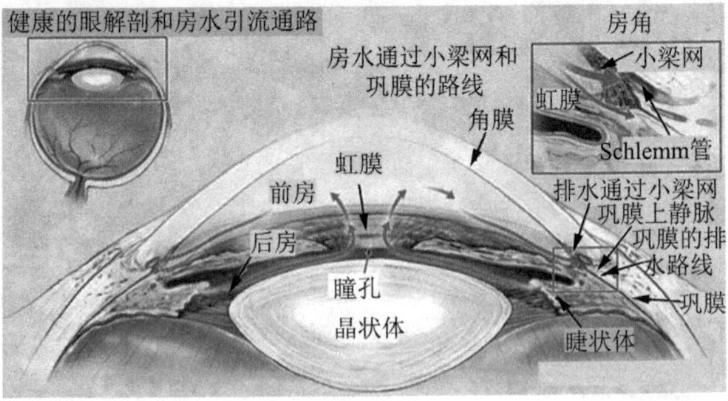

图 6-1　眼解剖和房水循环通路

降低眼压是目前被证明唯一有效的治疗青光眼的方法。统计学上的正常眼压值范围是 10～21mmHg。正常眼压具有双眼对称、昼夜压力相对稳定的特点。如眼压＞24mmHg、双眼眼压差＞5mmHg，同一眼 24 小时眼压波动＞8mmHg 即为病理性高眼压。

全球超过 7 亿人受到青光眼的困扰，青光眼已经成为视力永久丧失的首位病因。绝大多数患者因无明显症状而不知道自己患病，直到青光眼发展到较为严重的程度时才感知到。有青光眼家族史者及 60 岁以上的老年人更易罹患青光眼。亚洲人易患闭角型青光眼，而非裔美国人更易患开角型青光眼。

根据前房角形态、病因机制、发病年龄等主要因素，将青光眼分为原发性青光眼、继发性青光眼和先天性青光眼三大类。根据眼压升高时其房角的开放状态，原发性青光眼又分为闭角型青光眼和开角型青光眼。

第一节　原发性闭角型青光眼患者的护理

【概述】

原发性房角关闭所导致的急性或慢性眼压升高，伴或不伴有青光眼性视盘改变和视野损害。本病与遗传有关，可双眼同时或先后发病。多见于女性，发病率为男性的 2 ～ 4 倍，40 岁以上的发病率为 1% ～ 2%。原发性闭角型青光眼根据眼压是骤然发生或是逐渐发展，可分为急性闭角型青光眼和慢性闭角型青光眼。急性闭角型青光眼起病急，症状明显，对视功能影响大。

【发病机制及病因】

病因及发病机制不太明确。目前认为其与眼球异常的解剖结构和促发因素有关。

1. 发病机制　瞳孔阻滞是原发性急性闭角型青光眼最常见的机制。房水因阻碍不能进入前房，在后房积聚使虹膜膨隆而造成房角关闭，见图 6-2。虹膜高褶是亚洲青光眼患者房角关闭的重要原因，属非瞳孔阻滞机制。脉络膜渗漏和散瞳等原因引起周边虹膜体积改变造成房角关闭属于动态的生理因素变化引起的闭角型青光眼。

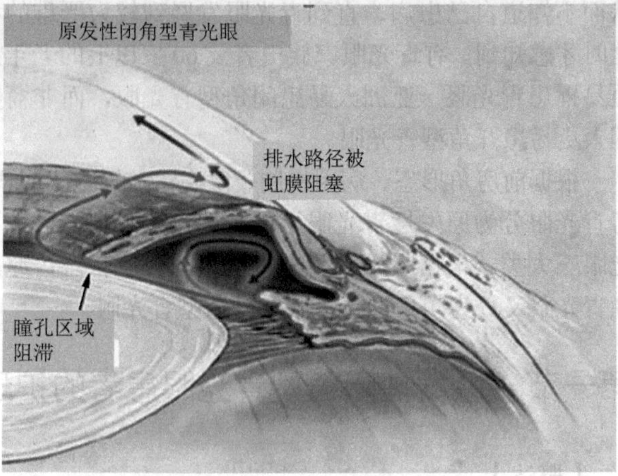

图 6-2　瞳孔阻滞

2. 病因及危险因素　女性、高龄和亚洲人种都是房角关闭的危险因素。闭角型青光眼眼部主要解剖危险因素包括：中央前房浅、眼轴短、更厚和位置更靠前的晶状体。情绪激动、长时间阅读、近距离工作、在暗处停留时间长、过度劳累、局部或全身使用抗胆碱类药物，使瞳孔散大，致房水流经小梁网的阻力增加，同时松弛的虹膜堵塞房角，从而诱发青光眼急性发作。

【临床表现】

典型的急性闭角型青光眼有以下几个不同的临床阶段。

（1）临床前期：当一眼曾有急性发作而被确诊时，另眼虽无发作史，但具有浅前房和窄房角等解剖特点，即可诊断为临床前期；有急性闭角型青光眼家族史、浅前房和窄房角的眼睛，没有青光眼发作史但激发试验阳性者均属临床前期。

（2）前驱期（先兆期）：患者有轻度眼痛、视力减退、虹视，并伴有轻度同侧偏头痛、鼻根和眼眶部酸痛和恶心。眼部检查可有轻度睫状充血、角膜透明度稍减退、前房稍变浅、瞳孔略开大和眼压轻度增高。上述症状多发生于疲劳或情绪波动后，常于傍晚或夜间瞳孔散大的情况下发作，经睡眠或到光亮处，瞳孔缩小，症状常可自行缓解。发作持续时间一般短暂而间隔时间较长，通常在 1 ～ 2 小时或数小时后，症状可完全消退。

（3）急性发作期：起病急，房角大部或全部关闭，眼压突然升高。患者有剧烈眼痛，视力极度下降及同侧偏头痛，甚至有恶心、呕吐、体温增高和脉搏加速等。球结膜呈睫状充血或混合性充血，并有结膜水肿。前房极窄，或完全消失。由于高眼压使瞳孔括约肌麻痹而使瞳孔中度开大，呈竖椭圆形。晶状体前囊下可出现灰白色点状、条状和斑块状浑浊，称为青光眼斑（glaukomflecken）。眼压明显升高，多在 50mmHg 以上，高者可达 80mmHg。角膜上皮水肿，呈雾状或毛玻璃状。房角关闭，如急性发作持续时间不长，眼压下降后房角尚可重新开放，或有局限性粘连，如持续时间长，则形成永久性房角粘连。

青光眼急性发作的“三联征”是指虹膜扇形萎缩、角膜后壁和晶状体前囊的色素沉着及晶状体的青光眼斑，这是青光眼急性发作后的标志。

急性发作后大多数病例症状部分缓解而进入慢性期。有些病例症状完全缓解而进入间歇期。少数病例急性发作严重，眼压极高，而又未能及时控制，可于数日内失明。

（4）间歇期：青光眼急性发作后，经药物治疗或自然缓解，房角重新开放，眼压和房水流畅系数恢复正常，使病情得到暂时的缓解，称为间歇期。在间歇期检查，除前房浅、房角窄以外，无任何其他阳性所见。只能根据病史及激发试验来确定诊断。

（5）慢性期：由急性发作期症状没有全部缓解迁延而来，常因房角关闭过久，周边部虹膜与小梁发生了永久性粘连。当房角圆周 1/2 ～ 2/3 以上发生粘连时，房水排出仍然受阻，眼压则继续升高。慢性期的早期视乳头尚正常，当病情发展到一定阶段时，视乳头逐渐出现病理性陷凹和萎缩，视野可出现类似单纯性青光眼的改变，最后完全失明而进入绝对期。

（6）绝对期：视力完全丧失。由于长期高眼压，患者已能耐受，故自觉症状常不明显，仅有轻度眼胀、头痛，但有些病例尚有明显症状。绝对期青光眼的晚期由于整个眼球变性，睫状体的功能减退，眼压可低于正常，最后眼球萎缩。由于这种眼球的抵抗力较低，常发生角膜溃疡，甚至发展为全眼球脓炎，最终形成眼球痨。

【诊断要点】

1. 临床表现

（1）筛查：中华医学会眼科学分会青光眼学组建议针对高龄，具有浅前房、窄房角解剖特征的人群进行以医院为基础的机会性筛查。

（2）前驱期患者有轻度眼痛、视力减退、虹视，并伴有轻度同侧偏头痛、鼻根和眼眶部酸痛和恶心。

（3）急性发作期患者有剧烈眼痛、视力极度下降及同侧偏头痛，甚至有恶心、呕吐、体温增高和脉搏加速等。球结膜呈睫状充血或混合性充血，并有结膜水肿。

2. 辅助检查

（1）裂隙灯检查前房深度和房角形态。

（2）眼压测量。

（3）视野检查。

（4）行超声生物显微镜检查。

【治疗】

急性闭角型青光眼的主要治疗原则是积极抢救，尽快使房角开放，降低眼压，减少组织损害，挽救视力，以免房角发生永久性粘连。闭角型青光眼的治疗取决于疾病的分期，以及不同的房角关闭机制。

1. 药物治疗

（1）缩瞳剂：通过兴奋瞳孔括约肌，使瞳孔缩小，虹膜张力增加，解除虹膜对周边房角的堵塞，开放房角，从而降低眼压。常用 1% 毛果芸香碱液（匹鲁卡品）或真瑞，每 5 ～ 10 分钟 1 次，根据病情决定持续用药时间，加用左布诺洛尔滴眼液（贝他根）等。

（2）碳酸酐酶抑制剂：通过减少房水生成降低眼压，常用乙酰唑胺 0.5g 口服，首剂加倍。

（3）高渗剂：可在短期内提高血浆渗透压，使玻璃体脱水，眼球组织容积减少，从而眼压降低。可用 20% 甘露醇 7ml/kg 静脉快速滴注。

（4）β 受体阻断剂：可减少房水的生成，对房角的形态没有影响。代表药物有 0.5% 噻吗洛尔、0.25% 倍他洛尔等。

2. 辅助治疗　全身症状重者可给予止吐、镇静和安眠药物。

3. 视神经保护性治疗　青光眼的治疗除了降低眼压，还应重视对视神经的保护性治疗。可使用钙离子通道阻滞剂、抗氧化剂等。

4. 手术治疗　药物只能暂时控制眼压，一旦诱发因素存在，又可能导致青光眼急性发展。急性闭角型青光眼应以手术治疗为主。

（1）滤过性手术：主要是小梁切除术，即人为地开创一条滤过通道，将房水引流到巩膜瓣和结膜瓣下，以缓解升高的眼压。

（2）预防性手术：针对临床前期，未发生房角粘连的青光眼可行预防性手术，即虹膜周边切除术，此为房角关闭的一线治疗方法，通过激光或手术在虹膜上形成一个穿透全层的孔，从而解除瞳孔阻滞。研究表明，在闭角型青光眼早期，虹膜切开术是最有效的治疗手段。如果出现房角广泛粘连、青光眼视神经病变等，其治疗效果会减弱。

【主要护理问题】

（1）疼痛：眼痛、头痛，与高眼压有关。

（2）焦虑、恐惧：与对手术的恐惧、担心预后有关。

（3）感知紊乱：与视力下降有关。

（4）睡眠形态改变：与舒适的改变有关。

（5）有受伤的危险：与年龄大、视力下降有关。

（6）知识缺乏：缺乏青光眼的自我保健知识。

【护理目标】

（1）患者疼痛程度减轻。

（2）患者焦虑、恐惧程度减轻，能配合治疗及护理。

（3）患者睡眠状况改善。

（4）为患者提供安全的环境及相关知识，防止意外发生。

（5）患者能掌握青光眼的相关保健知识及滴眼液的使用方法。

【术前护理措施】

1. 心理护理　青光眼属于心因性疾病，情绪因素可作为疾病的诱因存在。不良的情绪可诱发青光眼的急性发作；反之，疾病发生后的临床表现有可能加重患者的不良情绪，形成“恶性循环”。应告知患者不良情绪对疾病的影响，使其注意控制和调节情绪，保持良好的心理状态。

2. 药物护理

（1）碳酸酐酶抑制剂：宜在饭后半小时服用，以减少胃肠道反应，注意观察药物的副作用，如口唇、四肢发麻现象，肾绞痛等。此为碳酸酐酶抑制剂引起的低钾、尿路结石所致，所以在口服碳酸酐酶抑制剂时应同时服用碳酸氢钠（小苏打）和氯化钾缓释片，用于碱化尿液及补钾，避免药物的副作用。

（2）缩瞳剂：滴药后注意观察瞳孔的大小及角膜水肿情况，滴完眼液后压迫内眦部 3 ～ 5 分钟，以防止全身中毒反应。

（3）高渗脱水剂：20% 甘露醇静脉滴注，（1 ～ 2）g/kg 或 7ml/kg。建立静脉通道，快速滴注，250ml 液体在 30 分钟内输完。注意观察药物的副作用，观察心率、电解质等。

（4）其他药物：镇静药如氯丙嗪、甲丙氨酯（眠尔通）等。药物副作用有直立性低血压，应加强巡视和观察，嘱咐患者夜间勿下床，防止跌伤。

3. 避免促发因素

（1）嘱咐患者短时间内不要大量饮水，一次饮水量不超过 300ml，可少量多次饮水。

（2）为患者提供安全、安静、舒适的环境，保持充足的睡眠，避免情绪激动。

（3）避免饮用兴奋性饮料，如咖啡、浓茶等。

（4）嘱咐患者不在暗室内长时间停留。

（5）取仰卧位或侧卧位休息，禁止俯卧位休息。

【术后护理措施】

（1）原发性闭角型青光眼患者的术后护理常规见表 6-1。

表 6-1　原发性闭角型青光眼患者的术后护理常规

常规护理内容	
伤口观察及护理	伤口有无渗血、渗液，若有，应及时通知医生并更换敷料 保持敷料的清洁与干燥，如有污染及时更换 观察前房的深度和形态 监测生命体征尤其是体温的变化
眼痛护理	评估患者的疼痛情况，了解疼痛的性质及程度，及时告知医生并给予正确的处置 眼痛伴同侧头痛，患者感恶心呕吐，要考虑眼压升高，及时给予降眼压处理
基础护理	加强巡视，保持床单元卫生及患者的个人卫生 为患者提供安静、安全、舒适的休息环境
其他护理	饮食宜清淡、易消化，多食蔬菜、水果，不宜烟酒和辛辣刺激性的食物

（2）原发性闭角型青光眼术后患者的体位与活动，见表 6-2。

表 6-2　原发性闭角型青光眼术后患者的体位与活动

青光眼术后不需要卧床休息，可适当下床活动，勿碰伤术眼即可，睡眠取侧卧或仰卧均可

（3）原发性闭角型青光眼术后患者的出院宣教见表6-3。

表6-3 原发性闭角型青光眼术后患者的出院宣教

宣教内容	
饮食	无特殊要求，普食即可，如有糖尿病和高血压，则进糖尿病饮食和低盐、低脂饮食
活动	避免剧烈活动，适度即可
情绪	保持情绪稳定，避免大喜大悲
用药	小梁切除术后按医嘱滴用抗生素和散瞳眼液，防止术眼感染和恶性青光眼的发生 特别注意阿托品眼药的用法及用量，关注用药后的不良反应
复查	青光眼术后应终身复查。术后第1周、半个月、1个月、3个月定期门诊随访，以后视病情而定。主要检查视力、眼压、眼底、视野等

【并发症的处理及护理】

原发性闭角型青光眼并发症的处理及护理见表6-4。

表6-4 原发性闭角型青光眼并发症的处理及护理

常见并发症	临床表现	处理
恶性青光眼	视力下降 眼痛 头痛 恶心呕吐 眼压升高	局部滴用睫状肌麻痹剂：松弛睫状肌，提高晶状体悬韧带的张力，使晶状体后移。常用1%阿托品眼液散瞳，夜间用眼膏 降眼压药物：静脉滴注甘露醇溶液和减少房水生成的药物 皮质类固醇抗炎治疗：减少组织水肿和炎症反应，可局部和全身应用
前房积血	视力下降 眼痛	半坐卧位，限制运动。必要时双眼包扎，有利于积血吸收和减少再次出血 全身使用止血药 必要时手术清除血块

【特别关注】

（1）避免促发因素，防止青光眼的发作。
（2）术后散瞳剂的使用。
（3）眼球按摩的正确方法，促进房水滤过。

第二节 原发性开角型青光眼患者的护理

【概述】

原发性开角型青光眼（primary open angle glaucoma）是一种慢性、进行性的视神经病变，病理性高眼压是造成视神经损伤的重要因素之一。原发性开角型青光眼的特征是获得性的视神经萎缩与视网膜神经节细胞及其轴突丢失，且无其他可能引起上述病变的眼部及全身疾患，眼压升高时房角始终保持开放。

原发性开角型青光眼可以分为以下几类。

（1）高眼压型：病理性高眼压（一般认为24小时眼压峰值超过21mmHg），眼底有青光眼的特征性损害（视网膜神经纤维层缺损或视盘形态改变）和（或）视野出现青光眼性损害，房角开放，并排除其他引起眼压升高的因素，诊断为原发性开角型青光眼。

（2）正常眼压型：24小时眼压峰值不超过正常值上限（眼压≤21mmHg），眼底有青光眼的特征性损害（视网膜神经纤维层缺损或视盘改变）和（或）视野出现青光眼性损害，房角开放，并排除其他疾病引起的眼底及视野变化，诊断为正常眼压型青光眼。

（3）高眼压症：眼压多次测量超过正常上限，但未发现青光眼性视网膜神经纤维层缺损和（或）视野的损害，房角为宽角，并排除继发性青光眼或较厚角膜、检测技术等其他因素导致的假性高眼压，可诊断为高眼压症。

【病理及病因】

1. 病理　单纯性青光眼的眼压升高是由于房水排出通道的病变，使房水排出阻力增加所致见图 6-3。阻力的部位主要在小梁网。病理检查可见小梁变性、硬化和内皮细胞增生，Schlemm 管和外集液管阻塞。电镜检查发现小梁的基底膜增厚并有玻璃样变性，使小梁板变厚达正常人的两倍，因而使小梁孔变小。有人认为血管神经和大脑中枢对眼压的调节失调也可使房水排出阻力增加。总之，原发性开角型青光眼的病因比较复杂，其发病机制目前尚不确切。

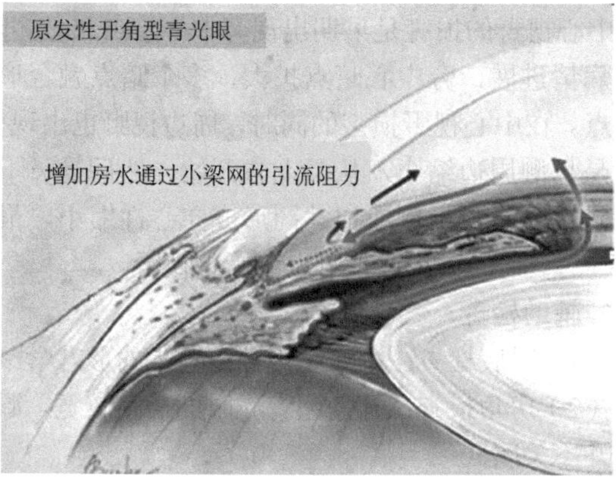

图 6-3　房水流经小梁网阻力增加

2. 病因　原发性开角型青光眼的发病在黑色人种、高龄、青光眼家族史的人群中发病率较高。

【诊断要点】

1. 临床表现

（1）症状：原发性开角型青光眼为双眼疾病，发病隐蔽、进展缓慢。早期一般没有任何症状。当病变进展到一定程度时，可有轻度眼胀、视力疲劳和头痛。中心视力一般不受影响，而视野逐渐缩小。

（2）眼部体征：在发病早期眼部可无任何改变，球结膜不充血，前房深度正常。晚期眼压升高时可有角膜水肿，瞳孔稍开大，对光反应迟缓。

（3）眼压：主要表现为眼压不稳定，眼压波动幅度大，眼压可有昼夜波动和季节波动。随着病情发展，眼压水平逐步升高，一般在 60mmHg 以下。

（4）视功能：视功能的改变是青光眼诊断和病情评估的重要指标之一。青光眼的视功能改变主要为视野缺损。中心视野的损害是早期出现旁中心暗点和鼻侧阶梯，随着病情进展，旁中心暗点扩大，多个暗点融合形成弓形暗点。在中心视野损害的同时，周边视野也出现变化。通常是鼻侧周边缩小，从鼻上方开始，然后是鼻下方，最后是颞侧，与鼻侧缺损共同形成向心性缩小，最后可仅剩 5° ～ 1° 的一小块视野，称管状视野。

2. 辅助检查

（1）眼底检查：主要是视神经乳头的形态学改变。

（2）房角检查：开角型青光眼的房角较宽，眼压升高时并不关闭。

【治疗】

治疗的目的是尽可能阻止青光眼的病情进展，减少视网膜神经节细胞的丧失，保持视功能。单纯性青光眼原则上以药物治疗为主，药物不能控制眼压或视乳头和视野损害继续进展时，则应考虑手术。

1. 药物降眼压治疗　根据患者目标眼压的需要，选择联合或单一药物治疗。

（1）前列腺素衍生物：拉坦前列素和曲伏前列素。前列腺素类衍生物可作为开角型青光眼的一线用药。

（2）β肾上腺素受体激动剂：常用肾上腺素及其前体药地匹福林。

（3）β肾上腺素受体阻断剂：是最常用的降眼压药物，有噻吗洛尔、倍他洛尔、卡替洛尔等。

（4）碳酸酐酶抑制剂：主要是布林佐胺和尼莫克司。

（5）拟胆碱作用药物：常用毛果芸香碱。

（6）高渗脱水剂：常用药物是20%甘露醇。

2. 激光降眼压治疗

3. 手术降眼压治疗

（1）对药物或者激光治疗不能控制病情、不能耐受药物治疗的患者，应该考虑滤过性手术治疗。手术方式包括非穿透性小梁切除术、小梁切除术、睫状体光凝术、青光眼引流装置植入术等。

（2）滤过性手术失败或药物治疗无效的青光眼患者适用青光眼引流装置植入术治疗。目前国内使用的引流装置主要有Ahmed青光眼引流阀、Ex-PRESS引流钉等。研究发现，引流装置植入术能达到小梁切除术相同的疗效，而且术后并发症更少。

（3）睫状体光凝术适用于各种难治性青光眼，是有效而安全的手术方法之一。

4. 视神经保护性治疗

【主要护理问题】

（1）焦虑、恐惧：与对手术的恐惧、担心预后有关。

（2）感知紊乱：与视力下降和视野损害有关。

（3）有受伤的危险：与视野缺损及视力下降有关。

（4）知识缺乏：缺乏青光眼的自我保健知识。

【护理目标】

（1）患者焦虑、恐惧程度减轻，能配合治疗及护理。

（2）视力或视野不再下降或损害。

（3）为患者提供安全的环境及相关知识，防止意外发生。

（4）患者获取青光眼的相关保健及护理知识。

【护理措施】

原发性开角型青光眼患者的护理常规见表 6-5。

表 6-5 原发性开角型青光眼患者的护理常规

常规护理内容	
病情观察	密切观察眼压的变化
	注意观察前房滤过泡的情况，在医生的指导下进行眼球按摩，促进房水滤过
	如有眼部不适，及时处理
基础护理	青光眼因视力下降和视野损害，应加强巡视，提供帮助
	加强安全宣教，防跌伤和碰伤
	常用物品定点放置，便于取放
健康指导	讲解疾病知识及用药知识，提高患者的依从性
	有支气管哮喘或心动过缓的患者禁用噻吗洛尔滴眼液
	告知患者坚持门诊复查的重要性
其他护理	饮食宜清淡、易消化，多食蔬菜、水果，不宜烟酒和辛辣刺激性食物

【特别关注】

（1）关注患者的心理状况和心理反应，积极进行心理疏导，保持其情绪稳定。

（2）注意观察药物的副作用，长时间使用降眼压的药物，应注意观察电解质情况，及时补充电解质。

（3）其他护理措施见本章第一节的相关内容。

【知识拓展】

长途飞行与青光眼

英格兰伯恩茅斯眼科中心的 Turnbull 教授报道 3 例在长途飞行中发生急性闭角型青光眼的病例。3 名分别为 42 岁、53 岁、68 岁女性病例，均为急性闭角型青光眼高危者。由于降落后才予以治疗，所以损伤很重。

Turnbull 教授认为，目前尚不清楚长途飞行是否为独立危险因素。如果是，那么可能与飞行过程中直坐时间过长、机舱过暗有关。暗光环境下，瞳孔较大，一般当瞳孔中度大时会出现瞳孔阻滞。

一些简单的小技巧，如平躺或避免在暗环境看电影等，可以避免发生上述情况；如若出现任何严重的眼痛、视物不清等症状应当立即告诉乘务人员，以便得到必要的处理。可使用 2% 毛果芸香碱滴眼液预防性治疗，航班乘务人员也应警惕急性闭角型青光眼；考虑到予以恰当急救措施的价值，可培训乘务人员掌握相应治疗措施。

Turnbull 教授推荐闭角型青光眼高危者在长途飞行前约见眼科医生。

（任　洁）

第七章　葡萄膜炎患者的护理

【概述】

葡萄膜为眼球壁的中层，位于巩膜和视网膜之间，由虹膜、睫状体及脉络膜三部分构成。具有为眼球提供营养、调节眼压、隔热、遮光、排泄等作用。

葡萄膜炎指的是虹膜、睫状体、脉络膜的炎症，是一种多发于青壮年的眼病，常合并系统性自身免疫病，病情反复。其种类繁多，病因复杂，发病及复发机制尚不完全清楚。在我国，葡萄膜炎是常见的致盲眼病，其患病率占眼病的 5.7% ～ 8.2%，致盲率达 1.1% ～ 9.2%。

【病因】

1. 按病因分类

（1）感染性：细菌、真菌、螺旋体、病毒、寄生虫等所引起的感染。

（2）非感染性：①外源性。物理：手术、热损伤、机械损伤；化学：酸、碱、药物；过敏反应：外界抗原。②内源性。自身免疫反应；对眼内变性组织反应；对坏死的肿瘤组织反应；部分类型伴有全身疾病。

2. 按临床病理分类

（1）肉芽肿性：常系病菌直接感染。如结核、病毒、钩端螺旋体及真菌等。

（2）非肉芽肿性：常系葡萄膜组织对某种抗原的一种局部过敏反应。

3. 按解剖部位分类

（1）前葡萄膜炎：是葡萄膜炎中最常见的一种类型，约占葡萄膜炎总数的一半以上，可表现为急性、慢性、肉芽肿性和非肉芽肿性炎症。

（2）中间葡萄膜炎（IU）：是指睫状体平坦部、玻璃体基底部、周边视网膜和脉络膜的炎症性和增殖性疾病，又称周边葡萄膜炎、睫状体平坦部葡萄膜炎。本病青少年多见，一般为双眼发病，病程较长，典型的表现为睫状体平坦部雪堤样病变。

（3）后葡萄膜炎：又称脉络膜炎，因脉络膜和视网膜邻接，脉络膜发炎时往往波及视网膜，所以又称为脉络膜视网膜炎。脉络膜炎的特点是无眼部疼痛，但有视力下降及明显眼前黑影。

（4）全葡萄膜炎：是指累及整个葡萄膜的炎症，常伴有视网膜和玻璃体的炎症。当全葡萄膜炎由感染因素引起时，称为眼内炎。国内常见的全葡萄膜炎主要为Vogt 一小柳原田病、Behcet 病性全葡萄膜炎等。

4. 其他分类

（1）按病程分类：①急性，＜3 个月；②慢性，＞3 个月。

（2）按发作情况分类：①突发性或隐袭性；②初发或复发。

（3）按渗出物性质分类：①化脓性；②渗出性，分为浆液性和纤维素性。

【诊断要点】

按解剖部位将葡萄膜炎分为前葡萄膜炎、中间葡萄膜炎、后葡萄膜炎和全葡萄膜炎见表 7-1。

表 7-1 葡萄膜炎的临床表现及诊断要点

分类	症状	体征
前葡萄膜炎	眼部疼痛：急性发作者疼痛急剧，慢性发作者疼痛多不明显，或有慢性隐痛、畏光、流泪；急性发作者刺激症状较重，慢性发作者多无或刺激症状轻 视力减退 合并系统疾病则有相关症状	睫状充血：是急性前葡萄膜炎的重要体征 KP：细点状、尘状、羊脂状 房水闪辉：严重时可有前房积脓 虹膜改变：急性炎症时虹膜充血、水肿，色泽污暗，纹理不清。慢性炎症时可有虹膜前、后粘连，甚至瞳孔闭锁。炎症反复发作可见虹膜萎缩、虹膜新生血管。另在炎症时可见虹膜膨隆、Koeppe 结节、Busacca 结节等 瞳孔改变：急性炎症时瞳孔缩小，对光反射迟钝。炎症时渗出物沉积于瞳孔区可致瞳孔膜闭，散瞳时部分粘连不能散开可见瞳孔呈梅花状或不规则状 晶状体改变：可见晶状体前表面色素沉积，并多与虹膜粘连，慢性炎症时可并发晶状体浑浊 玻璃体改变：前部玻璃体可有细小尘埃状及絮状浑浊
中间葡萄膜炎	轻者初发可无症状，或有眼前黑影，重者可出现中心视力及周边视力减退，偶有眼痛 合并系统疾病则有相关症状	眼前段一般正常，少数有 KP 及房水闪辉 玻璃体前部及基底部可见小白雪球样浑浊，锯齿缘及周边部可见雪堤状渗出，晶状体后可见色素沉着 眼底可见黄斑及视乳头水肿，周边视网膜血管炎、血管白鞘及闭塞

续表

分类	症状	体征
后葡萄膜炎	主要症状取决于炎症的类型、受累部位及严重程度 可有眼前黑影或暗点、闪光、视物模糊、视力下降等 合并系统疾病则有相关症状	玻璃体内炎症细胞和混浊 视网膜血管炎、血管白鞘及闭塞 黄斑水肿 局灶性脉络膜视网膜浸润病灶。还可见渗出性视网膜脱离、增殖性视网膜病变和玻璃体积血
全葡萄膜炎	可出现前、中间、后葡萄膜炎的各种症状	可出现前、中间、后葡萄膜炎的各种体征

【治疗】

1. 散瞳治疗 前葡萄膜炎一旦明确诊断，应立即散瞳和应用睫状肌麻痹剂，解除瞳孔括约肌和睫状肌痉挛，缓解临床症状，同时使瞳孔开大，防止虹膜后粘连，或及时拉开后粘连。常用药物有阿托品、后马托品、托品卡胺等。

2. 皮质类固醇治疗 炎症仅限于前葡萄膜时使用局部滴眼剂即可，病情严重时可予以结膜下注射、球周注射及口服或静脉滴注。

3. 非甾体抗炎药治疗 抑制前列腺素的合成，缓解炎症。可用于不能使用皮质激素的单纯疱疹病毒性角膜虹膜炎。局部药物有双氯芬酸钠、普拉洛芬等，口服药有吲哚美辛。

4. 病因治疗 如感染引起者可予以抗感染治疗等。

5. 免疫抑制剂治疗 针对顽固性或特殊类型的有明确免疫指标的葡萄膜炎。因其毒副作用应谨慎使用。

6. 其他疗法 热敷、发热疗法、超短波理疗等。

7. 并发症及后遗症的治疗 针对继发性青光眼可予以降眼压药物或手术治疗，并发白内障者，在炎症控制的情况下，可行白内障摘除术；并发玻璃体增生及视网膜脱离者，可行玻璃体手术治疗；严重眼底血管病变者可行激光光凝及冷凝治疗等。

【主要护理问题】

（1）焦虑、恐惧：与对疾病的不了解和担心预后及疾病的反复发作有关。

（2）疼痛：与葡萄膜炎引起的虹膜刺激症状及眼压异常有关。

（3）感知紊乱：与视力下降有关。

（4）潜在并发症：青光眼、白内障、视网膜脱离等。

（5）知识缺乏：缺乏葡萄膜炎的相关保健知识。

【护理目标】

（1）患者焦虑、恐惧程度减轻，能配合治疗及护理。

（2）疼痛得到缓解。

（3）视力得到提高。

（4）并发症发生后能得到及时治疗与处理。

（5）患者能掌握葡萄膜炎的相关知识及滴眼液的使用方法。

【护理措施】

1. 药物治疗的护理

（1）散瞳是最重要的治疗措施。散瞳应早期、足量、及时。局部滴阿托品眼液或结膜下注射散瞳合剂。注射量不超过0.3ml，剂量大了可引起角结膜粘连处血管撕裂出血。注射部位离角膜缘较近散瞳效果好，较远药液随血液循环进入眼睑和眼眶，散瞳效果差。滴阿托品眼液后可出现口干、面色潮红、心跳加快等不良反应，每次滴完眼液后应压迫内眦部 3 ～ 5 分钟，以减少药液的吸收。同时嘱咐患者多饮水，以加速药物的排泄。儿童患者宜用低浓度阿托品眼液或阿托品眼膏散瞳。

（2）长时间滴糖皮质激素眼液时，可引起激素性青光眼和白内障等并发症，应注意观察眼压。全身副作用包括向心性肥胖、胃出血、骨质疏松等，应注意观察。

2. 症状的观察及护理　葡萄膜炎的主要症状有眼痛、畏光、流泪、视力下降等，护理时应认真了解患者的反应，仔细倾听患者的主诉。可局部热敷，以促进血液循环、扩张血管、减轻疼痛。外出时为减少光线对眼睛的刺激，可戴遮光眼镜以保护患眼。

3. 健康宣教

（1）饮食宜清淡、易消化，禁食刺激性食物。

（2）本病容易复发，应嘱咐患者加强体质锻炼，增强机体抵抗力。

（3）积极治疗全身免疫性疾病或感染性眼病。

【并发症的处理及护理】

葡萄膜炎并发症的处理及护理见表 7-2。

表 7-2　葡萄膜炎并发症的处理及护理

常见并发症	临床表现	处理
继发性青光眼	视力下降 眼痛、头痛、恶心呕吐 眼压升高	口服碳酸酐酶抑制剂 静脉滴注甘露醇溶液等 局部滴用 β 受体阻断剂等

续表

常见并发症	临床表现	处理
并发性白内障	视力下降	行白内障摘除术等手术治疗
	晶状体浑浊	保守治疗，予以抗氧化损伤药物等
视网膜脱离	视力下降或丧失	可行玻璃体切除术等手术治疗
眼球萎缩	眼压降低	予以激素及改善视网膜微循环等药物治疗
	玻璃体混浊	
		可行眼球摘除术

【特别关注】

（1）预防复发。

（2）并发症的预防及处理。

【前沿进展】

近年来，在葡萄膜炎动物模型的基因治疗方面取得了可喜的进展。目前，基因治疗尚处于实验阶段，研究的重点是了解眼局部注射后是否能够稳定长期地表达目的基因；改进和发展新的技术，以寻求更安全、更有效的基因转染技术。基因治疗是治疗疾病的新方法，具有靶向性、可操作性和不良反应小等优势，有可能成为未来治疗的主要方式。针对人类葡萄膜炎的易复发特点，基因治疗的局部性和长效性在人类葡萄膜炎的治疗中突显出独特的优越性，或许会给葡萄膜炎患者带来新的希望。人类葡萄膜炎的发生机制，远比动物模型复杂得多。所以基因治疗应用于人类葡萄膜炎的临床治疗仍需进行大量的研究工作。

【知识拓展】

“葡萄膜”的来历

为什么要把虹膜、睫状体及脉络膜叫做葡萄膜呢？是不是与葡萄有关系呢？正如大家猜想的一样，确实葡萄膜这个名字跟葡萄有关系。葡萄膜的英语拼写为“uvea”，来源于拉丁语的葡萄“uva”一词。因为将巩膜拨除后眼球看起来就像一颗葡萄，表面有像葡萄一样的紫色组织，视神经就好像是葡萄的柄，而前端的瞳孔就相似于葡萄前端的小嘴，故习惯用“葡萄膜”这个名字来描述这个“葡萄一样的紫色组织”，即包括虹膜、睫状体及脉络膜。由于葡萄膜含有丰富的血管和色素，所以也有人称其为色素膜、血管膜。

（周晓舟）

第八章　玻璃体疾病患者的护理

第一节　玻璃体液化及后脱离患者的护理

【概述】

正常玻璃体为透明凝胶体，胶原纤维纵横交织，构成玻璃体网状基础，具有黏弹性、渗透性和透明性的物理特性。因年龄增长或近视等因素，玻璃体可逐渐发生一系列的退行性变。其中玻璃体液化和玻璃体后脱离为眼科最常见的两种玻璃体变性。

【病因】

具体原因不明，可能与以下因素有关。

1. 高度近视　主要发生在轴性近视眼中，中央部的胶原纤维减少，中央透明质酸浓度降低。

2. 年龄老化　玻璃体液化和玻璃体后脱离发生率均随年龄的增加而增加。据资料统计，50 岁以上，53% 以上出现玻璃体后脱离；60 岁以上，80% 出现玻璃体液化。

3. 外伤及葡萄膜炎　均可引起或加重玻璃体液化与后脱离。

4. 其他　长期光照及视网膜代谢产生的自由基、内分泌等因素，药物诱导等。

【病理】

1. 玻璃体液化　各种原因造成透明质酸解聚，使玻璃体由凝胶状态变为溶胶状态。液化一般从玻璃体中央开始。

2. 玻璃体后脱离　是基底部以后的玻璃体皮质与视网膜内界膜分离。通常发生在玻璃体液化以后。

【诊断要点】

1. 临床表现　玻璃体液化，眼前出现飞蚊现象（漂浮的细点、发丝或蛛网）；玻璃体后脱离发生时，眼前飞蚊加重，出现大量黑点，或眼前可见一环形漂浮物或伴闪光感。

2. 眼底检查　玻璃体液化，玻璃体腔可见小液化腔、胶原纤维变性浓缩而形成混浊体，可随眼球转动而运动；玻璃体后脱离，可见典型的Weiss环漂浮于玻璃体腔中。

3. 合并病史　老年人、高度近视者、眼外伤、眼部炎症及视网膜脱离者。

【治疗】

（1）单纯玻璃体液化、后脱离无须特殊治疗，症状较明显者，嘱避免剧烈活动。

（2）有主诉的患者，需进行散瞳检查，仔细检查视网膜是否存在格子样变性区或视网膜裂孔，必要时可进行激光治疗。

（3）如合并明显的增殖和牵引，伴随视网膜脱离或严重玻璃体积血，必要时可考虑行玻璃体切割术。

【主要护理问题】

（1）焦虑、恐惧：与对疾病的恐惧、担心预后有关。

（2）感知紊乱：与视力下降有关。

（3）有外伤的危险：与年龄大、视力下降有关。

（4）潜在并发症：视网膜裂孔、玻璃体积血、视网膜出血、特发性黄斑前膜形成、视网膜新生血管、特发性黄斑裂孔、黄斑囊样水肿和视乳头水肿。

（5）知识缺乏：缺乏玻璃体液化及后脱离的相关保健知识。

【护理目标】

（1）患者焦虑、恐惧程度减轻，能配合治疗及护理。

（2）视力提高或稳定。

（3）能配合采取防止意外发生的措施。

（4）未发生相关并发症，或并发症发生后能得到及时治疗与处理。

（5）患者能掌握玻璃体液化及后脱离的相关保健知识。

【护理措施】

玻璃体液化及后脱离患者的护理常规见表 8-1。

表 8-1　玻璃体液化及后脱离患者的护理常规

常规护理内容	
病情观察	密切观察病情变化，对玻璃体变性本身无特殊治疗，但玻璃体变性导致玻璃体后脱离是造成视网膜脱离的重要原因之一，故需定期门诊复查
心理护理	进行心理疏导，鼓励患者表达自身的感受和想法，采取有针对性的心理干预措施
健康指导	讲解疾病相关知识，定期门诊复查，如出现视力下降及时就医

【并发症的处理及护理】

玻璃体液化及后脱离患者发生视网膜变性及裂孔，应及早进行激光光凝术。健康指导，以消除患者的焦虑、恐惧心理，告知病情发生发展的原因，使其规律生活及作息，避免剧烈运动及外伤，定期眼底病专科门诊复查。

【预防】

近视患者尤其是高度近视患者应定期到医院检查。防止眼外伤，避免剧烈运动，多吃蔬菜、水果，清淡饮食，保持大便通畅。

【特别关注】

玻璃体液化及后脱离时，由于机械性牵拉，与视网膜紧密连接处容易造成视网膜裂孔，甚至视网膜脱离。建议患者定期进行眼底检查，以期发现裂孔和变性区，行早期干预。

【前沿进展】

近年来，为缓解患者长期飞蚊症症状及提高患者的生活质量，可采取Nd: YAG激光玻璃体消融术。Nd: YAG激光器发生高功率密度激光，使玻璃体漂浮物的细小结构蒸发，从而达到消除漂浮感的目的。但是在玻璃体内使用高能量激光也可导致其他并发症，如眼压升高和视网膜受损或脱离，并且形成其他安全问题，最终限制了这一治疗方法的广泛应用。

【知识拓展】

飞　蚊　症

飞蚊症（floaters），并非真正的“飞蚊”掉入眼内，也并非是患者恐慌的视网膜脱离，其学名为“玻璃体混浊”，实为玻璃体变性引起的玻璃体液化、混浊，因表现为眼前出现黑点，并随眼球的转动而转动，像飞蚊一般，形状有椭圆形、点状、线状等，而称为“飞蚊症”。飞蚊症一般出现在40岁以后，随着生活节奏的加快，工作压力的增大，眼睛的负担也相应增加。飞蚊症趋向低龄化，越来越多年轻人的眼睛也开始出现飞蚊症。飞蚊症分病理性和生理性两种，前者的特点有异常闪光，短时间内飞蚊数增加，视线有被遮挡的感觉。一般由玻璃体变性、视网膜裂孔和其他疾病引起，须就诊查清病因，对症治疗。生理性飞蚊症，多系日常生活作息时间不规律、过度疲劳、屈光不正所致，并无较大影响，不需特殊处理，但也不可不予以重视。

第二节　玻璃体积血患者的护理

【概述】

玻璃体积血是一种常见的眼底疾病，可见于各种原因，是眼外伤或眼底血管性疾病的常见并发症之一。玻璃体积血不仅使屈光间质混浊，影响光线抵达视网膜，导致视力减退。长期积血不吸收，会导致一系列玻璃体变性、后脱离及增殖性病变等。临床中，由于大量玻璃体积血无法看清眼底，很难判断出血原因，往往等出血吸收或行玻璃体切除术后才能明确病因，但早期也可通过借助检查对侧眼及全身、实验室检查来提供诊断线索。

【病因】

1. 眼外伤或手术引起的玻璃体积血　角巩膜穿通伤、异物伤、钝挫伤均造成视网膜或色素膜血管破裂出血，进而引起玻璃体积血。白内障手术视网膜脱离修复、玻璃体手术也可造成积血。

2. 自发性玻璃体积血　病种很多，包括糖尿病视网膜病变、视网膜静脉阻塞、视网膜静脉周围炎、镰状细胞病、早产儿视网膜病变、老年性黄斑变性、息肉状脉络膜血管病变、视网膜裂孔和视网膜脱离等。

【病理】

玻璃体积血造成屈光介质混浊，可引起玻璃体液化及后脱离，玻璃体积血长期不吸收，血浆成分及血中炎性细胞刺激和转化为纤维细胞，在玻璃体内机化形成纤维膜；另一方面，由于视网膜前增殖膜收缩，牵拉视网膜血管或新生血管，使之破裂出血并进入玻璃体内。玻璃体积血促进增殖发展，形成或加重玻璃体机化。

【诊断要点】

1. 临床表现　少量出血时，患者可能不易察觉，或仅有“飞蚊症”，视力多无明显变化，部分患者诉眼前出现飘动的红色烟雾；大量出血时，玻璃体重度混浊，视力急剧减退甚至视物不见。

2. 辅助检查

（1）裂隙灯检查：玻璃体前部 1/3，可通过裂隙灯窥及，表现为棕色尘埃状浑浊或暗紫色改变。

（2）眼底检查：轻中度患者，可通过检眼镜窥及后 2/3 玻璃体呈棕红色浑浊。重症者，眼底红光反射消失，眼底昏暗不清。

（3）眼部 B 超：了解视网膜有无脱离及玻璃体浑浊程度，以及是否伴随玻璃体增殖。

3. 合并史　详细询问病史，如糖尿病、高血压、外伤史、眼底疾病史等。

【治疗】

1. 保守治疗　出血量少时未伴随视网膜裂孔、脱离或急重症眼病者可先行保守治疗，待其自行吸收，一般观察时间在 2 ～ 6 周。

2. 手术治疗　玻璃体切割术，手术指征如下。

（1）玻璃体积血经 4 ～ 6 周保守治疗后不见明显吸收者可考虑手术治疗。

（2）玻璃体腔内出现牵拉增殖表现及伴随视网膜脱离者建议尽早手术治疗。

（3）外伤后玻璃体积血应在外伤后 2 周左右液化后早期考虑手术治疗。

（4）不明原因的玻璃体积血，且不能排除因视网膜裂孔引起的出血，需尽快行玻璃体切割术，同时寻找及封闭视网膜裂孔，防止发生视网膜脱离和增殖性玻璃体视网膜病变。

【主要护理问题】

（1）焦虑、恐惧：与对手术的恐惧、预后的担忧有关。

（2）感知紊乱：与视力下降有关。

（3）潜在并发症：牵引性视网膜脱离、继发性青光眼、白内障等。

（4）知识缺乏：缺乏对玻璃体积血的了解。

【护理目标】

（1）焦虑、恐惧程度减轻或消除，能积极配合治疗及护理。

（2）视力得到一定程度的提高。

（3）避免发生相关并发症，或并发症发生后能得到及时治疗与处理。

（4）患者能掌握玻璃体积血的相关知识，以提高患者的依从性。

【护理措施】

玻璃体积血患者的护理常规见表 8-2。

表 8-2　玻璃体积血患者的护理常规

常规护理内容	
心理护理	讲解玻璃体积血的相关知识，消除因对疾病的无知导致的心理压力。与患者积极沟通，鼓励患者表达自身感受和想法，采取有针对性的心理干预措施
止血	出血期可使用止血药，积极治疗原发疾病。出血静止后一段时间可给予活血化瘀、促进积血吸收的药物
手术治疗的护理	玻璃体切割术最适宜于眼外伤引起的玻璃体积血，伤后 1 ～ 2 周内手术较为适宜，此期切除眼的血块和炎性产物，能避免血液对创伤修复过程的过度刺激，减少眼内纤维组织增生和牵拉性视网膜脱离发生的机会，视力恢复的可能性较大

【并发症的处理及护理】

1. 并发症的处理

（1）玻璃体机化及增殖性玻璃体视网膜病变：尽早行玻璃体切除手术。

（2）溶血性青光眼：是一种急性、继发性、开角性青光眼，由于吞噬血红蛋白的巨噬细胞、血红蛋白、蜕变的红细胞阻塞房角所致。通常发生在玻璃体积血后数日或数周。治疗首先给予抗青光眼药物，如药物不能控制高眼压，可考虑前房冲洗和（或）玻璃体切除等手术治疗。

2. 并发症的护理

（1）告知患者疾病发生发展的原因，以消除患者的焦虑、恐惧心理，同时加强宣教，强调疾病的严重性。

（2）针对不同并发症对症处理，如高眼压患者，积极控制眼压，缓解不适，疏导心理。

【预防】

对于高度近视、老年患者和（或）伴有全身血管病变（如高血压、糖尿病）的高危人群，应定期行眼底检查；对视网膜周边出现的退行性改变和视网膜裂孔及早进行视网膜激光光凝术；对合并有全身血管病变的患者应积极治疗全身疾病，尤其是控制血压、血糖、血脂等；针对糖尿病患者尤其应加强监测眼底改变，以预防玻璃体积血的发生。

【特别关注】

玻璃体积血是一种常见的眼底疾病，可见于各种原因，积血的遮挡常常影响对视网膜的检查和病因的诊断，故需对合并有全身其他疾病的高危患者，如糖尿病、高血压、高度近视等定期监测全身指标及眼底变化，积极控制全身疾病，以减少并发症的发生。

【前沿进展】

20 世纪 70 年代，美国的 Machemer 博士开始应用玻璃体切割术治疗玻璃体视网膜疾病，近几年来玻璃体视网膜术领域取得了飞速发展。此前标准的玻璃体切割手术器械管径为 0.89mm（20G），不少并发症如手术切口出血、切口附近组织增生及对玻璃体基底部的牵引都与巩膜切口相关。因此，眼科医生努力使玻璃体手术逐渐向微创化发展。微创玻璃体切割术是通过应用精细和复杂的手术器械，使手术切口明显缩小，以达到免缝合的要求，即所谓通过“微小创伤”进行的玻璃体切割手术。

手术中不需要在眼球上做大切口，而是使用特制的套管针直接穿刺球结膜和巩膜进入玻璃体腔进行手术。因为套管针和手术器械的直径都很小，穿过眼球壁只需通过3个很小的针眼，所以套管拔除之后切口能够自行封闭，不需要缝合，创伤很小。其中23G/25G经结膜无缝合技术近年来应用比较广泛。

23G/25G的优点：经结膜直接穿刺，切口无须缝合；快速建立及关闭切口，节省手术时间；术后恢复快，炎症反应轻，患者舒适度高；器械硬度更高，管径更大，流率提高，照明更亮，眼内操作更容易，因此病例适应证更广。可治疗包括黄斑前膜、黄斑裂孔、增殖性糖尿病性视网膜病变、非增殖性糖尿病性视网膜病变、孔源性视网膜脱离、视网膜静脉栓塞、玻璃体积血等玻璃体视网膜疾病。

【知识拓展】

玻璃体手术发展史

玻璃体曾被认为是眼科手术的禁区。1965年Cibis及1967年Schepens和Freeman指出，有可能应用一管状切割器插入玻璃体腔内，以切割有病变的玻璃体。1968年Daviol Kasner首先应用“开天窗”技术成功地切除了2例原发性玻璃体淀粉样变性患者的玻璃体，第一次打开了玻璃体手术禁区。他的主要贡献是发现玻璃体大部分切除后可用生理盐水代替。玻璃体切除可治疗玻璃体疾病，从而否定了“玻璃体病变（如积血、混浊）是不治之症”的陈旧观念，为玻璃体手术器械的问世奠定了基础。同年，美国学者Banko制成了一种原始的玻璃体注吸切割器，曾在波士顿眼科研究院试用。以后又进行了多项改进，并开创了开放式玻璃体切割术。1970年，首先由

Robert Machemer提出并制造出世界上第一台功能比较齐全的玻璃体注吸切割器（VI-SC），并首创了闭合式玻璃体切割术，此手术的优点是完全在眼球密闭的状态下进行，切口小，操作方便，不损伤晶状体，术者可准确无误地通过瞳孔在直视下操作，在吸出有病变玻璃体的同时注入生理盐水填充，维持眼内压的动态平衡，使有病变的玻璃体得以全部切除。玻璃体手术是眼科显微手术发展中的一个里程碑，它使许多过去认为不能治疗的眼病得到了治愈，为防盲治盲做出了重大贡献。

（周晓舟）

第九章　视网膜病患者的护理

第一节　视网膜血管病患者的护理

一、视网膜动脉阻塞患者的护理

【概述】

视网膜中央动脉供应视网膜内层，睫状后动脉发出分支形成的脉络膜毛细血管供应视网膜外层，15% ～ 30% 的眼有睫状视网膜动脉供应视网膜内层小部分区域。视网膜中央动脉属于终末动脉，分支间无吻合，一旦发生阻塞，神经上皮层内血供中断，引起急性缺血而导致视力急剧下降。本病发病急骤。大多为单眼，亦可在数日或数年后累及另一只眼。患者发病年龄绝大多数在 50 岁以上，30 岁以下者少见。男性多于女性，约为 2 ∶ 1。睫状血管系统彼此有交通，故阻塞性疾患不多见。

本病于 1859 年由 Von Graefe 首先描述，其特征有三：①视力突然丧失；②后极部视网膜呈乳白色混浊；③黄斑区有樱桃红点。

【病因】

本病的病因比较复杂，往往是几种因素综合作用的结果。

1. 血管壁改变和血栓形成　动脉粥样硬化，动脉管腔狭窄，形成血栓。

2. 血管痉挛　好发生于血管舒缩不稳定的青年人。

3. 血管栓塞　常见胆固醇栓子、血小板纤维蛋白栓子、钙化栓子。

4. 血管外部压迫 青光眼、球后占位、出血等导致眼压和眶压的增高。

【病理】

视网膜动脉一旦阻塞，血流中断，视网膜神经上皮层内层立即缺氧变性坏死，其严重程度和速度与阻塞是否完全相一致。动物实验研究完全阻塞3小时后做组织学检查，可见到神经上皮内层细胞膜破裂，核染色质堆积，细胞自溶及脱水皱缩；如前毛细血管小动脉阻塞，抑制神经纤维轴浆运输，轴浆细胞器肿胀，断裂形成似细胞体。此后毛细血管壁内皮细胞及壁内间细胞变性，留下大片无细胞、无功能的毛细血管区。视网膜内层细胞坏死被吸收后，为神经胶质所代替。

【诊断要点】

根据临床表现、眼底检查、荧光血管造影及ERG可诊断。

1. 视网膜中央动脉阻塞

（1）临床表现：完全性阻塞者症状严重，发作迅速，视力可突然丧失，甚至降至无光感。部分患者可有先兆症状，即曾经单眼出现一过性黑矇，数秒或数分钟后视力恢复，反复发作，最后视力突然丧失。

（2）眼前段检查：患眼瞳孔散大，直接对光反射极度迟钝或消失。

（3）眼底检查：后极部神经纤维层和神经节细胞层增厚，尤以后极部明显。视网膜乳白色弥漫水肿，一般出现于阻塞后1～2小时。黄斑区呈现樱桃红点。视乳头色淡，可出现轻度水肿，边界模糊。视网膜中央动脉及其分支变细，管径不规则，小动脉几乎不可辨认，指压眼球引不出动脉搏动。静脉管径也变细，血流停滞呈节段状，可在血管内来回移动。

（4）视野：可完全丧失，或呈管形视野，或仅存颞侧视岛。

（5）ERG：典型者呈负相波，b 波降低，a 波呈负波形。

（6）眼底荧光血管造影：视网膜循环时间延长，动、静脉充盈迟缓，阻塞的中央动脉无荧光素灌注。

2. 视网膜分支动脉阻塞

（1）临床表现：根据阻塞部位和程度而定。阻塞部位和程度不同，视力下降程度也不尽相同。颞上方分支阻塞最常发生，如黄斑中心凹也累及在内，患者视力会急剧下降。

（2）眼底检查：阻塞支常呈扇形或象限性乳白色水肿，如累及黄斑，可出现樱桃红点。

（3）视野：视网膜受损区域相对应的象限缺损或弓形暗点。

（4）ERG：正常或轻度改变。

（5）眼底荧光血管造影：阻塞动脉和相应静脉充盈比末梢血管充盈延迟，有时可见荧光素渗漏。

【治疗】

目前一般认为，视网膜缺血时间超过 90 分钟，光感受器的死亡将不可逆转。因此，必须采取紧急措施，争分夺秒地进行抢救，恢复视网膜血液循环，以挽救患者视力。

（1）降低眼压：使动脉灌注阻力减小，可采取按摩眼球，至少 15 分钟，使眼压下降，或进行前房穿刺，或使用降眼压药物。

（2）吸氧：吸入 95% 的氧和 5% 的二氧化碳气体，

可缓解视网膜缺氧状态并可扩张血管，白天每小时吸氧1次，每次10分钟；晚上每4小时1次，连续数日。

（3）血管扩张剂：可立即吸入亚硝酸异戊酯，每日0.2ml，每隔1～2小时吸入1次，连续2～3次；或舌下含化硝酸甘油，每次0.3～0.6mg，每日2～3次；球后注射妥拉唑林等治疗。

（4）纤溶制剂：怀疑血栓形成或纤维蛋白原增高，可紧急使用尿激酶、去纤酶等纤溶制剂。治疗过程中注意检查血纤维蛋白原。

（5）其他：可口服阿司匹林、双嘧达莫（潘生丁）等血小板抑制剂和活血化瘀中药。此外，可根据病因，降低血压，治疗颈部血管疾病，合并有炎症者可使用糖皮质激素、吲哚美辛等及神经支持药物等。

【主要护理问题】

（1）焦虑、恐惧：系患者突然无痛性视力下降，因担心视力能否恢复所致。

（2）感知紊乱：与视力下降有关。

（3）有外伤的危险：与视力下降有关。

（4）部分生活自理能力缺乏：与视力突然下降，生活自理困难有关。

（5）知识缺乏：缺乏眼底疾病和全身病变的防护知识。

【护理目标】

（1）患者焦虑、恐惧程度减轻，情绪稳定，能配合治疗及护理。

（2）减轻因视力下降所致的感知紊乱。

（3）能配合采取防止意外发生的措施。

（4）满足患者的基本生活需要。

（5）患者对疾病及相关知识有所了解。

【护理措施】

1. 心理护理　患者突然视力下降，悲观、郁闷，医护人员应关心、安慰患者，消除其焦虑、悲伤的心情，鼓励患者树立战胜疾病的信心。告知患者基本的治疗过程及预后情况，以取得其配合。

2. 生活护理

（1）主动巡视病房，为患者提供不能自理部分的帮助。

（2）将常用物品放在患者易于取放的位置，尽量定位放置。

3. 治疗及用药护理　视网膜动脉阻塞患者的治疗及用药护理见表 9-1。

表 9-1　视网膜动脉阻塞患者的治疗及用药护理

常规护理内容	
眼球按摩	给患者进行眼球按摩，每次反复按摩至少 15 分钟，可以加压按摩 10 ～ 15 秒，然后松开手指 5 ～ 10 秒，如此反复 9 ～ 10 次。如此能使视网膜血管扩张，改善视网膜血流灌注
吸氧	一般应用 95% 的氧与 5% 的二氧化碳混合气体，应先调节好氧气流量，再将吸氧管插入患者鼻腔，吸氧完毕时，应先将吸氧管从患者鼻腔拔出，再关闭氧气开关。在吸氧单上注明氧气流量，吸氧开始、结束的时间，做好记录
降低眼压	前房穿刺可使眼压急速降低，口服乙酰唑胺、静脉注射甘露醇也可降眼压
	静脉给药时，应选择较粗的血管，将滴速调至 100 ～ 120 滴 / 分，输液时，患者平卧，输液完毕，不能猛起，防止直立性低血压，输液后 2 小时内不可大量饮水

续表

常规护理内容	
给予扩血管药物	首诊时应立即协助患者吸入亚硝酸异戊酯或舌下含服硝酸甘油。球后注射山莨菪碱，注射后需按压注射点 5 ～ 10 分钟
基础护理	加强巡视，保持床单元卫生及患者的个人卫生，强化低视力患者的安全措施
其他护理	饮食宜清淡、易消化，多食蔬菜、水果及富含蛋白质和维生素的食物，防止便秘

4. 健康宣教 视网膜动脉阻塞患者的出院宣教见表 9-2。

表 9-2 视网膜动脉阻塞患者的出院宣教

宣教内容	
饮食	无特殊要求，普食即可，合理配餐，注意营养均衡。如有糖尿病和高血压，则进食糖尿病饮食和低盐、低脂饮食
活动	避免剧烈活动，适度即可，避免疲劳、精神紧张及各种不良刺激
用药	此病与高血压、糖尿病紧密相关，故应注意相关用药情况
复查	出院后第 1 周、半个月、1 个月、3 个月定期门诊随访，检查视力，如出现阵发性黑矇、视力下降应立即就医

【并发症的处理与护理】

部分患者存在颈内动脉狭窄，可造成长期视网膜动脉低灌注而缺血，诱发新生血管性青光眼。此类患者常规需排查颈动脉病变，需建议神经内科进一步排查相关疾病，如发现存在新生血管，需进行眼科处理。

【预防】

此类疾病好发于老年人，高血压、动脉粥样硬化患者。若曾出现一过性黑矇的患者，需积极排查全身相关疾病，并根据检查结果对症处理。以避免永久性视网膜动脉阻塞的发生，造成终生性视力丧失。

【特别关注】

治疗需争分夺秒。

【前沿进展】

目前，临床中针对于视网膜动脉阻塞的治疗，没有特效的药物或更新的方法，处理时间是否及时仍是此类疾病的治疗关键。有研究表明，发病 7 日内是视力提高的黄金时段，超过 7 日视力提高的可能性小。而且此病的预后好坏主要还是取决于不同的阻塞类型：永久性中央动脉阻塞预后差，暂时性动脉阻塞预后最好；视网膜分支动脉阻塞视功能大多可自行恢复，没有必要进行过度治疗，可静观其变；非动脉炎性的睫状动脉阻塞预后良好。

【知识拓展】

警惕引起突发性视力丧失的头号“杀手”

生活中视力下降可以发生在各种眼科疾病中，包括眼前段、眼底各部位的病变，甚至颅内病变等均可引起视力损害。各部位病变导致的视力变化特征可各不相同，如下降速度可慢可快，程度可轻可重，视力可逆可不逆。临床中，集合了快、重、不可逆这三大特点的眼病并不多见，但是视网膜动脉阻塞这类疾病却算是这类重症眼病之首，成为突发性视力骤降甚至丧失的头号“杀手”。一旦发生视网膜动脉阻塞，尤其是视网膜中央动脉阻塞，视力可在短时间内迅速下降至无光感，而且预后基本较差，视力恢复可能性小，故抢救及时与否变得至关重要。

二、视网膜静脉阻塞患者的护理

【概述】

视网膜静脉阻塞是比较常见的眼底血管病，大部分发生在中年以后，常为单眼发病，双眼发病者少见，且常双眼先后发病，较少同时受累。根据阻塞部位不同可分为总干阻塞、半侧阻塞和分支阻塞；按眼底表现可分为缺血型和非缺血型；亦可按病情程度分为轻度和重度。

【病因】

本病的病因复杂，为多因素致病。与高血压、动脉硬化、血液高黏度和血流动力学异常等关系密切。

1. 血管壁的改变

（1）动脉硬化。

（2）静脉壁的炎症或损伤。

2. 血液成分的改变

（1）黏弹性的改变，如高脂血症、高蛋白血症或纤维蛋白原增高等。

（2）血小板聚集性增强，形成血栓。

3. 血流动力学的改变

（1）眼压增高。

（2）心血管疾病。

4. 其他因素 口服避孕药、过度疲劳。

【病理】

本病的特点是静脉扩张迂曲，沿静脉分布区域的视网膜有出血、水肿和渗出。

【诊断要点】

1. 临床表现

（1）视网膜中央静脉阻塞

1）轻型：又称非缺血型、高渗透型或部分性阻塞。早期视盘正常或边界轻度模糊、水肿；黄斑区正常或有轻度水肿、出血；晚期出血逐渐吸收，黄斑区恢复正常或留有轻度色素紊乱。

2）重型：又称缺血型、出血型或完全性阻塞。早期视盘明显水肿、出血，边界模糊或被出血掩盖；黄斑区明显水肿、出血，可呈弥漫水肿或囊样水肿；动脉管径正常或变细，静脉高度扩张迂曲如腊肠状，或呈环状，静脉血柱呈暗红色，严重者可呈颗粒状血流；沿静脉分布有大量片状或点状出血，严重者围绕视盘形成大片花瓣状出血，可见多量棉絮斑。一般在发病 6 ～ 12 个月后进入晚期，视乳头水肿消退，侧支血管形成。

（2）半侧视网膜静脉阻塞：临床表现与中央静脉阻塞相似，通常 1/2 视网膜受累，也可发生新生血管性青光眼。

（3）视网膜分支静脉阻塞：以颞侧支最常受累，其中又以颞上支最多见，还可发生黄斑小分支静脉阻塞，预后比主干型好。

2. 眼底荧光血管造影　通过眼底荧光血管造影检查，可以发现视网膜是否存在灌注区及新生血管，有助于分型和指导选择治疗。

3. 鉴别诊断　临床上要注意与高血压性视网膜病变、视网膜静脉周围炎及糖尿病性视网膜病变等相鉴别。

【治疗】

1. 药物治疗　适用范围及疗效均有限。主要是针对病因，防治血栓形成，降低眼压和血压，降低血液黏稠度，减轻血栓形成和组织水肿，促进出血吸收。

2. 激光治疗 可减少毛细血管渗漏，阻止液体外渗；封闭无灌注区，预防新生血管形成；封闭新生血管，减少和防止玻璃体积血。

3. 抗 VEGF 药物的使用 近年来针对视网膜新生血管、新生血管性青光眼或顽固性的黄斑水肿，可采取球内注射抗 VEGF 药物联合视网膜激光光凝术进行治疗，目前其疗效已被广泛认可。

4. 其他 包括激光脉络膜 - 视网膜静脉吻合术、视网膜动静脉鞘膜切开术等，国外有相关报道，但尚未推广应用。

【主要护理问题】

（1）焦虑、恐惧：与突发性视力下降、担心视力能否恢复所致。

（2）感知紊乱：与视力下降、视网膜出血有关。

（3）有外伤的危险：与视力下降有关。

（4）部分生活自理能力缺乏：与视力突然下降，生活自理困难有关。

（5）知识缺乏：缺乏视网膜静脉阻塞的防护和治疗知识。

【护理目标】

（1）患者焦虑、恐惧程度减轻，情绪稳定，能配合治疗及护理。

（2）减轻因视力下降所致的感知紊乱。

（3）能配合采取防止意外发生的措施。

（4）满足患者的基本生活需要。

（5）患者对疾病的相关知识有所了解。

【护理措施】

1. 心理护理　患者突然视力下降，悲观、郁闷，医护人员应关心、安慰患者，消除其焦虑、悲伤的心情，鼓励患者树立战胜疾病的信心。告知患者基本的治疗过程及预后情况，并取得其配合。

2. 生活护理　主动巡视，关心患者的需求，及时予以满足。

3. 治疗及用药护理　视网膜静脉阻塞患者的治疗及用药护理见表 9-3。

表 9-3　视网膜静脉阻塞患者的治疗及用药护理

常规护理内容	
应用抗凝剂	对血栓起溶解作用，应用时必须每日检查凝血时间，以免发生全身性出血，注意观察有无牙龈出血、皮下淤斑
其他药物	对病因中有炎症因素者，可用糖皮质激素，但需注意患者是否存在糖皮质激素不良反应 长期小剂量应用阿司匹林 疾病恢复期，可用碘剂促进吸收 根据全身情况，必要时用扩血管和维生素类药物 眼压高者应使用局部或全身药物行降眼压治疗，注意药物的不良反应 应用活血化瘀中药，以改善局部循环
激光治疗	对于大面积毛细血管无灌注区或已产生新生血管者，应采用激光进行全视网膜光凝，治疗前，注意充分散瞳
手术治疗	合并玻璃体积血可考虑行玻璃体切除术等术式，术后按玻璃体切割术后护理常规进行护理
基础护理	加强巡视，保持床单元卫生及患者的个人卫生，强化低视力患者的安全措施
其他护理	饮食宜清淡、易消化，多食蔬菜、水果及富含蛋白质和维生素的食物，保持排便通畅

4. 健康宣教　视网膜静脉阻塞患者的出院宣教见表 9-4。

表 9-4　视网膜静脉阻塞患者的出院宣教

宣教内容	
饮食	无特殊要求，普食即可，合理配餐，注意营养均衡。如有糖尿病和高血压，则进食糖尿病饮食和低盐、低脂饮食
活动	避免剧烈活动，适度即可，避免疲劳、精神紧张及各种不良刺激
用药	指导正确用药，如糖尿病服药的注意事项
复查	出院后第 1 周、半个月、1 个月、3 个月定期门诊随访，检查视力，如出现视力下降应立即就医

【并发症的处理与护理】

1. 黄斑囊样水肿　是视网膜静脉阻塞的最常见并发症之一，也是引起视力下降的主要原因。可采用视网膜激光光凝等处理。

2. 新生血管及新生血管性青光眼　需要进行一次或多次视网膜激光光凝术，或联合使用抗 VEGF 药物治疗，眼压无法控制者，可采取抗青光眼手术。

【预防】

有潜在风险者，如存在动脉硬化或高血压的患者，需积极内科治疗；避免长期或大剂量口服避孕药；避免过度劳累等。

【特别关注】

视网膜静脉阻塞病情多变，注意眼科密切随访，在治疗视网膜静脉阻塞的同时不能忽略全身疾病的筛查及诊治。

【前沿进展】

近年来，抗 VEGF 药物的使用在眼底病的治疗方面有着里程碑式的意义。因为在以前，没有抗 VEGF 药物时很多新生血管性眼科疾病的治疗效果总是不尽人意的，甚至对一些重症患者感到束手无策。如缺血型视网膜静脉阻塞、新生血管性青光眼、增殖性糖尿病视网膜病变、糖尿病性黄斑水肿、脉络膜新生血管等。自从有了抗 VEGF 药物，很多此类疾病得到了良好的治疗甚至是治愈。因此，抗 VEGF 药物可最大可能地挽救这一类患者的视功能，减轻患者的痛苦。对于缺血型视网膜静脉阻塞伴随新生血管或视网膜高度水肿时，无法激光或单纯激光疗效不佳时，抗 VEGF 药物就成了此类患者的希望。

【知识拓展】

眼底“燃烧的火焰”

视网膜静脉阻塞是中老年人群中比较常见的眼底疾病之一，好发于高血压、高脂血症的视网膜动脉硬化及糖尿病导致的血黏度增加者。此病最显著的临床体征就是眼底可查见视网膜表面呈现不同程度片状如火焰般的出血灶。每当眼科医师检查眼底时看到如此浓烈鲜红的“火焰”时首先第一考虑的就是需要排查此类疾病，虽然“火焰”的出现并不是静脉阻塞疾病独有的体征，但可也算是该类疾病最典型的体征。故在重点排查该病时，同时也需要与其他类似眼底疾病仔细鉴别。

三、糖尿病性视网膜病变患者的护理

【概述】

糖尿病性视网膜病变是糖尿病患者的视网膜血管疾

病，是糖尿病后期的并发症之一，其发展常与糖尿病引起的肾脏功能损害同步。糖尿病病程越长，糖尿病视网膜病变的发生率越高。在糖尿病患者中，该病是导致视力严重下降最重要的原因。

【病因】

1. 病程 病程长短为主要危险因素。据近年资料统计，病程5年以上的1型糖尿病患者约有25%出现视网膜病变，10年以上者约为60%，15年以上者可达80%。病程15年以上者有25%可发生增生性糖尿病视网膜病变。

2. 血糖水平 是关键性危险因素，在出现糖尿病视网膜病变后，病程对病情从早期向晚期的演变起到的作用较小，在病情进展中起主要作用的为血糖水平的高低。

3. 其他 如年龄、糖尿病类型、血液黏稠度、肾脏疾病、血管紧张素转换酶抑制剂的应用、遗传易感性等，对于糖尿病视网膜病变发生发展的意义，目前尚未得出一致的结论。

【病理】

糖尿病视网膜病变最早可见的眼底改变包括微血管瘤和出血，进而发展为视网膜毛细血管无灌注，导致出血数量增加、棉绒斑和视网膜内微血管异常，持续的无灌注最终可以导致视网膜血管的闭塞和病理性增殖，表现为视乳头或视网膜其他部位的新生血管。

1. 微动脉瘤 见于病变早期，由于视网膜毛细血管壁周细胞丧失和血管壁扩张而形成。

2. 视网膜静脉扩张 早期多有不同程度的扩张，以小静脉明显，常伴环袢状等不规则形状。

3. 出血 早期出血多位于内核层或外丛状层，较少位于神经纤维层。

4. 黄斑水肿 视网膜毛细血管通透性改变，渗漏液体蓄积于黄斑区中心凹周围呈辐射状排列的Henle纤维之间，形成积液的小囊，荧光血管造影呈花瓣状排列。

5. 硬性渗出 病程较早期在眼底后极部出现的边界比较清楚的蜡黄色点片状渗出，位于外网状层。

6. 棉绒斑 即软性渗出，位于神经纤维层，是由于视网膜毛细血管闭塞，导致神经纤维层的灶性梗死，对应于荧光血管造影上的无灌注区。

7. 新生血管 长期严重缺氧可诱发新生血管的形成。新生血管位于视网膜表面，多数突出于内界膜之外与玻璃体接触，其内皮细胞呈窗样改变，并且细胞之间缺乏紧密连接，故可引起严重的渗漏、出血。

8. 纤维增殖 血管纤维增殖穿越玻璃体膜进入玻璃体内，增殖组织或玻璃体收缩都可引起视网膜脱离或玻璃体积血。

【诊断要点】

根据糖尿病的病史、临床表现及眼底检查多可诊断。

关于糖尿病视网膜病变的诊断分型或分期有很多，我国目前多用的是1984年6月在哈尔滨举行的第一次全国眼底病学术讨论会制定的糖尿病视网膜病变临床分期标准见表9-5。

表 9-5 糖尿病视网膜病变临床分期标准

期别		视网膜病变
单纯型	Ⅰ期 有微动脉瘤并有小出血点	（+）较少，易数
		（++）较多，不易数
	Ⅱ期 有黄白色“硬性渗出”或并有出血点	（+）较少，易数
		（++）较多，不易数
	Ⅲ期 有白色“软性渗出”或并有出血点	（+）较少，易数
		（++）较多，不易数
增殖型	Ⅳ期 眼底有新生血管或并有玻璃体出血	
	Ⅴ期 眼底有新生血管和纤维增殖	
	Ⅵ期 眼底有新生血管和纤维增殖，并发视网膜脱离	

注：“较少，易数”和“较多，不易数”均包括出血病变。

荧光素眼底血管造影并不是糖尿病患者常规检查的一部分，但其对于检眼镜下不易察见的糖尿病视网膜病变的微动脉瘤、视网膜内微血管异常、视网膜无灌注区、新生血管及黄斑病变的诊断和治疗有重要意义。

【治疗】

1. 全身治疗 控制血糖，针对具体病情采取相应的治疗措施。

2. 眼科治疗

（1）光凝治疗：评估患者视网膜的病变情况，必要时进行视网膜激光光凝治疗。视网膜激光光凝治疗的目标是减少丧失视力的危险。可分为全视网膜光凝、局部光凝和格子样光凝，根据病情选择光凝方式。

（2）手术治疗：用于一些存在严重的玻璃体或视网膜前出血而无法进行激光光凝治疗的患者，或接受了全视网膜光凝但增殖性视网膜病变仍持续存在或出现牵拉性视网膜脱离者，需要接受玻璃体切除手术。

（3）药物治疗：缺乏特效口服药物治疗，对于视网膜高度水肿或存在大量新生血管的患者，无法行视网膜激光光凝或光凝疗效欠佳时可联合使用抗 VEGF 药物球内注射。

【主要护理问题】

（1）焦虑、恐惧：与长期患糖尿病、严重视功能障碍、担心预后有关。

（2）感知紊乱：与视网膜及视神经损害有关。

（3）有外伤的危险：与视力下降有关。

（4）部分生活自理能力缺乏：与双眼视力下降，生活自理困难有关。

（5）知识缺乏：缺乏糖尿病及糖尿病视网膜病变的防护知识。

【护理目标】

（1）患者焦虑、恐惧程度减轻，情绪稳定，能配合治疗及护理。

（2）减轻因视力下降所致的感知紊乱。

（3）能配合采取防止意外发生的措施。

（4）满足患者的基本生活需要。

（5）患者对疾病及相关知识有所了解。

【护理措施】

1. 心理护理　患者本身患有糖尿病，视功能障碍使其有“病上加病”的想法，悲观、郁闷，医护人员应关心、安慰患者，消除其焦虑、悲伤的心情，鼓励患者树立战胜疾病的信心。

2. 治疗及用药护理　糖尿病性视网膜病变患者的治疗及用药护理见表 9-6。

表 9-6 糖尿病性视网膜病变患者的治疗及用药护理

常规护理内容	
治疗糖尿病	积极治疗糖尿病，严格控制血糖、血脂。餐前准时、按剂量注射胰岛素，注意严格消毒皮肤，以防注射部位感染。更换注射部位，勿损伤皮肤组织。口服降糖药准时服用。遵医嘱准时监测空腹及三餐后血糖，并记录。有异常及时报告医生
激光治疗	对于眼底情况满足视网膜激光光凝的患者，应采用激光进行局部或全视网膜光凝，治疗前，注意充分散瞳，需与患者沟通激光目的
手术治疗	轻度玻璃体浑浊、积血可暂时先观察，短时间内无法吸收者，可考虑行玻璃体切除等术式，术后按玻璃体切割术后护理常规进行护理
基础护理	加强巡视，加强糖尿病宣传，监督患者遵守糖尿病饮食习惯，监测血糖，注意检查患者的皮肤状况，皮肤是否存在伤口或溃烂
	保持床单元卫生及患者的个人卫生。强化低视力患者的安全措施

3. 健康宣教 糖尿病性视网膜病变患者的健康宣教见表 9-7。

表 9-7 糖尿病性视网膜病变患者的健康宣教

宣教内容	
饮食	糖尿病饮食，多食富含维生素、蛋白质的食物，禁食辛辣刺激性食物，保持排便通畅。了解低血糖的症状，警惕低血糖的发生，常规准备适当食物，以预防患者低血糖发作
活动	避免剧烈活动，适度运动，避免疲劳、精神紧张及各种不良刺激
用药	指导正确用药及胰岛素用法的注意事项
复查	糖尿病患者应定期门诊随访，检查视力，如出现视力下降应立即就医。已患糖尿病性视网膜病变的患者应遵医嘱定期眼科门诊复查

【预防】

预防糖尿病性视网膜病变最有效的方法是控制血糖，患者在诊断糖尿病后5年内，每年应常规进行眼科检查，这样可早期发现糖尿病病变并早期给予治疗，使视力得以保护；确诊糖尿病性视网膜病变的病例中，指导患者每3～6个月复查1次。手术后第1周、半个月、1个月、3个月定期门诊随访，检查视力，眼底造影，如出现视力下降应立即就医。

【特别关注】

（1）定期检查眼底，做到早预防、早治疗。

（2）积极控制糖尿病，保持血糖水平稳定。

【前沿进展】

抗VEGF药物给糖尿病性视网膜病变患者带来了巨大的福音，这些抗VEGF药物可以让糖尿病性视网膜病变患者的新生血管和黄斑水肿消退，给医生创造了激光治疗的机会，也尽可能地保存了这类患者的视力。

【知识拓展】

“悄悄地，他瞭上你的眼睛”

由于糖尿病性视网膜病变早期阶段无症状，视力也不受影响，因此，患者即使有视网膜病变也可能没有感觉；而一旦自觉视力明显下降时，病变又往往难以逆转。所以，糖尿病对眼睛的影响，就像一首歌词所唱到的“悄悄地，他瞭上你的眼睛”。因此，糖尿病患者，病程在5年以上者，即使在无症状时，也要提防糖尿病性视网膜病变，预防是最重要的一环，糖尿病患者应定期检查眼底，以便及早发现和治疗视网膜病变。

四、视网膜静脉周围炎患者的护理

【概述】

该病于 1882 年首次由 Eales 描述，故又称 Eales 病。由于常发生于青年，并有反复玻璃体积血的特征，故又称青年复发性玻璃体积血。多累及双眼，可一先一后，或同时发病。病程长，常反复发作。

【病因】

1. 结核感染 最常见。

2. Buerger 病 是血管的炎性、节段性和反复发作的慢性闭塞性疾病，又称血栓闭塞性脉管炎，少见。

3. 局部病灶 如牙齿脓毒病灶、中耳炎、鼻窦炎或身体其他部位的感染病灶。

4. 其他 部分患者原因不明。

【病理】

主要病变在视网膜周边部小静脉，偶尔累及小动脉。

1. 炎症细胞浸润 急性期视网膜静脉壁及其周围组织有多形核细胞浸润；慢性期有淋巴细胞、浆细胞、上皮样细胞，偶有巨核细胞浸润。

2. 静脉迂曲扩张 管径不规则，可扭曲，静脉可有白鞘。

3. 血管阻塞、管腔狭窄 血管壁内皮细胞增殖、突入管腔，加上血管壁玻璃样变增厚，使管腔逐渐变窄，最后完全阻塞，血管壁破坏后最终完全被纤维结缔组织代替。

4. 视网膜水肿、出血、渗出 受累血管附近的视网膜水肿，且有火焰状或点片状出血，静脉旁或表面有白色片状渗出。

5. 新生血管　导致反复玻璃体积血。

6. 纤维增殖　反复玻璃体积血，导致玻璃体视网膜增殖，有机化纤维索条产生。

7. 视网膜裂孔和视网膜脱离　由于纤维条索收缩牵拉视网膜形成。

【诊断要点】

（1）反复发作性单眼或双眼出血，病情常不一致；眼底检查见周边部一处或数处静脉小分支充盈迂曲，附近有出血及渗出病灶，静脉管壁白鞘或浑浊。可结合荧光眼底血管造影检查，明确诊断。

（2）寻找病因：结合病史、全身情况及实验室检查查找结核、梅毒、链球菌等感染依据。

【治疗】

1. 一般治疗　半卧位休息、双眼包扎或戴针孔眼镜以限制眼球活动，可适当应用止血药。

2. 病因治疗　增强全身抵抗力；可试用抗结核治疗；有局部病灶者应去除。

3. 糖皮质激素　疗效不确定，全身或局部使用。

4. 激光光凝治疗　封闭病变血管以预防出血，光凝无灌注区预防新生血管。

5. 玻璃体切除手术　严重玻璃体积血在 1 个月左右不见消退，并有机化膜形成，有发生牵拉性视网膜脱离危险者或已伴牵拉性视网膜脱离患者，可行玻璃体切除手术，联合激光光凝等联合治疗。

6. 其他辅助治疗　内服卡巴克络（安特诺新）、维生素 K、维生素 C、芦丁、钙剂及活血止血中药等，疗效不能肯定。

【主要护理问题】

（1）焦虑、恐惧：与视力下降、担心预后有关。

（2）感知紊乱：与视力下降、玻璃体积血有关。

（3）有外伤的危险：与视力下降有关。

（4）部分生活自理能力缺乏：与视力下降，生活自理困难有关。

（5）知识缺乏：缺乏视网膜静脉周围炎的防护知识。

【护理目标】

（1）患者焦虑、恐惧程度减轻，情绪稳定，能配合治疗及护理。

（2）减轻因视力下降所致的感知紊乱。

（3）能配合采取防止意外发生的措施。

（4）满足患者的基本生活需要。

（5）患者对疾病及相关知识有所了解。

【护理措施】

1. 心理护理 患者系青壮年，是家庭的经济支柱，视力逐渐下降，悲观、郁闷，医护人员应关心、安慰患者，消除其焦虑、悲伤的心情，鼓励患者树立战胜疾病的信心。

2. 治疗及用药护理 视网膜静脉周围炎患者的治疗及用药护理见表 9-8。

表 9-8 视网膜静脉周围炎患者的治疗及用药护理

常规护理内容	
体位要求	玻璃体积血时应包扎双眼，半卧位休息，让血液沉积于玻璃体下部

续表

常规护理内容	
其他治疗	早期可给予糖皮质激素 可给予抗结核治疗 激光治疗，封闭视网膜病变血管及无灌注区，预防新生血管 适当服用止血活血药物等（疗效待定）
手术治疗	轻度玻璃体浑浊、积血可暂时先观察，一定时间内（观察1个月左右）无法吸收者或形成增殖/牵拉性视网膜脱离，玻璃体浓厚积血者，可考虑玻璃体切除等术式，术后按玻璃体切割术后护理常规进行护理
基础护理	加强巡视，保持床单元卫生及患者的个人卫生，对双眼包扎的患者应密切床旁巡视，提供生活不能自理部分的帮助，强化低视力患者的安全措施
其他护理	饮食宜清淡、易消化，多食蔬菜、水果及富含蛋白质和维生素的食物，保持排便通畅

3. 健康宣教 视网膜静脉周围炎患者的健康宣教见表9-9。

表9-9 视网膜静脉周围炎患者的健康宣教

宣教内容	
饮食	多食富含维生素、蛋白质的食物，禁食辛辣刺激性食物，保持排便通畅
活动	玻璃体活动期出血应卧床休息，限制活动，手术期应避免剧烈活动，适度即可，避免疲劳、精神紧张及各种不良刺激
用药	正确用药，如抗结核药物的注意事项
复查	早期玻璃体积血应2周复查1次，手术后第1周、半个月、1个月、3个月定期门诊随访，检查视力，如出现视力下降应立即就医

【预防】

青年男性突发玻璃体积血，应仔细散瞳检查“健”

眼，检查周边视网膜血管是否存在异常，结合眼底血管造影（FFA）检查，早期进行激光治疗，预防大出血。

【特别关注】

（1）早发现，早治疗，预防出血。

（2）注意检查“健”眼。

【前沿进展】

近年来对视网膜静脉周围炎的研究从基础到临床两方面均取得了较大进展。因其有独特的临床特征及典型的生化改变，故诊断并不困难。常规治疗措施包括观察、药物、激光及玻璃体视网膜手术等。因病变程度不同，治疗方式也不尽相同。治疗时，首先我们可根据患者病变分期进行相应的眼科规范化治疗。其次在治疗眼病的同时，现在更注重对原发病的排查与诊治，因为只有这样“两手抓”，才可能达到有效防止该病反复发作的目的。

【知识拓展】

男青年的视力克星

视网膜静脉周围炎，最常发生于 20 ～ 40 岁的男性青年，曾有报道称男性发病率为 80% ～ 90%，故男性青年是该病的高发人群。90% 的患者可双眼发病，双眼反复发生视网膜及玻璃体积血是该病的最主要特征，因此也曾称为青年复发性视网膜玻璃体积血。患者因突发大量视网膜出血、玻璃体积血，眼前出现大量黑影遮挡，导致视力骤降。此病常常在玻璃体积血发生前患者毫无察觉。因此若不是体检进行散瞳检查眼底，此病易被漏诊。在临床中如果遇到青年男性患者一只眼已因突发玻璃体积血出现视力骤降，另眼必须进行散瞳检查，尤其注意检查周边视网膜血管是否存在异常，希望尽早诊治该病，以期避免大出血发生，从而减少患者的痛苦，达到改善生活质量、减轻患者经济负担的目的。

五、早产儿视网膜病变患者的护理

【概述】

早产儿视网膜病变，多数见于胎龄＜32周、体重不足1600g的早产儿，偶见于超过上述体重的足月产儿。病变活动期的发病率为早产儿的10%～20%，最后纤维膜有残留者占早产儿的3%左右。性别无明显差异，双眼受累，但轻重可以不等。随着医疗技术的进步，早产儿存活率提高，本病的发病率亦呈上升趋势。根据国内外流行病学调查，总体情况是：出生时体重越低、胎龄越小，本病的发病率越高，病情越重。

【病因】

本病的病因尚未明确。可能的危险因素有下述几项。

（1）早产、低出生体重。

（2）氧疗，出生后过度吸氧，吸氧时间越长，浓度越高，发病率亦越高。

（3）动脉血二氧化碳分压过低，可致脑血管收缩，视网膜血管收缩致视网膜缺血。

（4）各种原因引起的缺氧、贫血、酸中毒、低血糖、低体温等。

（5）种族，白人发生率多于黑人。

【病理】

早产儿视网膜尚未发育完善，以周边部最不成熟，颞侧周边最为显著。处于高氧环境下，视网膜血管收缩、阻塞，可使局部视网膜缺血、缺氧，诱发视网膜新生血管，新生血管穿过内界膜向视网膜表面发展并伸入玻璃体内，伴纤维组织增生，纤维血管膜沿玻璃体前面生长，在晶状体后面形成结缔组织膜，膜收缩形成牵拉性视网膜脱离。

【诊断要点】

根据发生于低体重、早产儿、有温箱内过度吸氧史、双眼受害等，结合临床表现及眼底改变可诊断。

临床表现常见于出生后 3 ～ 6 周，病情分期见表 9-10。

表 9-10　早产儿视网膜病变急性活动阶段病情分期

分期	眼底表现
Ⅰ期（分界线期）	视网膜无血管区与异常增生血管之间有一平坦而明显的白色分界线，异常血管分支不超越此线
Ⅱ期（嵴状隆起期）	分界线增宽、隆起呈嵴状，血管丛自视网膜面伸向嵴上，嵴状隆起自白色变成粉红色，嵴后可见新生血管丛，无纤维增生
Ⅲ期（增生期）	嵴状隆起处有视网膜外纤维血管组织增生，自嵴面伸向附近玻璃体
Ⅳ期（视网膜脱离期）	因视网膜下渗出或（和）视网膜玻璃体增生膜牵拉作用，导致部分视网膜脱离
	又按黄斑中心凹是否累及分为 A、B 两级 A 级：脱离位于Ⅱ区或Ⅲ区，未累及黄斑，或仅为周边象限性脱离 B 级：脱离包括Ⅰ区部分，皱褶状，自视乳头经Ⅰ区至Ⅱ、Ⅲ区，累及黄斑中心凹
Ⅴ期(视网膜全脱离期）	视网膜呈漏斗状全脱离

【治疗】

对于高危新生儿必须在出生后 4 周起，及早予以眼底检查与随访观察。

1. 激光治疗　Ⅰ、Ⅱ、Ⅲ期，为本病治疗的关键时期，根据病情应当使用二极管激光或经巩膜的 810nm 激光进行光凝。

2. 手术治疗　如果活动病变进入Ⅳ期，经过随访观察不见自行停止，应行巩膜外环结扎术，解除机化膜对视网膜的牵拉，放出视网膜下渗液，使视网膜复位。对Ⅴ期病例，行玻璃体切除术，使视网膜复位或部分复位。

【主要护理问题】

（1）营养失调：低于机体需要量，与未成熟儿机体摄入不足及消化吸收功能差有关。

（2）感知障碍，与未成熟儿视网膜发育受损，视力差有关。

（3）潜在并发症：继发青光眼。

（4）患儿家长知识缺乏，未及时发现，未引起足够重视。

【护理目标】

（1）加强保暖，合理喂养，尽量保证未成熟儿体重在短期内接近正常。

（2）对未成熟儿严格控制使用持续高浓度吸氧，减少视网膜发育受损，从而减轻视力受损。

（3）对活动期重症病例，必须按医嘱给予散瞳处理，预防继发性青光眼的发生。

（4）患儿家长对疾病知识有一定的了解，足够的重视，早期发现，早期治疗，定期复查。

【术前护理措施】

（1）注意保暖，避免受凉，保持呼吸道畅通，维持体温正常。

（2）术眼按医嘱滴用抗生素眼液及散瞳眼膏，做术眼准备。

（3）保持病床清洁、干燥、舒适，患儿着柔软患者服，保证皮肤完整无损。

（4）及时和患儿父母沟通，减轻其紧张、焦虑。

（5）全身麻醉前禁饮、禁食 4 ～ 6 小时，建立静脉通道，必要时给予补液。

【术后护理措施】

（1）和手术室护士做好患儿病情交接、记录。

（2）术眼手术当日敷料包扎，观察敷料有无渗血、渗液，患儿有无哭闹。根据情况做相应的处理。

（3）密切监测、观察患儿的生命体征及全身情况。

（4）手术次日去掉术眼敷料，观察分泌物，按医嘱滴用抗生素眼液及散瞳眼膏。

（5）定期复查，防止并发症。

【预防】

早产、低体重、吸氧等都是早产儿视网膜病变的危险因素，为尽量避免此类疾病的发生，最关键的是对早产儿合理的氧疗和护理。严格掌握氧疗指征，同时需积极治疗原发病。

【特别关注】

（1）早产儿视网膜病变重在预防。

（2）早产儿组织器官发育不完善，易发生并发症，尤其是感染，所以在护理早产儿时注意消毒隔离，防止院内感染。

【前沿进展】

学科交叉与联合防治早产儿视网膜病变：早产儿视网膜病变早期防治能阻止病情的进展，晚期病例则疗效有限，很难达到有用视力，故重要的是早期发现、早期治疗、避免严重后果，这就需要眼科医生与新生儿科、产科医生密切协作，注重学科之间的交叉与联合。目前，在我国少数医院，眼科和儿科医生已开始学科交叉，联手防治早产儿视网膜病变。

【知识拓展】

抢救早产儿的氧气是一把“双刃剑”

随着医学技术的发展，儿科危重新生儿抢救成功率和早产儿成活率大幅度提高。加之医学助孕科技的发展，使早产儿的发生率也有上升趋势。在临床危重新生儿抢救和早产儿救助上，用氧已经成为一种常规手段。氧气在抢救新生儿生命的同时，也给他们的生活埋下了隐患，因为高浓度、高流量的氧气可以诱发早产儿视网膜病变。

国外资料表明，20 世纪 40 年代氧气被引入抢救系统，此后，早产儿的生存率有所提高，同时也使大量的孩子因晶状体后纤维增生，也就是视网膜病变而失明。无论是实验和临床都已证明，高浓度、高流量氧气是诱发早产儿视网膜病变的重要原因。氧气在抢救危重新生儿中的作用是不容置疑的。如果新生儿有吸氧治疗史，家长就要及早带孩子到眼科进行检查，以便早期发现，早期治疗。

（高云霞）

第二节　急性视网膜坏死患者的护理

【概述】

急性视网膜坏死综合征（acute retinal necrosis，ARN）是一种由病毒感染引起的眼部疾病。本病少见，男性发病率略多于女性，各年龄阶段均可发病。单眼受害多于双眼，双眼可先后发病，前后一般不超过6周。

【病因】

1. 单纯疱疹病毒　年轻人多见。

2. 水痘-带状疱疹病毒　年长者多见。

3. 巨细胞病毒　少见。

【病理】

比较公认的病理改变是视网膜和葡萄膜血管周围淋巴细胞及浆细胞为主的弥漫性浸润，主要侵及动脉，静脉少累及。

【诊断要点】

1. 临床表现　发病隐匿，常出现单侧眼红、眼痛、眶周疼痛、刺激感或异物感，此后可出现视物模糊、眼前飞蚊。早期患者视力下降并不明显，后期患者视力可迅速下降甚至丧失。

2. 裂隙灯检查　可呈前葡萄膜炎改变，如睫状充血，KP呈粉尘状或羊脂状，AR阳性，瞳孔后粘连，少许患者出现前房积脓。

3. 眼底检查　主要是以视网膜坏死病灶、视网膜动脉炎为主的视网膜血管炎和玻璃体炎症反应。

（1）视网膜坏死病灶：常从中周部开始，发现散在浓密的黄白色坏死病灶，随着病情加重，斑块逐渐扩展融合，最后可出现大量渔网状裂孔，导致视网膜脱离。

（2）视网膜血管炎：通常可累及视网膜动脉，静脉也可受累，表现为血管炎改变、血管呈白线样改变。

（3）玻璃体炎症：中重度炎症改变，玻璃体浑浊可根据病情迅速加重，甚至出现增殖牵拉。

4. 辅助检查

（1）眼底血管造影：急性期，病灶处荧光渗漏与遮蔽荧光并存，视网膜动脉及分支闭塞，呈无灌注改变，小静脉可闭塞，视盘后期呈强荧光；缓解期，视网膜病灶处可见斑驳样荧光斑；末期，脉络膜荧光渗漏。

（2）其他辅助检查：吲哚青绿血管造影检查、眼部B超、视网膜电流图（ERG）等。

5. 实验室检查

（1）房水和玻璃体抗体检测：利用免疫荧光技术进行特异性抗体检测。

（2）活组织病理学检查：侵入性检查，病毒培养、组织学和免疫组织化学检查、PCR检测、原位杂交等。

（3）血清特异性抗体检测：近年来，TORCH检查已成为临床中排查病毒感染最常用的方法之一，其特点在于有效、快捷、方便。

【治疗】

1. 药物

（1）抗病毒药物：需严格规律的静脉滴注足量阿昔洛韦（无环鸟苷）或更昔洛韦7日左右，改为口服阿昔洛韦片，需持续6周以上。

（2）糖皮质激素：局部和全身使用。全身使用前提是已使用抗病毒药物，而且在治疗有效的情况下才可使用。

（3）抗血小板聚集药物：阿司匹林等。

2. 手术 玻璃体切割术联合填充惰性气体或硅油。

【主要护理问题】

（1）焦虑：与视力突然下降、担心预后有关。

（2）感知障碍：与视力下降有关。

（3）有外伤的危险：与视力下降、视物模糊有关。

（4）部分生活自理能力缺乏：与视力下降，生活自理困难有关。

（5）知识缺乏：缺乏急性视网膜坏死的疾病知识及健康知识。

【护理目标】

（1）患者焦虑、恐惧程度减轻，情绪稳定，能配合治疗及护理。

（2）减轻因视力下降所致的感知紊乱。

（3）能配合采取防止意外发生的措施。

（4）满足患者的基本生活需要。

（5）患者对疾病及相关知识有所了解。

【术前护理措施】

1. 心理护理 了解患者心理状态和心理感受，解释手术的目的、效果和过程，解除其对手术的顾虑及紧张情绪。鼓励患者以积极乐观的心态面对疾病，并增强战胜疾病的信心。

2. 用药护理

（1）抗生素眼液：术前按医嘱滴抗生素眼液，如妥布霉素滴眼液、氧氟沙星滴眼液等，介绍用药的目的及作用。

（2）散瞳眼液：散瞳的目的是使睫状肌松弛，让患眼处于休息状态，利于视网膜复贴；瞳孔散大后，便于医生检查眼底和手术。

（3）抗病毒药物：尽早使用足量抗病毒药物全身输注，耐心向患者介绍用药的目的及作用，强调该药物的重要性，注意监测肝肾功能。

（4）糖皮质激素：该类患者还应在有效使用抗病毒药物的同时静脉滴注糖皮质激素。

3. 健康指导

（1）卧床休息，减少活动。避免急性视网膜坏死引起的视网膜脱离范围扩大，有助于视网膜平伏；此类患者可双眼先后发病，发病时视力极差，安静休息，可减少跌撞伤发生。

（2）患者存在视网膜脱离，如裂孔较局限，范围小，术前应指导患者采用裂孔处于最低位的卧位休息，如视网膜散在大量渔网状裂孔，范围广，无法保持裂孔均为最低位，可嘱患者保持仰卧位。

（3）指导吸烟的患者戒烟，避免进食辛辣刺激性饮食，保持排便通畅。

（4）术晨进食不宜过饱，避免术中牵拉眼肌导致呕吐。

【术后护理措施】

（1）急性视网膜坏死患者的术后护理常规见表9-11。

表 9-11　急性视网膜坏死患者的术后护理常规

常规护理内容	
术后观察及护理	观察伤口有无渗血、渗液，敷料松紧是否合适，有无脱落、移位 保持敷料的清洁与干燥，如有污染及时更换 了解患者有无全身不适，密切监测生命体征
眼痛护理	评估患者的疼痛情况，了解疼痛的性质及程度，及时告知医生并给予正确的处置
体位护理	行玻璃体切割联合气体或硅油填充术后需取头面部低位休息，应详细讲解特殊体位的目的，取得患者的理解及配合 示范正确的卧位姿势 每日俯卧位时间在 10 小时以上 为了缓解特殊体位带来的不适，嘱咐患者在保持头面部低位的前提下，适当变更体位，可坐、卧、站交替 对限制性卧位患者每日按摩受压部位 3 ～ 4 次，以减轻不适
基础护理	加强巡视，及时了解患者的需求，并提供生活不能自理部分的帮助，强化低视力患者的安全措施 保持床单元卫生及患者的个人卫生
其他护理	饮食宜清淡、易消化，多食蔬菜、水果及富含蛋白质和维生素的食物；有糖尿病的患者进食糖尿病饮食；高血压患者进食低盐、低脂饮食

（2）急性视网膜坏死术后患者的出院宣教见表 9-12。

表 9-12　急性视网膜坏死术后患者的出院宣教

宣教内容	
饮食	饮食宜清淡、无辛辣刺激，保持排便通畅。如有糖尿病和高血压则进食糖尿病饮食和低盐、低脂饮食
活动	勿揉搓术眼，勿用力摇晃头部，活动轻缓，避免剧烈运动和重体力劳动。玻璃体切割术后注气的患者在气体吸收之前不能到高原地区及乘坐飞机

续表

宣教内容	
用药	按医嘱滴用激素眼液和抗生素眼液、散瞳剂，滴药时间一般为 2～4 周 嘱患者坚持遵医嘱口服抗病毒药物，并叮嘱患者需注意肝肾功能复查
复查	术后第 1 周、半个月、1 个月、3 个月定期门诊随访，检查视力、伤口愈合情况、视网膜病灶情况。如出现眼痛、视力进一步下降等应立即就医

【并发症的处理及护理】

急性视网膜坏死并发症的处理及护理见表 9-13。

表 9-13　急性视网膜坏死并发症的处理及护理

常见并发症	临床表现	处理
视网膜脱离	视力下降	玻璃体切除联合硅油或惰性气体填充术
增殖性玻璃体视网膜病变	视力下降	玻璃体切割术，必要时联合硅油或惰性气体填充术
感染	眼痛 分泌物增加 视力下降 白细胞计数升高 体温升高	局部及全身使用抗生素，如为填充物引起应立即取出，并做细菌培养及药敏试验 化脓性眼内炎者应及早做玻璃体切割术联合眼内注射或灌洗抗生素
反应性葡萄膜炎	视力下降 眼痛 KP、AR	安静休息 局部或全身应用皮质类固醇 1% 阿托品或复方托吡卡胺滴眼液散瞳
青光眼	视力下降 眼痛伴同侧头痛 恶心呕吐 眼压升高	有眼内填充物者应面朝下俯卧位休息 给予 β 受体阻断剂、碳酸酐酶抑制剂或高渗剂等降低眼压 炎症重者，加强局部抗炎 经过上述处理眼压仍高，应考虑经睫状体平坦部放出气体或硅油

续表

常见并发症	临床表现	处理
白内障	视力下降 晶状体浑浊	白内障超声乳化吸出及人工晶状体植入术
视神经萎缩	视力下降	无特殊处理，营养神经药物

【预防】

该病常由病毒感染引起，因此患者若存在全身或其他系统病毒感染，应积极进行相关治疗。预防感冒。若已发生单眼病变，必须仔细散瞳检查另眼，期望能及早发现该病，尽早对其进行干预，可有效防止视力下降甚至丧失的悲剧发生。

【特别关注】

急性视网膜坏死属于眼科急重症，需紧急处理，注意检查双眼。

【前沿进展】

急性视网膜坏死目前仍是眼科治疗的一大难题，因其病情严重、发展迅速，而且可先后累及双眼，因患者就诊不及时，或是错过最佳治疗时机或是即使经积极治疗后医生仍感回天乏力，治疗效果不佳，视力预后差。目前此病的治疗原则仍是首选全身使用抗病毒药物，联合使用激素，有人主张在病变早期，施行视网膜激光光凝，可阻止病变扩展，预防或局限视网膜脱离。如存在玻璃体浑浊，或出现视网膜脱离，需进行玻璃体切除联合硅油填充等术式。也有人提出，一旦发现急性视网膜坏死，无论病情轻重，均可进行预防性玻璃体切除或眼内注入抗病毒药物，以期达到阻止病情发展及视力下降的目的，争取为此病患者提高生活质量。

【知识拓展】

人类视力的“灭顶之灾”

急性视网膜坏死是一种近30年才被人们逐渐认识的眼部疾病，于1971年被Urayama等首次报道。虽然其发病率低，但该病可导致视功能严重受损，常常造成不可逆的视功能损害和视功能丧失，甚至引起眼球萎缩。该病不仅局限于单眼，还常常双眼先后发病。如果抢救不及时，此病可让患者短时间在毫无预警下单眼或双眼先后视功能丧失，造成单眼盲甚至双眼盲，给患者视力带来不可逆的“灭顶之灾”。因此，为了尽可能地挽救患者的视功能，该病的处理刻不容缓。

（高云霞）

第三节　黄斑病变患者的护理

一、中心性浆液性脉络膜视网膜病变患者的护理

【概述】

中心性浆液性脉络膜视网膜病变是一种散发、自限性眼病，常见于中青年男性，女性较少，可单眼亦可双眼受累，发病年龄多在25～50岁。本病有较大程度的自限性，亦有病例可以延续多年，时显时隐，病变范围也逐渐扩大，色素上皮萎缩也严重。少数病眼经多次发作后，最终可使中心视力朦受永久性损害。

【病因】

本病的病因尚不明确。可能与吸烟、疲劳、作息不规律、情绪激动、炎症、免疫及代谢因素有关，但尚缺乏有力的证据。

【病理】

色素上皮的屏障功能损害，因而脉络膜毛细血管漏出富含蛋白质的液体，通过色素上皮损害处渗入神经上皮下，造成神经感觉层的盘状脱离。渗漏点可在黄斑内，亦可在黄斑周围，但无论渗漏点位于何处，渗液多半积存于黄斑区。

【诊断要点】

根据临床表现、眼底检查及眼底荧光血管造影的典型表现可做出诊断。

1. 临床表现　多见于男性，突发视物模糊，视物变暗，视物遮挡感，Amsler 方格表检查视力常有变形或暗点。

2. 眼底检查　黄斑部可见圆形或类圆形颜色稍灰隆起的局限性神经上皮脱离，中心凹反光消失。

3. 眼底荧光血管造影　本病在造影中有独特的表现。早期可见背景荧光略低的部位，随时间延长可见点状强荧光迅速扩散，呈墨渍样渗漏。造影后期可见染料积存于神经上皮脱离腔中，勾画出其脱离的范围。

【治疗】

由于本病的确切病因不明，因而缺乏针对病因的有效治疗。严禁使用糖皮质激素。

1. 激光治疗　可缩短自然病程，对于中心凹以外的渗漏点，病情反复发作、迁延不愈，或强烈要求治疗的患者，可考虑行激光治疗。

2. 光动力治疗（PDT）　目的同激光治疗，适用于中心凹附近的渗漏点。

【主要护理问题】

（1）焦虑：与视力突然下降、担心预后有关。

（2）感知障碍：与视力下降有关。

（3）有外伤的危险：与视力下降、视物模糊有关。

（4）部分生活自理能力缺乏：与视力下降，生活自理困难有关。

（5）知识缺乏：缺乏中心性浆液性脉络膜视网膜病变的疾病知识及健康知识。

【护理目标】

（1）患者焦虑、恐惧程度减轻，情绪稳定，能配合治疗及护理。

（2）减轻因视力下降所致的感知紊乱。

（3）能配合采取防止意外发生的措施。

（4）满足患者的基本生活需要。

（5）患者对疾病的相关知识有所了解。

【护理措施】

1. 心理护理　积极主动了解患者的心理状态，鼓励其表达心理感受，并采取相应的心理干预措施。鼓励患者以积极乐观的心态面对疾病，并增强战胜疾病的信心。

2. 健康指导

（1）指导患者注意用眼卫生，避免疲劳用眼。

（2）指导患者进食富含维生素的蔬菜、水果。

（3）传输健康理念，帮助患者建立健康的生活模式。如生活有规律、定时作息、避免熬夜、饮食清淡、戒烟酒、坚持锻炼、保持良好的心理状态。

（4）帮助患者了解该病的病因、治疗及预后。

（5）告知患者定期复查眼底并定期全面体检。

【预防】

该病好发于中青年男性，可因精神紧张、睡眠质量差、过度疲劳等因素而诱发。因此，平常尽量避免诱发本病的因素，避免过度用脑及体力劳动。养成良好的作息习惯，避免过度劳累。

【特别关注】

（1）该病有一定自限性，部分可自愈，保持良好的心态很重要。

（2）禁忌使用激素治疗。

【前沿进展】

中心性浆液性脉络膜视网膜病变虽然号称自限性疾病，但也可反复发病或迁延不愈，持续时间较长可对患者视功能造成不可逆的损害。因此，若有条件仍建议对该病进行积极治疗，但前提还须尽量选择安全有效的治疗方法。既往我们常常采取口服药物或视网膜激光光凝治疗，但不得不承认口服药物效果差，而激光光凝又可能存在一定的副作用或适用禁忌。曾也有人采用经瞳孔温热疗法（TTT）或注射抗 VEGF 药物治疗该病，但疗效终究未得到认可。近年来，只有一种治疗方式得到了广泛医疗界公认的最为安全有效，就是采用降低光敏剂剂量的光动力疗法。因此，光动力疗法是目前治疗中心性浆液性脉络膜视网膜病变的最佳选择。

【知识拓展】

“中浆”全称怎么那么长?

中心性浆液性脉络膜视网膜病变（简称“中浆”）最初由 von Graefe 报告，当初将其命名为特发性黄斑部视网膜脱离，直至 1965 年通过荧光素眼底血管造影检查的开展，Maumenee 发现中浆是视网膜色素上皮（RPE）屏障功能受损导致渗液，引起浆液性视网膜局限性脱离，当时称之为“中心性浆液性视网膜脱离”。1967 年 Gass 又对该病的发病机制和临床特征进行了详尽的描述，于是将该病称为“特发性中心性浆液性脉络膜病变”。由于该病实际上累及脉络膜和视网膜，目前比较通用的名称为“中心性浆液性脉络膜视网膜病变”，在临床上我们简称“中浆”。

二、年龄相关性黄斑变性患者的护理

【概述】

年龄相关性黄斑变性(age-related macular degeneration，AMD）是一种黄斑部的疾病，多数始于 50 岁以上，年龄越大发生率越高，双眼同时或先后受害，临床上可将其分为干性年龄相关性黄斑变性和湿性年龄相关性黄斑变性。

【病因及危险因素】

本病的病因尚未确定，很可能是在黄斑及其附近的视细胞和脉络膜毛细血管层 Bruch 膜视网膜色素上皮复合体的衰老改变的基础上，由慢性光损害、免疫性疾病、心血管系统及呼吸系统等全身性疾病影响，加速和激发了这一衰老过程而引起的退行性变，其中也可能有内分泌问题与遗传背景。

可能的危险因素包括下述几方面。

（1）年龄增加：为主要危险因素。

（2）吸烟：呈剂量相关性，疾病的危险比与所吸烟的包数、年数的增加相关。

（3）体内抗氧化水平低下，补充高剂量的抗氧化维生素（维生素 C、维生素 E、β 胡萝卜素）和锌，可使晚期年龄相关性黄斑变性进展降低。

（4）高脂饮食，大量进食饱和脂肪酸和胆固醇的人发生年龄相关性黄斑变性的危险性增加。

（5）其他慢性光损伤。

【诊断要点】

1. 临床表现

（1）干性年龄相关性黄斑变性：常双眼对称，视力缓慢下降，可伴视物变形等。

（2）湿性年龄相关性黄斑变性：常为单眼先发病，另眼可在长时间后才发病，视力迅速下降，常伴视物变形、中央固定黑影遮挡感。

2. 眼底检查 玻璃膜疣、出血区、硬性渗出、视网膜下积液、色素上皮层异常（色素上皮隆起、脱色素或色素增生、黄斑区地图样萎缩），新生血管膜等。

3. 眼底荧光血管造影 为年龄相关性黄斑变性临床诊断所必需。

4. 吲哚菁绿脉络膜血管造影 对评价某些通过眼底荧光血管造影难以明确诊断的或复杂性年龄相关性黄斑变性，如色素上皮脱离、边界不清的 CNV、视网膜血管瘤样增殖的病变，此项检查意义重大。

5. 光学相干断层扫描（OCT） 可以确定视网膜下积液和视网膜增殖的厚度，可酌情选择。

【治疗】

（1）无临床体征的年龄相关性黄斑变性和早期年龄相关性黄斑变性可以进行观察。

（2）补充抗氧化性维生素和矿物质。

（3）球内注射抗 VEGF 药物。

（4）光动力治疗。

（5）经瞳孔温热治疗（仅适用于非黄斑区 CNV）。

【主要护理问题】

（1）焦虑：与视力下降、担心预后有关。

（2）感知障碍：与视力下降有关。

（3）有外伤的危险：与视力下降、视物模糊有关。

（4）部分生活自理能力缺乏：与视力下降，生活自理困难有关。

（5）知识缺乏：缺乏年龄相关性黄斑变性的疾病知识及健康知识。

【护理目标】

（1）患者焦虑、恐惧程度减轻，情绪稳定，能配合治疗及护理。

（2）减轻因视力下降所致的感知紊乱。

（3）能配合采取防止意外发生的措施。

（4）满足患者的基本生活需要。

（5）患者对疾病及相关知识有所了解。

【护理措施】

1. 心理护理　主动了解患者的心理状态和心理感受，对其不良情绪进行心理干预。鼓励患者以积极乐观的心态面对疾病，并增强战胜疾病的信心。

2. 健康宣教

（1）指导患者进食含维生素 C、维生素 A、维生素 E 丰富的食物，注意微量元素锌的补充，保证饮食营养均衡。

（2）坚持锻炼身体，保持愉快的心情和平和的心态，防止疾病侵扰。

（3）避免过强太阳光直射眼睛，夏季外出可佩戴太阳镜。

（4）患者在做光动力治疗期间，要注意避光。

（5）帮助患者了解疾病的发生、发展和转归，鼓励患者配合治疗。

（6）告知患者定期复查眼底，增强自我保健意识。

3. 光动力疗法的护理 年龄相关性黄斑变性患者光动力疗法的护理见表 9-14。

表 9-14 年龄相关性黄斑变性患者光动力疗法的护理

常规护理内容	
治疗前准备	测量身高、体重，计算体表面积，计算光敏剂的用量 治疗前 30 分钟用托吡卡胺眼液散瞳 告知治疗中的注意事项，取得患者配合 药液现配现用，只能用 5% 葡萄糖溶液配制光敏剂，不能使用生理盐水 嘱咐患者准备好深色长袖衣裤、遮阳伞和遮光眼镜
治疗中配合	选用留置针建立静脉通道，先推注 5% 葡萄糖溶液确保留置针在血管内，然后再推入药液。应确保药液全部注入血管内，保证剂量准确 保持患者头部位置固定及治疗眼固视，避免头部移动 配制好的药液如不能立即使用，应放在避光袋内保存 推药过程中注意观察病情变化，了解患者有无不良反应 防止药液渗入皮下，如出现渗漏时应立即停止注射，局部冷敷及避光，外涂消炎药

续表

常规护理内容	
健康教育	嘱咐患者治疗结束后立即戴上太阳镜、着长袖衣裤，避免光线照射 强调避光的重要性，要避免日光、白炽灯光、紫外线等，涂防晒霜不能防止光线的影响 避光时间：48 小时内严格避光，5 日后可户外活动

【预防】

年龄相关性黄斑变性分为干性及湿性两大类，年龄相关性黄斑变性可长期稳定，也可多变，干性可以转变为湿性，因此应当建议老年患者定期门诊检查眼底情况，尤其已患有干性年龄相关性黄斑变性的患者，更应该眼底病专科门诊密切随访。

【特别关注】

（1）光动力治疗时光敏剂剂量一定要计算精确，防止药液渗漏。

（2）光动力治疗后 48 小时内要严格避光。

【前沿进展】

随着我国经济的发展，人口老龄化的现象突出，年龄相关性黄斑变性逐渐上升为主要致盲眼病之一，严重影响患者的生活质量和健康。同时，年龄相关性黄斑变性的治疗比较棘手。光动力治疗虽有一定的疗效，但光敏剂价格昂贵，不适用大多数患者。在年龄相关性黄斑变性的病情进展过程中，由于新生血管的形成过程与血管生长因子和血管抑制因子的平衡失调有关。血管生长因子抑制剂成为治疗年龄相关性黄斑变性的希望，抗 VEGF 药物目前已成为治疗年龄相关性黄斑变性的首选治疗方式之一，必要时联合光动力治疗，可取得更佳的治疗效果。

【知识拓展】

老年人最关注的一种眼底病

眼科医生在门诊坐诊时常常会听到老年患者道："医生，你帮我看看我有没有黄斑？"或是"我以前有黄斑。"虽然他们用词欠准确，但也能感受到老年人群已开始逐步关注年龄相关性黄斑变性这一类疾病了。年龄相关性黄斑变性又称老年性黄斑变性。常常发生在45岁以上的中老年人群中，其患病率随年龄增长而增高，是当前老年人致盲的重要疾病。迄今为止，针对干性年龄相关性黄斑变性，尚无有效的预防方法可以阻止该病的进展。建议在饮食中增加抗氧化物质的摄入（如富含维生素的蔬菜和水果），减少光损伤，避免吸烟对该病的控制也有一定的帮助，并纠正可导致心血管疾病的高危因素，定期眼科随访观察。湿性年龄相关性黄斑变性患者需积极配合医生进行相关治疗，以期最大程度地挽救患者的中心视功能，减轻或消除患者视物变形等症状。

三、视网膜脱离患者的护理

【概述】

视网膜脱离是视网膜神经上皮层与色素上皮层之间的分离，分为孔源性、渗出性和牵拉性三类，其中孔源性占大多数。

【病因】

1. 孔源性视网膜脱离

（1）视网膜变性与裂孔形成：其中格子样变性与视

网膜脱离的关系最为密切。

（2）玻璃体变性：玻璃体后脱离、液化、浓缩、增生性玻璃体视网膜病变等。

2. 渗出性视网膜脱离

（1）全身疾病，多见于肾性高血压或妊娠高血压综合征。

（2）脉络膜炎症及脉络膜脱离。

（3）脉络膜肿瘤。

（4）寄生虫。

3. 牵拉性视网膜脱离　指在玻璃体内有宽阔粗大的机化膜或条索与视网膜有比较广泛的粘连，由瘢痕收缩而引起的视网膜脱离。

（1）玻璃体积血：常由增生性糖尿病性视网膜病变、视网膜静脉周围炎、视网膜中央静脉阻塞、眼外伤等引起。

（2）其他：早产儿视网膜病变、重症葡萄膜炎睫状体膜形成、睫状体膜向前移位、前部增生性玻璃体视网膜病变等。

【病理】

视网膜裂孔往往是在各种各样变性的基础上，受到玻璃体牵拉而成的。玻璃体液化、脱离，一方面减弱了对视网膜神经上皮层贴附于色素上皮层的支撑力，另一方面液化了的玻璃体经裂孔流入神经上皮层下，形成网膜下积液，使神经上皮层与色素上皮层脱离。

【诊断要点】

（1）询问病史很重要，是否有外伤史、近视史，是否合并全身病或其他眼部疾病。

（2）临床表现和专科查体有助于鉴别视网膜脱离的类型。

多数患者突然发病，通常出现视力骤降、视物遮挡感，如幕布样遮挡感并逐渐扩散，累及黄斑可出现视物变形、小视等症状。不少患者出现上诉症状前，可先出现前驱症状，如眼前飞蚊、闪光感。

（3）眼底检查：脱离的视网膜向玻璃体腔方向隆起，呈灰色或青灰色；隆起可呈多种形态，可呈扁平状、山岗起伏状、斜坡状及半球状；随眼球运动呈现波动感染；视网膜血管呈弯曲爬行或路径中断等改变；视网膜表面可呈波纹状或脑回状，或有皱襞形成。查见裂孔是诊断孔源性视网膜脱离的根据。

【治疗】

（1）一旦确诊，如需手术，应尽快手术，孔源性视网膜脱离手术的关键是封闭裂孔。

（2）手术方法：激光、冷凝、玻璃体联合视网膜手术等。

（3）渗出性视网膜脱离需积极治疗原发病。

【主要护理问题】

（1）焦虑：与视力突然下降、担心预后有关。

（2）舒适的改变：限制性卧位，与病情需要及手术方式有关。

（3）感知障碍：与视力下降、视野缺损、视物变形有关。

（4）生活自理能力下降：与疾病引起的视力下降及散瞳引起的视力下降有关。

（5）有外伤的危险：与视力下降、视野缺损、视物变形有关。

（6）知识缺乏：缺乏视网膜脱离的疾病知识及围手术期健康知识。

【护理目标】

（1）患者焦虑程度减轻，以积极乐观的心态正视疾病，主动配合医务人员的治疗、护理。

（2）尽量减轻患者因被动体位引起的不适。

（3）最大程度地保存现有视力。

（4）经过治疗，能满足日常生活需求。

（5）能配合采取防止意外发生的措施。

（6）患者对视网膜脱离的疾病知识有所了解，掌握手术前、后的注意事项及术中配合。

【术前护理措施】

1. 心理护理　了解患者的心理状态和心理感受，解释手术的目的、效果和过程，解除其对手术的顾虑及紧张情绪。鼓励患者以积极乐观的心态面对疾病，并增强战胜疾病的信心。

2. 用药护理

（1）抗生素眼液：术前按医嘱滴抗生素眼液，如妥布霉素滴眼液、氧氟沙星滴眼液等，介绍用药的目的及作用。

（2）散瞳眼液：散瞳的目的是使睫状肌松弛，让患眼处于休息状态，利于视网膜复贴；瞳孔散大后，便于医生检查眼底和术中彻底封闭裂孔。

（3）糖皮质激素：脉络膜脱离应静脉滴注糖皮质激素，促使渗出液吸收。

3. 体位护理　对于孔源性视网膜脱离，应使裂孔处于最低位，引流出视网膜下积液，便于视网膜复贴，避免视网膜脱离加重。应示范正确的卧位姿势，告知固定体位的目的及重要性，取得患者的理解和配合。

4. 健康指导

（1）卧床休息，减少活动，避免视网膜脱离范围扩大。

（2）如患者为孔源性视网膜脱离，术前应指导患者采用裂孔处于最低位的卧位休息。

（3）指导吸烟的患者戒烟，避免进食辛辣刺激性饮食，保持排便通畅。

（4）术晨进食不宜过饱，避免术中牵拉眼肌导致呕吐。

【术后护理措施】

（1）视网膜脱离患者的术后护理常规见表 9-15。

表 9-15 视网膜脱离患者的术后护理常规

常规护理内容	
术后观察及护理	观察伤口有无渗血、渗液，敷料松紧是否合适，有无脱落、移位 保持敷料的清洁与干燥，如有污染及时更换 了解患者有无全身不适，密切监测其生命体征
眼痛护理	评估患者的疼痛情况，了解疼痛的性质及程度，及时告知医生并给予正确的处置 疼痛为钝痛，随时间的延长而缓解，多为手术创伤引起的眼痛，可安慰患者，给予解释，并加强观察，必要时可按医嘱给予镇痛剂 眼胀痛伴同侧头痛，患者感恶心呕吐，要考虑眼压升高，通知医生并及时给予降眼压处理 眼痛如针扎样伴异物感、流泪，应检查角膜上皮有无损伤，可给予抗生素眼膏涂抹后包扎，72 小时内角膜上皮即可修复

续表

常规护理内容	
眼痛护理	眼痛剧烈伴分泌物、眼睑肿胀、结膜充血明显、前房KP、AR，应高度考虑眼部感染，按医嘱积极予以抗感染治疗 提供安静、舒适的休息环境
体位护理	行玻璃体切割联合球内注气或硅油术后需取头面部低位休息，应详细讲解特殊体位的目的，取得患者的理解及配合 示范正确的卧位姿势 每日俯卧位时间在10小时以上 为了缓解特殊体位带来的不适，嘱咐患者在保持头面部低位的前提下，适当变更体位，可坐、卧、站交替 对限制性卧位患者每日按摩受压部位3～4次，以减轻不适
基础护理	加强巡视，及时了解患者的需求，并提供生活不能自理部分的帮助，强化低视力患者的安全措施 保持床单元卫生及患者的个人卫生 如眼睑肿胀明显，可采用湿热敷，每日2～3次，每次15～20分钟
其他护理	饮食宜清淡、易消化，多食蔬菜、水果及富含蛋白质和维生素的食物；有糖尿病的患者进食糖尿病饮食；高血压患者进食低盐、低脂饮食

（2）视网膜脱离术后患者的体位与活动见表9-16。

表9-16　视网膜脱离术后患者的体位与活动

常规视网膜脱离术后要求尽量卧床休息，根据手术方式决定卧位姿势，行动轻缓，防止碰伤术眼。对玻璃体切割术后注入C3F8/C2F6/SF6/硅油的患者则常规要求其采取头面向下（面部平行于地面）的俯卧位休息，明确裂孔位置很重要，因为需将裂孔处于最高位的姿势休息。每日俯卧位坚持10小时以上，持续时间根据填充物不同而不同，以后视视网膜恢复情况而定

（3）视网膜脱离术后患者的出院宣教见表 9-17。

表 9-17 视网膜脱离术后患者的出院宣教

宣教内容	
饮食	饮食宜清淡、无辛辣刺激，保持排便通畅。如有糖尿病和高血压则进食糖尿病饮食和低盐、低脂饮食
活动	勿揉搓术眼，勿用力摇晃头部，活动轻缓，避免剧烈运动和重体力劳动。玻璃体切割术后注气的患者在气体吸收之前不能到高原地区及乘坐飞机
用药	按医嘱滴用激素眼液和抗生素眼液、散瞳剂，滴药时间一般为 2 ～ 4 周，特殊情况需遵医嘱全身用药
复查	术后第 1 周、半个月、1 个月、3 个月定期门诊随访，检查视力、伤口愈合情况、视网膜复贴情况。如出现眼前闪光感、视物变形、视力突然下降、眼胀痛等不适应立即就医

【并发症的处理及护理】

视网膜脱离并发症的处理及护理见表 9-18。

表 9-18 视网膜脱离并发症的处理及护理

常见并发症	临床表现	处理
感染	眼痛 分泌物增加 视力下降 其他：白细胞计数升高、体温升高	局部及全身大剂量抗生素，如为填充物或加压物引起应立即拆除或取出，并做细菌培养及药敏试验 化脓性眼内炎者应及早做玻璃体切割术联合眼内注射抗生素
反应性葡萄膜炎	视力下降 眼痛 KP、AR	安静休息 局部或全身应用皮质类固醇 1% 阿托品或复方吡卡胺滴眼液散瞳
青光眼	视力下降 眼痛伴同侧头痛	有眼内填充物者应面朝下俯卧位休息

续表

常见并发症	临床表现	处理
青光眼	恶心呕吐 眼压升高	给予β受体阻断剂、碳酸酐酶抑制剂或高渗剂等降低眼压 炎症重者，适当应用激素抗炎 经过上述处理眼压仍高，应考虑放出气体或硅油，甚至松解或拆除环扎带
白内障	视力下降 晶状体浑浊	白内障超声乳化吸出及人工晶状体植入术

【预防】

存在高度近视史、视力骤降、视野遮挡感，突发“飞蚊症”及眼前闪光感等患者应及时眼科就诊，仔细散瞳检查眼底，排查视网膜病变，必要时需行视网膜激光光凝术。如一眼已出现视网膜脱离，除了对患眼进行治疗外，也应对另眼进行散瞳仔细检查眼底，必要时行视网膜激光光凝术。

【特别关注】

（1）术前、术后保持正确的体位是护理的重点。

（2）积极采取辅助措施缓解特殊体位所带来的机体不适。

【前沿进展】

视网膜脱离修复手术是治疗孔源性、牵拉性视网膜脱离首要的治疗手段。玻璃体切割术是视网膜脱离修复术的最重要方式之一，近年来，微创玻璃体切除术在国际和国内得到了飞速的开展。手术切口从原来必须缝合的 17G、20G，发展到目前的 23G、25G 甚至 27G 无须缝合的微切口；玻切机设备不断更新换代，切割速度也从原来的每分钟几百转低切速，发展至现在每分钟几千转的高切速。微创玻璃体切除术的大力开展不仅明显提高了手术效率，缩短了手术时间，更重要的是减轻了患者术中及术后的痛苦，增加了患者的舒适感，术后恢复快，最重要是大大地提高了手术成功率，减少了并发症的发生。

【知识拓展】

跳水与视网膜脱离

在跳水项目中，视力存在问题的运动员大概占 30%。跳水运动员相对于普通人更容易出现视网膜脱落。由于跳水运动员在入水时，水流会对比较脆弱的眼部产生巨大的冲击力，结膜、角膜、视网膜、晶状体、玻璃体都会承受很大的压力。跳水运动员为了保证动作的无误，在入水时必须睁着眼睛，这样，眼睛受到的压力就更大了。这也就是为何从事跳水，尤其是高台跳水的运动员容易产生视网膜脱落的原因。所以，高度近视者不能参加跳水，专业跳水运动员应定期进行眼底检查。

（王荣海）

第十章　视神经疾病患者的护理

第一节　视神经炎患者的护理

【概述】

视神经由视网膜神经节细胞的轴索组成，在离开巩膜筛板后有鞘膜包裹，与颅内的三层鞘膜相连续。视神经为中枢神经系统的一部分。

视神经炎泛指视神经的炎性脱髓鞘、感染、非特异性炎症等疾病。按病变损害的部位不同分为球内段的视乳头炎及球后段的球后视神经炎。视神经炎大多为单侧性，视乳头炎多见于儿童，球后视神经炎多见于青壮年。球后视神经炎一般分为急性球后视神经炎和慢性球后视神经炎两类，以后者较多见。

【病因】

视神经炎的发病原因较为复杂，部分病例在临床上查不出明确的病因。归纳起来，视神经炎可能有以下原因。

1. 炎性脱髓鞘　多发性硬化患者大约有 1/3 在其病程中发生视神经炎，大约 15% 的患者视神经炎为其首发症状。常导致严重的视力障碍，数周后视力虽可部分恢复，但一段时间后可再次发作。对反复发作的视神经炎应考虑有多发性硬化的可能。

2. 感染

（1）局部感染：眼内、眶内炎症，鼻窦炎，口腔炎症，中耳和乳突炎，颅内感染等，均可通过局部蔓延直接导致视神经炎。

（2）全身感染：全身细菌感染、病毒感染和寄生虫感染性疾病，病原体均可进入血流，在血液中生长繁殖，释放毒素，引起视神经炎。

3. 自身免疫性疾病 如系统性红斑狼疮、Wegener肉芽肿、Behcet病、干燥综合征、结节病等均可引起视神经的非特异性炎症。

4. 中毒 长期吸用旱烟或烟斗，临床称为烟毒性弱视。甲醇中毒，重金属如砷、铅、铊等中毒也可引起视神经损害。

5. 药物 乙胺丁醇、异烟肼、链霉素、氯霉素、氯喹、洋地黄、氯磺丙脲、碘氯羟喹、口服避孕药及有机杀虫剂等。

6. 其他 B族维生素缺乏、妊娠及哺乳、糖尿病、家族遗传性视神经病变（Leber病）。

【病理】

视神经乳头炎：非特异性充血、水肿、静脉周围淋巴细胞浸润及星形胶质细胞增生；感染者可有多形核粒细胞弥漫浸润、化脓性或出血性坏死。

球后视神经炎：①间质炎，原发感染在间质，神经纤维的改变为继发性。早期间隔肿胀，新生血管与结缔组织增生；视神经髓鞘碎裂，神经轴破坏吸收，神经胶质增生。②实质炎，视神经髓鞘肿胀、破坏，视神经轴发生退行性变；间隔纤维增厚。

【诊断要点】

1. 症状

（1）视力下降：大多视力突然下降，甚至发病数日即可降至光感或无光感。

（2）眼球转动时眼球后部牵引样疼痛，眶深部压痛。

2. 体征

（1）患眼瞳孔中等散大，直接对光反射迟钝或消失，间接对光反射存在。单眼受累的患者通常出现相对性传入性瞳孔障碍。

（2）眼底改变：视乳头炎表现为视乳头充血、水肿，视盘表面或其周围小的出血点，视网膜静脉增粗。球后视神经炎早期眼底基本正常，晚期视乳头颜色苍白。

3. 辅助检查

（1）视野：表现为中心、旁中心及哑铃状暗点，亦可见周边视野缩小。

（2）电生理检查：视觉诱发电位（VEP）P100 波潜伏期延长，振幅降低。

（3）眼底荧光血管造影：视乳头炎时静脉早期视乳头表面荧光渗漏，边缘模糊，静脉期呈强荧光。

（4）头部 MRI：确定有无脱髓鞘疾病。

（5）脑脊液检查：异常细胞、γ- 球蛋白增高、病毒抗体滴定度增高等，应怀疑为多发性硬化症。

【治疗】

1. 病因治疗

2. 糖皮质激素治疗 急性特发性视神经炎的治疗方法主要是甲泼尼龙静脉冲击治疗或球后注射。

3. 血管扩张剂 球后注射妥拉唑林或口服妥拉唑林、烟酸等。

4. 神经营养药 维生素 B_1 和维生素 B_{12} 肌内注射。

5. 抗感染治疗 如有感染情况，可使用抗生素。

【主要护理问题】

（1）感知改变：视力突然下降。

（2）疼痛：急性视神经炎患者有眼球转动痛。

（3）焦虑：担心预后不好。

（4）知识缺乏：缺乏该病相关的防治和自我保健知识。

（5）意外受伤的可能：与视力下降、视野缺损有关。

（6）潜在并发症：用糖皮质激素引起消化道溃疡等。

【护理目标】

（1）视力提高。

（2）疼痛减轻或消失。

（3）了解疾病的相关知识，树立战胜疾病的信心，能积极配合治疗。

（4）无意外受伤。

（5）无并发症发生，或并发症发生后及时发现和处理。

【护理措施】

1. 心理护理 加强与患者的沟通，了解患者的心理状态，解释病情，减轻精神负担，创造有利于治疗和康复的最佳心身状态。

2. 激素治疗的护理 用药期间限制钠盐的摄入，监测血压、血糖和体重的变化，注意消化道反应，观察眼部情况变化并监测眼压。

3. 饮食护理 嘱患者多进食高蛋白、高维生素、高钙、清淡、易消化的食物，忌烟、酒、辛、辣、炸烤食物，勿暴饮暴食。

4. 用药指导 据医嘱向患者解释用药方法、可能出现的副作用和注意事项，激素不可随意停用或减量，定期门诊随访。

【预防】

（1）多吃富含维生素 B_1 的食物，如奶类及其制品、动物肝肾、蛋黄、鳝鱼、胡萝卜、香菇、紫菜、芹菜、橘子、柑、橙等；不要吃大量的甜食，忌烟、酒、辛、辣、炸烤食物。

（2）劳逸结合，生活有规律，保证充足的睡眠，锻炼身体，增强体质，预防感冒。

【特别关注】

（1）急性视神经炎患者的护理。

（2）激素治疗的护理。

【前沿进展】

长效糖皮质激素曲安奈德眶周注射对急性视神经炎患者有效。

【知识拓展】

长期吸烟可致中毒性弱视

吸烟导致弱视的原因，一方面是由于吸烟时人体吸入的氧气被消耗，致使血中氧的含量下降，而视网膜对缺氧格外敏感，长期下去，视神经纤维会发生变性，视网膜乳头黄斑区也会发生萎缩；另一方面，烟草燃烧时产生的烟焦油会导致体内维生素 B 的含量下降，而维生素 B_{12} 是维持视神经功能正常所必需的营养物质。这两者共同的影响，使得吸烟者视力下降而发生弱视，严重者可致失明。

第二节　视乳头水肿患者的护理

【概述】

视乳头水肿是视神经乳头无原发性炎症的被动性充血水肿，并非一个真正独立的疾病，而是由各种因素导致筛板两侧压力平衡失调的一个共同体征。常由颅内、眼内、眶内，以及某些全身性疾病引起，其晚期病变可发展成慢性继发性视神经萎缩。

【病因】

（1）颅内压增高：颅内肿瘤、感染、出血、脑水肿、脑积水等。

（2）眶内压增高：眶内肿瘤、炎症、出血等。

（3）局部血管性视神经病变：视网膜中央静脉阻塞、视盘血管炎、低眼压、葡萄膜炎等。

（4）全身疾病：急进性高血压、肾性高血压、妊娠高血压综合征、严重贫血、白血病、血小板减少性紫癜、多发性骨髓瘤、真性红细胞增多症、巨球蛋白血症、心力衰竭等。

【病理】

早期视乳头充血，神经纤维层内的轴突肿胀和大量液体积聚，视网膜神经纤维层及视乳头表面血管扩张或有轻度出血，视神经蛛网膜下腔可积聚大量水肿液。长期持续性视乳头水肿致神经轴突纤维变性、胶质细胞增生和继发性视神经萎缩。

【诊断要点】

1. 症状　早期视力一般无影响或轻度模糊，阵发性一过性黑矇，瞳孔反应和色觉均正常。长期视乳头水肿可引起视神经萎缩，视力减退甚至丧失。颅内压增高可致头痛、头昏、恶心、呕吐和复视。

2. 体征　眼底检查早期表现为视乳头充血、边缘模糊不清、生理凹陷消失、静脉淤血；严重时视乳头隆起及视乳头周边有片状出血。晚期视乳头呈灰白色，边界不清，形成继发性视神经萎缩。瞳孔散大，直接光反射消失；色觉异常。

3. 辅助检查

（1）视野：长期视乳头水肿者生理盲点扩大；颅内病变可引起双眼同侧视野或双颞侧视野缺损。

（2）眼底荧光血管造影：可见视乳头有荧光渗漏，毛细血管显影增强，静脉回流延迟。

（3）影像检查：即时进行颅眶 CT、MRI 或 DSA 检查，排除颅内和眶内病变。

（4）实验室检查：血常规、尿常规、生化全项、电解质等， 注意对原发病有诊断价值的特异性改变；免疫项目、脑脊液检查如异常则有鉴别诊断意义。

（5）测血压。

【治疗】

1. 病因治疗

2. 对症治疗　高渗脱水剂。

3. 手术治疗　视神经鞘减压术。

【主要护理问题】

（1）感知改变：视力下降、视野缺损、复视等。

（2）舒适度改变：头痛、头昏、恶心、呕吐。

（3）焦虑：担心预后不好。

（4）知识缺乏：缺乏该病相关的防治和自我保健知识。

【护理目标】

（1）了解疾病的相关知识，树立战胜疾病的信心，能积极配合治疗。

（2）头痛、头昏、恶心、呕吐等症状减轻或消失。

【护理措施】

（1）心理护理：向患者详细解释该病的相关知识，安慰患者，使其增强战胜疾病的信心，能积极配合治疗。

（2）指导患者到相关科室进一步诊治。

【预防】

尽量寻找病因，及时治疗。

【特别关注】

颅内高压患者的护理。

【知识拓展】

Foster-Kennedy 综合征

临床表现为一眼视乳头水肿，另一眼视神经萎缩。其原因是由于前颅窝处肿瘤压迫一侧视神经，形成原发性视神经萎缩，而肿瘤体积增大引起颅内压增高，产生另一眼的视乳头水肿。常见于额叶底部肿瘤、嗅沟和蝶骨嵴脑膜瘤。另外，缺血性视乳头病变和视神经炎患者，若两眼非同时发病，先发病的一侧视乳头水肿经数月可发展为继发性视神经萎缩，此时另一眼开始发病，出现视乳头水肿，此为假性 Foster-Kennedy 综合征，两者应注意鉴别。

第三节　缺血性视神经病变患者的护理

【概述】

缺血性视神经病变系视神经的营养血管发生急性循环障碍的营养不良性疾病。一般以视网膜中央动脉在球后 9 ～ 11mm 进入视神经处为界，临床上可分为前部缺血性视神经病变和后部缺血性视神经病变两型。前者由于后睫状动脉循环障碍造成视盘的急性缺血、缺氧，后者系筛板后至视交叉间的视神经血管发生急性循环障碍导致视神经功能损害。多见于老年人，单眼或双眼先后发病。

【病因】

（1）全身血管性疾病：高血压、动脉硬化、糖尿病、高脂血症、颞动脉炎、颈动脉阻塞等，使血管壁发生变化，血管狭窄或闭塞，视盘的小血管也因之发生改变，引起局部缺血。

（2）血液成分的改变和血液黏稠度增加，以致血循环变慢，携氧量减低，致使视盘缺氧。如严重贫血、白血病及红细胞增多症等。

（3）血压过低：使视盘上的小血管供血不足，如急性大出血引起的失血性休克。

（4）眼压过高：使视盘小血管内血压与眼压失去正常平衡，以致血流不畅，供血不足，如青光眼等。

（5）眼部和眶部的炎性病变。

【病理】

在视神经筛板和筛板后有局灶性梗死区，视盘表面有神经胶质增生，视神经纤维有不同程度的肿胀和破碎，神经轴突和髓鞘消失，并有显著的纤维组织增生。病变区的小血管内膜增生或玻璃样变，管腔变窄。

【诊断要点】

1. 症状 视力突然下降；前段缺血性视神经病变伴头痛、眼痛，特别是由于颞动脉炎引起者；后段缺血性视神经病变无头痛、眼痛。

2. 体征 前段缺血性视神经病变视盘呈灰白色水肿；后段缺血性视神经病变眼底正常或视盘鼻侧略淡，边界清；手足有 Raynaud 现象。

3. 辅助检查

（1）视野：弓形或扇形视野缺损，与生理盲点相连，为象限性或占一半视野，多发生在视野鼻下方或下方，但其改变不以水平或垂直中线为界。

（2）眼底荧光血管造影：造影早期，视盘的某一部分呈弱荧光，而视盘的其他部分呈正常荧光；造影晚期此弱荧光区有明显的荧光素渗漏，而呈现强荧光，此区恰与视野缺损的部分相对应。少数患者即使在血管造影的早期，也可能显现有局部强荧光，造影晚期荧光更为强烈；然而不论早期表现是弱荧光还是强荧光，其视盘的梗阻区与未梗阻区荧光的强、弱，仍有明显的不对称。晚期的缺血性视神经病变的病例，视盘出现萎缩区，此萎缩区在造影过程中一直呈现弱荧光，说明该部视神经已经发生萎缩。

（3）实验室检查：血常规、红细胞沉降率检查，排除其他全身性疾病。

（4）颞动脉活检：疑为动脉炎性前段缺血性视神经病变者，必要时应作颞动脉活检。典型的组织学改变为血管壁的肉芽肿性炎症，动脉壁三层皆受累，血管内膜和中层更为明显，表现为上皮样巨噬细胞、淋巴细胞和多核巨细胞浸润。

【治疗】

（1）针对病因治疗。

（2）糖皮质激素治疗：可减少缺血所致的水肿，改善血运障碍，阻断恶性循环。

（3）降低眼压：口服乙酰唑胺类药，改善视盘血供不平衡。

（4）全身使用血管扩张剂：右旋糖酐、复方丹参、曲克芦丁、川芎嗪等。

（5）神经营养药物：如维生素 B_1、维生素 B_{12}、ATP 及辅酶 A 等。

【主要护理问题】

（1）感知改变：视力下降。

（2）焦虑：担心预后不好。

（3）知识缺乏：缺乏该病相关的防治和自我保健知识。

（4）潜在并发症：消化道溃疡等。

【护理目标】

（1）视力提高。

（2）了解疾病的相关知识，树立战胜疾病的信心，能积极配合治疗。

（3）无并发症发生，或并发症已发生能及时发现和处理。

【护理措施】

1. 心理护理　向患者详细解释该病的相关知识，安慰患者。并介绍治疗方法、目的和预后等，使患者增强战胜疾病的信心，积极配合治疗。

2. 激素治疗的护理 用药期间限制钠盐的摄入，监测血压、血糖和体重的变化，注意消化道反应，观察眼部情况变化并监测眼压。

3. 饮食护理 嘱患者多进食高蛋白、高维生素和高钙食物。

4. 用药指导 根据医嘱向患者解释用药的方法和注意事项，不可随意停用或减量，定期门诊随访。

5. 健康指导 告知患者若有高血压、糖尿病等全身疾病，应坚持内科治疗。

【预防】

本病暂无有效的预防措施，早发现、早诊断、早治疗是本病预防和治疗的关键。早期治疗对预防健眼有重要帮助；定期复查视野，可起到一定的防治作用。

【特别关注】

（1）发病早期的护理。
（2）激素治疗的护理。

【知识拓展】

雷诺现象（Raynaud's phenomenon）

雷诺现象和雷诺病合称雷诺综合征，最早由 Raynaud 医生报道而得名，是一种以皮肤苍白、青紫而后潮红为特征的疾病。病因尚不明确，多有寒冷、情绪波动及其他诱发因素，是由于间歇性末梢小动脉痉挛、管腔狭窄引起的一种血管疾病。雷诺病指找不到任何潜在病因，仅仅是局部功能异常，症状和病程缓和的血管疾病；而出现雷诺现象的人则患一种或几种疾病，症状和病情比较严重，两者均与免疫功能缺陷有关。本病的发作与温度有关，好见于秋、冬季，患者多是 20 ～ 40 岁的女性。

（何为民）

第十一章　屈光不正及老视患者的护理

第一节　近视患者的护理

【概述】

当眼调节松弛时，平行光线经眼的屈光系统后聚焦在黄斑中心凹，这种屈光状态为正视（emmetropia）见图11-1。

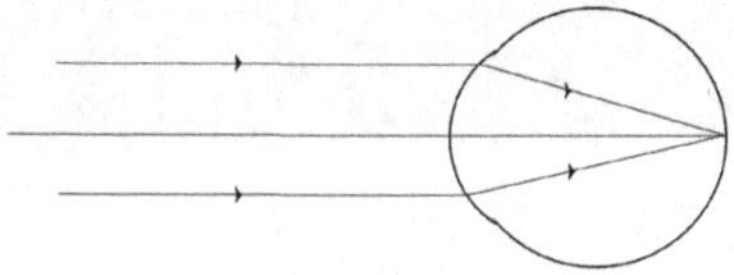

图11-1　正视眼

平行光线进入眼睛后聚焦在视网膜上

近视（myopia）是指眼在调节松弛的状态下，外界平行光线通过眼的屈光系统后，聚焦在黄斑中心凹前面，为屈光力相对于眼球轴长过大的一种屈光不正见图11-2。

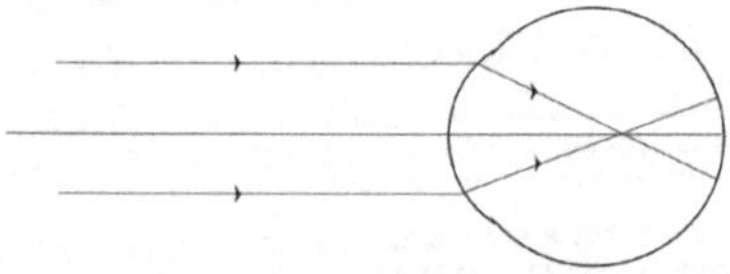

图11-2　近视眼

平行光线进入眼睛后聚焦在视网膜前

不同种族的近视患病率有明显差异，黑种人较少发生，而犹太人和黄种人的近视患病率高。据资料估计，我国的近视患者超过4亿，其患病率在小学约为20%，初中超过40%，高中则高达70%，在世界上属于较高水平。

【病因】

近视的发生是多因素作用的结果，比较公认的有以下几点。

1. 遗传因素　单纯性近视由多因子遗传，大部分高度近视为常染色体隐性遗传，少部分病理性近视是常染色体显性遗传。

2. 环境因素　与长时间近距离用眼、屈光不正未正确矫正、灯光照明不足、阅读距离过近、营养不良等有密切的关系。近来的研究证明，形觉剥脱、光学离焦和调节滞后是近视形成的重要因素。

3. 发育因素　人在出生后因眼球较小，大部分属于远视状态，随着年龄增大，眼轴增长，至9～12岁完成正视化过程，如眼轴发育过度，则形成近视。有研究证明，糖的摄入过多会加重眼轴的延长而形成近视。

【分类】

1. 根据病程进展和病理变化分类

（1）单纯性近视：在青少年发育期眼球发育基本稳定后发展形成的近视，发展较慢，生长发育期后屈光度相对静止，常在-6.00D以内，矫正视力正常。

（2）病理性近视：病因以遗传因素为主，发病一般自幼年开始，近视度数不断加深，平均每年增加1.00D及以上，且为高度，矫正视力常低于正常，伴有眼部组织一系列病理变化：脉络膜、视网膜变性萎缩，巩膜变薄，角膜后弹力层破裂，玻璃体液化，形成视网膜脱离等。

2. 根据屈光成分分类

（1）轴性近视：眼轴过长，而其他屈光成分基本正常，使得调节松弛状态下的平行光线通过人眼后聚焦在黄斑中心凹前，见于病理性近视和大多数单纯性近视。

（2）屈光性近视：眼轴正常，而眼的屈光力较强，使得调节松弛状态下的平行光线通过人眼后聚焦在黄斑中心凹前，见于以下情况。

1）曲率性近视：由于角膜前表面或晶状体表面的曲率过大，使得眼的屈光力增强。如圆锥角膜、巨大角膜或小角膜、角膜葡萄肿、球形晶状体或小晶状体等。

2）屈光指数性近视：由于房水或晶状体的屈光指数升高，眼的屈光力增强而形成近视。如急性葡萄膜炎、年龄相关性白内障晶状体核硬化及糖尿病患者。

3. 根据近视程度分类

（1）轻度近视：＜ −3.0D。

（2）中度近视：−3.0 ～ −6.0D。

（3）高度近视：＞ −6.0D。

【诊断要点】

1. 症状： 单纯性近视的症状主要是远视力下降，下降程度与近视程度相关，而近视力多正常。在从事近距离工作时可出现视疲劳症状，这是因为未矫正的近视会少用甚至不用调节，而集合需求不变，调节和集合不协调所致。高度近视因有玻璃体变性混浊常有飞蚊症出现。

2. 体征： 轻度及中度近视，眼部无特殊改变。高度近视的前房较深，眼球突出；玻璃体液化、浑浊；眼底呈豹纹状，视盘颞侧可见近视弧形斑，后巩膜葡萄肿，黄斑部形成萎缩斑。少数还可发生视网膜脱离及并发性白内障。近视易发生外隐斜，失代偿时发展为间歇性外斜视甚至恒定性外斜视。

3. 辅助检查： 在客观验光的基础上进行主觉验光，＜14 岁应使用睫状肌麻痹剂。

【治疗】

（1）佩戴框架眼镜：以适度凹球镜片矫正视力。过去一些传统的观念认为，近视处方应欠矫，研究已证实欠矫配镜会加重近视。对于近视的配镜处方应足矫，以在视网膜上形成清晰的像，从而控制近视的发展。其处方原则为：在验光试镜的基础上，选择获得最佳矫正视力的较低屈光度镜片；对于首次配镜且屈光度较高不能适应者，可以适度降低度数，但等 3 个月适应后，应逐步足矫。

（2）佩戴接触镜：尤其适合高度近视患者，因接触镜较框架眼镜，减少了放大率，增大了视野，且无普通眼镜笨重和形成旋转眼位的特点。

角膜塑形镜是一种特殊设计的角膜接触镜，又叫 OK 镜，通过压迫、镜片移动的按摩和泪液的液压作用逐步改变角膜前表面曲率，进而使得近视暂时消除，是一种可逆性的非手术近视矫正方法。角膜塑形镜矫正的理想屈光度范围是 -0.50D ～ -5.0D，角膜散光＜ 1.50D 且为顺规。通常是晚上睡觉时佩戴，白天不戴镜，就可以获得清晰的视力。目前大量的临床研究证实，角膜塑形镜具有较好的近视控制作用。

（3）手术治疗

1）角膜屈光手术：放射状角膜切开术（RK）、PRK、LASIK 等。

2）晶状体屈光手术：有晶状体眼人工晶状体植入术、透明晶状体摘除术。

3）巩膜屈光手术：后巩膜加固术。

（4）高度近视有黄斑病变，矫正视力不能提高者，可以进行光学助视器的验配。

【主要护理问题】

（1）视力下降。

（2）舒适度改变：眼部干涩、眉弓部胀痛与视疲劳有关。

（3）知识缺乏：缺乏近视有关的保健知识和手术有关的知识。

（4）对近视根深蒂固的错误观念。

【护理目标】

（1）视力提高，屈光度数稳定。

（2）视疲劳症状减轻或消失。

（3）指导患者注意用眼卫生和习惯，延缓近视的发展。

（4）指导患者掌握框架眼镜和角膜接触镜的正确佩戴方法和保养知识。

（5）拟行手术治疗的患者正确认识手术相关知识，配合手术。

（6）摒除近视患者及其家属对近视的错误观念。

【护理措施】

（1）加强健康教育，指导患者养成良好的用眼卫生习惯。

1）避免用眼过度：不要长时间近距离视物，一般持续用眼 1 小时应休息 10 分钟。控制看电视、电脑和玩游戏机的时间。

2）养成良好的读写习惯和姿势：保持一定的读写距离，不在动荡的车厢内阅读，不躺在床上阅读。

3）改善视觉环境：不在强光和昏暗的光线下阅读。

4）定期检查视力：青少年在近视度数未稳定前每半年应检查 1 次，根据屈光检查结果及时调整眼镜度数。

5）高度近视患者应避免剧烈运动，如篮球、足球和跳水等，以防发生视网膜脱离。

6）避免在饮食中过度摄入糖分，保持均衡膳食。

7）进行规律性的户外活动。

8）养成坚持戴镜的好习惯。

（2）假性近视患者，教会患者及其家属正确的用药方法，常用 0.5% 托品卡胺眼液每晚睡前点 1 次。真性近视患者，解释通过眼镜矫正视力的重要性。

（3）指导患者及其家属做好框架眼镜的护理。

1）坚持双手摘戴眼镜。

2）眼镜摘下后镜面应朝上摆放，并及时放入眼镜盒内。

3）清洁镜片可用眼镜专用的清洁剂，再用清水冲洗，最后用拭镜布或软纸顺着一个方向擦干。

4）参加剧烈运动时应摘下眼镜。

5）如镜架不适合需要调整，需要到专业的视光诊所或眼镜店去找专门的技术人员。

6）发生矫正视力下降、镜片磨花、镜架变形，需要及时重新验配眼镜。

（4）指导患者及其家属做好角膜接触镜的护理。

1）避免超时佩戴和过夜佩戴。

2）每天晚上取下后用专用护理液进行清洁和消毒。

3）取戴前均应认真洗手。

4）眼部有炎症时应停戴，及时到医院诊治。

5）游泳时避免佩戴。

6）定期复查，定时更换镜片。

7）定期更换护理液和镜片盒。

8）镜片和镜片盒应储存在干燥通风的地方，避免在卫生间储存和取戴镜片。

（5）指导患者及家属摒除近视的错误观念。

1）错误观念一：近视会使眼睛变形。眼球前突、眯眼是近视本身的表现，如果不正确戴镜，近视加深更快，此表现会更加严重。

2）错误观念二：戴眼镜会使鼻梁变形。眼镜本身的重量不足以让骨骼变形，而且镜架和镜片新材料的发展，使得眼镜的重量越来越轻，不会使鼻梁变形。

3）错误观念三：戴上眼镜就取不下来了。眼镜就好比拐杖，能辅助人眼，给予清晰的视力，本来就不该取下来，而且不戴镜会加深近视的发展。

4）错误观念四：上课才戴镜，平时不用戴镜。近视眼应坚持戴镜，特别是中高度者，以获得清晰、舒适和持久的视力。未矫正的近视会导致视物不清，调节和集合的不匹配，进一步导致视疲劳和近视加深。

（6）对患者及其家属做好宣教：高度近视伴眼底病变，矫正视力不能提高者，可以验配光学助视器，以提高生活质量。

（7）屈光手术的术前、术中和术后护理措施。

1）术前护理：术前检查前要告知患者软性接触镜需停戴1周，硬性接触镜需停戴2周方可行检查。检查时，应在每项检查前告知患者检查目的、如何配合及检查中可能出现的不适感。特别是散瞳检查，使用散瞳眼药之前应告知其散瞳目的，交代患者若散瞳过程中出现烦躁、发热、抽搐等任何不适，应及时向医生反映。另外，尤其要告诉患者使用散瞳眼药后会出现畏光、看近不清的现象，这一现象会持续6～8小时，可戴墨镜，避免近距离工作，并叮嘱患者检查当日不开车，不从事危险活动等。这些提前告知可避免患者对不适感的恐惧，增加对护理人员的好感。

术前检查结束后应及时告知患者检查结果，根据检查结果介绍手术方式，应让患者理解我们有义务告诉他目前的前沿手术技术和手术风险、并发症，而患者也有权知道当前的手术方式和手术风险。要进行客观的手术介绍，同时也要注意心理策略的运用，关注患者的心理，把最终的手术选择权利留给患者，尊重其选择。最后，要约定手术的日期，告知患者术前用药方法，嘱咐其做固视练习。

2）术中护理：为了应对患者术中的恐惧，应该告知患者手术的步骤，提前让其了解术中可能出现的不适感觉，交代手术配合特别是固视的重要性，并告诉术后注意事项，解释术后可能会出现的正常不适与异常不适的差别，嘱咐患者术后进行自我观察。另外，也可让已接受手术的患者现身说法，讲述手术的感受，使其心情放松并接受手术。

患者进入手术室后，调整好患者的头部位置并固定，滴表面麻醉药，协助医生手术，准备好手术器械，仔细观察手术进展，一定要动作快，操作熟练，并严格执行无菌操作。手术结束后，告诉患者术后 3 ～ 4 小时内流泪、有异物感均属正常现象，不用紧张，回家后尽量闭眼休息，勿自行取下眼罩，并于第 2 日复查。

3）术后护理：因术后视力恢复较快，患者次日就可以正常学习和工作。护士应告知患者有关注意事项：切勿揉眼，术后 2 周洗头洗脸勿将水溅入眼内，术后 1 个月避免游泳，不在眼部使用化妆品并避免异物进入眼内，按时遵医嘱点眼药，避免剧烈运动，并定期复查。

对患者解释，术后次日视力一般有明显改善，但视力会不稳定，偶尔看近处时可能出现模糊，或远视力偶尔稍低，这均属于正常现象，嘱其不要着急，视力会慢慢稳定，并达到预期效果。另外要告知患者在以后的工作和学习中要科学用眼，注意休息，以免再次出现近视。

（8）屈光术后干眼的护理。

1）遵医嘱点人工泪液，术后当日尽量闭眼休息，2日内尽量不用电脑。

2）尽量避免长期使用皮质类固醇及抗生素眼液，应遵医嘱使用和停药。

3）日常生活中，应注意休息，避免眼疲劳；电脑显示器置于视线下，避免仰头看屏幕；避免空调风直吹眼睛；避免风沙刺激眼睛；在干燥的冬季，主要采取室内保湿，可使用加湿器。

【特别关注】

（1）延缓近视发展的护理。

（2）角膜接触镜的护理。

（3）屈光术后并发症的早期观察及处理。

（4）光学助视器的护理。

【前沿进展】

1. 角膜屈光手术的进展 RK 已被准分子激光手术取代。LASIK 是目前的主流术式，比 PRK 恢复快，用药时间短，并避免或减少了 PRK 术后的一些并发症，如 Haze、屈光回退等。此外还衍生出 LASEK 和 Epi-LASIK，用于角膜薄、度数相对高的患者。目前，飞秒激光手术发展迅速，它更快速、更安全、更稳定。

2. 眼内屈光手术的进展 主要用于不愿接受框架眼

镜或角膜接触镜，但角膜厚度较薄的中高度近视不宜行LASIK者。前房型人工晶状体按固定方式的不同分为房角固定行和虹膜夹型；后房型人工晶状体采用软性材料，适合于折叠植入，单片式后拱形设计使人工晶状体与自身晶状体之间有一定的间隙。

3. 框架眼镜的进展 材料学的发展，使得框架眼镜更轻、更耐磨，并具有抗紫外线、防眩光和变色的功能。镜片设计的突破如非球面镜片使得镜片更薄并减少了像差。一些特殊设计的镜片如蔡司“成长乐”具有控制近视的作用。

4. 接触镜的进展 材料和设计的进步，使得其更安全、更舒适，RGP的透氧性较高，视觉质量更高。角膜塑形镜被证明不仅能暂时降低近视度数，还通过周边近视性离焦对于控制近视具有较好的作用。

5. 助视器的进展 病理性近视，经过矫正和药物、手术治疗，视力仍很差者，可以验配光学助视器，以提高其功能性视力。

【知识拓展】

近视和眼镜的起源

早在隋朝，对近视就有一定的认知和阐述：隋代巢元方的《诸病源候论》最早记载了中医近视症状“目不能远视”。明朝将近视进一步具体化，而到清朝时则诞生了“近视”一词。明代王肯堂《证治准绳》中有“能近怯远证”一说，傅仁宇《审视瑶函》记载了“近觑”，“近视”首见于清代黄庭镜《目经大成》。

人们一直对眼镜是从欧洲传入中国还是中国传入欧洲存在争议。在欧洲，最早的眼镜出现在意大利，据说是一位名叫阿尔马托的光学家和一位生活在比萨市的意大利人斯皮纳发明的。美国发明家本杰明·富兰克林，1784年发明了远近视两用眼镜；1825年，英国天文学家乔治艾利发明了散光矫正眼镜。有人认为，中国在明朝中期就出现了眼镜。明代田艺蘅在《留青日札》中写到："每看文章，目力昏倦，不辨细书，以此掩目，精神不散，笔画信明。中用绫绢联之，缚于脑后，人皆不识，举以问余。余曰：此叆叇也。"此时的叆叇即眼镜最初的叫法。

第二节 远视患者的护理

【概述】

远视（hyperopia）是指眼在调节松弛的状态下，外界的平行光线经过眼的屈光系统折射后，在黄斑中心凹后形成焦点，为屈光力相对于眼球轴长过小的一种屈光不正见图 11-3。

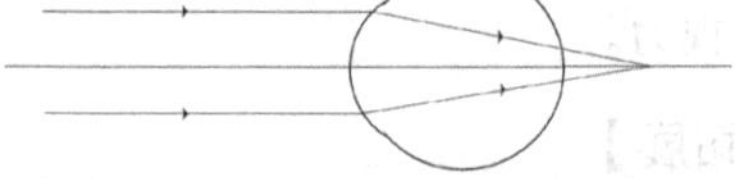

图 11-3 远视眼
平行光线进入眼睛后聚焦在视网膜后

【病因】

（1）眼轴较短

1）发育性：婴幼儿几乎是远视，为生理性的，随着眼球发育，眼轴增长，远视度数逐渐减小，至 9 ～ 12 岁完成正视化过程。

2）疾病所致：如眼眶肿瘤、眼内肿瘤、视网膜脱离等，使得眼轴变短。

（2）角膜表面曲率小：如扁平角膜。

（3）晶状体屈光力变弱或无晶状体。

【分类】

1. 按屈光成分分类

（1）轴性远视：眼球前后轴较短，为最常见的一种。眼轴每缩短 1mm，约有 +3.00D 的远视。

（2）屈光性远视：眼轴基本正常，而眼的屈光力较弱，使得平行光线通过调节松弛的眼屈光系统后聚焦在视网膜后。

1）曲率性远视：角膜、晶状体弯曲度降低。

2）屈光指数性远视：角膜或晶状体屈光指数降低。

2. 按远视程度分类

（1）轻度远视：< +3.0D。

（2）中度远视：+3.0D ～ +5.0D。

（3）高度远视：> +5.0D。

3. 按调节状态分类

（1）隐性远视：在不用睫状肌麻痹验光时不能显现出来的远视，被调节掩盖。当用睫状肌麻痹验光时，这部分远视可以显现出来。

（2）显性远视：在非睫状肌麻痹验光过程中，矫正到最佳视力的最高正镜度，包括能动性远视和绝对性远视。

（3）全远视：隐斜远视和显性远视之和，是睫状肌麻痹验光下达到最佳矫正视力之最高正镜度。

（4）能动性远视：在非睫状肌麻痹验光过程中，可以被调节所代偿的远视。

（5）绝对性远视：在非睫状肌麻痹验光过程中，不能被调节代偿的远视，是达到最佳矫正视力之最低正镜度，等于显性远视和能动性远视之差见图 11-4。

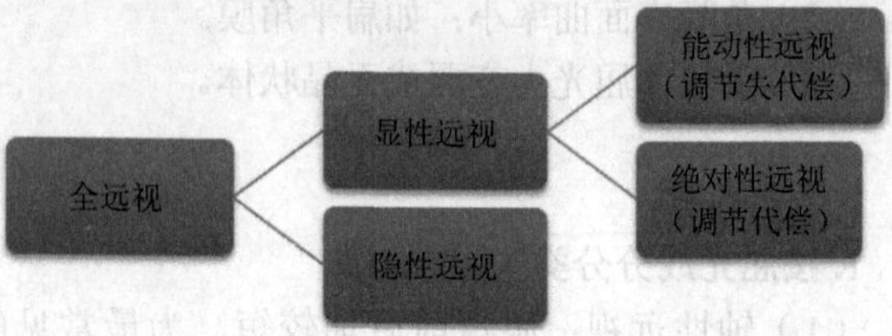

图 11-4　按调节状态远视的分类

【诊断要点】

1. 症状

（1）视力下降：其程度与年龄和远视度有关。

1）轻中度远视者在年龄小，调节力足以代偿时，远、近视力均可正常。

2）随着年龄增加调节力下降，或远视度数太高时，调节只能代偿看远，不能代偿看近，出现近视力下降，而远视力正常。

3）当调节力看远、看近均不能代偿时，远、近视力均下降，近视力下降更明显。

（2）视疲劳：当调节力可以代偿时，远视眼会启用更多的调节，导致调节和集合不协调，故引起眼胀、眼疼、额颞部疼痛等视疲劳症状。

2. 体征　轻中度远视，眼部无特殊改变。远视程度较重者，其眼球较小，前房较浅，有时视盘色较红，边缘模糊，称假性视乳头炎。中高度远视由于调节过强，集合作用亦过强，容易发生调节性内斜视。长期使用调节，使得调节不能放松而导致调节痉挛，即以前叫的“假性近视”。

3. 验光　＜14 岁需要使用睫状肌麻痹剂。

【处理】

（1）低度远视眼，如果视力正常，又无自觉症状，可以不用矫正。

（2）佩戴框架眼镜：如果有视力疲劳症状、视力受影响或内斜视，应佩戴合适的凸球镜片。不伴内斜者，9岁以下可以根据年龄适当欠矫，9岁以上应足矫；伴内斜者，应足矫；伴外斜者，应适当欠矫。

（3）接触镜矫正：虽然其使用不如近视广泛，但对于高度远视，接触镜在放大率、高阶像差、视野、棱镜效应等方面的特点是明显优于框架眼镜的。

（4）屈光手术：表层角膜镜片术、激光屈光性角膜切削术、准分子激光角膜原位磨镶术等。

（5）远视患者如伴有弱视，在矫正远视的同时还应进行弱视治疗。

（6）成人弱视，经过正规治疗仍无效者，可以尝试验配光学助视器，以提高其功能性视力。

【主要护理问题】

（1）视力下降。

（2）舒适度改变：眼酸胀、眉弓部胀痛与过度调节引起的视疲劳有关。

（3）知识缺乏：缺乏远视有关的保健知识。

【护理目标】

（1）视力提高。

（2）视疲劳症状减轻或消失。

（3）指导患者及其家属掌握框架眼镜和角膜接触镜的正确佩戴方法和保养知识。

（4）指导患者及其家属掌握光学助视器的佩戴方法

和保养知识。

【护理措施】

（1）指导患者及其家属掌握远视的相关防护知识，能主动配合远视治疗，正确佩戴合适的凸球镜片。

（2）定期检查视力和屈光度：青少年在远视度数未稳定前应每半年检查 1 次，根据屈光检查结果及时调整眼镜度数。

（3）指导家属配合睫状肌麻痹验光。

1）阿托品眼膏：验光前 3 日使用 1% 阿托品眼膏，每日 3 次，用量约米粒大小，防止药物中毒。用药后患儿视近模糊、畏光约 20 日，家长应给予关照，谨防跌倒。

2）托吡卡胺眼液：验光前半小时使用托吡卡胺眼液，5 分钟 1 次，1 次 1 滴，滴药后按压泪囊区并闭眼。用药后患儿看近模糊、畏光约 6 ～ 8 小时，家长应给予关照，谨防跌倒。

（4）指导患者及其家属做好框架眼镜的护理（同近视相关部分）。

（5）指导患者及其家属做好角膜接触镜的护理（同近视相关部分）。

（6）医生开具配镜处方后，指导患者及其家属远视患者尤其是低中度者，视力提高不是首要目的，缓解症状、减轻调节负担、有利于眼球的正常发育才是主要的。

（7）对于中高度远视引起的调节性内斜视，指导患者及其家属必须坚持戴镜，并强调佩戴足矫的眼镜是治疗手段而无须手术治疗。

（8）对患者做好宣教：成人难治性弱视，可以尝试验配助视器以提高其功能性视力。

【特别关注】

（1）高度远视合并内斜或弱视的护理。

（2）术后并发症的早期观察及处理。

【前沿进展】

（1）框架眼镜的进展：材料学的发展，使得框架眼镜更轻、更耐磨，并具有抗紫外线、防眩光和变色的功能。镜片设计的突破如非球面镜片使得镜片更薄并减少了像差。一些度数太高的远视婴幼儿（如无晶状体眼），可以通过压贴球镜来减轻框架眼镜的重量。

（2）接触镜的进展：材料和设计的进步，使得其更安全、更舒适，RGP 的透氧性较高，视觉质量更高，尤其适合于高度远视患者。

【知识拓展】

远视眼是青光眼的危险因素

远视眼比起正视眼更容易患原发性闭角型青光眼，因为远视眼的眼轴较短，容易导致前方浅、房角狭窄，房水外流受阻而引起眼压升高。如果远视眼患者碰上情绪激动、熬夜、长时间暗处看书这些诱因时，瞳孔变大，房角更容易关闭而导致青光眼的急性发作。

所以，对于中高度远视患者，应定期检查眼睛，日常生活中应避免情绪激动、避免熬夜、避免在光线暗的地方长时间看书等。

第三节　散光患者的护理

【概述】

散光（astigmatism）是指眼球屈光系统各径线的屈光

力不同，平行光线经过眼的屈光系统后不能形成焦点，而是形成两条焦线和一个最小弥散圆的一种屈光状态。

【病因】

1. 曲率因素 各屈光成分（角膜、晶状体）的表面弯曲度不均一，在各子午线方向不等。

（1）生理性：正常人出生后的角膜一般是顺规散光，少量的角膜顺规散光可以被晶状体的逆规散光中和。随年龄增大，由于眼睑的垂直向压力，顺规散光增大。至老年时，眼睑松弛，顺规散光减小，可表现为逆规散光。

（2）病理性：如圆锥角膜、睑板腺囊肿和眼睑肿瘤压迫角膜引起角膜曲率的改变。

2. 屈光指数因素 白内障或糖尿病患者的晶状体在不同部位屈光指数不等而引起散光。

3. 光学中心偏离视线 如晶状体脱位、高度近视后巩膜葡萄肿等。

【分类】

1. 规则散光

（1）按照强主子午线方向分类

1）顺规散光：强主子午线方向在垂直方向（±30°以内）。

2）逆规散光：强主子午线方向在水平方向（±30°以内）。

3）斜向散光：强主子午线在斜方向（30°～60°或120°～150°）。

（2）按照屈光状态分类

1）单纯近视散光：一条主径线的焦线落在视网膜上，另一条主径线的焦线落在视网膜之前。

2）单纯远视散光：一条主径线的焦线落在视网膜上，另一条主径线的焦线落在视网膜之后。

3）复性近视散光：两条主径线的焦线均落在视网膜之前。

4）复性远视散光：两条主径线的焦线均落在视网膜之后。

5）混合散光：一条主径线的焦线落在视网膜之前，另一条主径线的焦线落在视网膜之后。

2. 不规则散光　各子午线的屈光力不相同，同一子午线上各部分的屈光力也不一致，没有规律可循，不能形成前后两根焦线。多由角膜病变瘢痕所致，使得表面凹凸不平。

【诊断要点】

1. 症状　散光由于不能在黄斑中心凹形成焦点而造成视力下降；轻度生理性散光可不影响视力；逆规散光比顺规散光对视力的影响大，可能出现头部重压感、眼胀、流泪、额颞部疼痛等视疲劳症状，症状的轻重不一定和散光程度成正比。

2. 体征　病理性散光可见于角膜病变、晶状体脱位等。

3. 屈光检查　验光，14 岁以下需要睫状肌麻痹验光。

【处理】

（1）轻度而无症状者可不处理，否则应配柱面透镜片矫正，近视性散光用凹柱镜片，远视性散光用凸柱镜片。

（2）RGP 对矫正散光具有较好的效果，包括不规则散光。

（3）原发病的治疗：早期圆锥角膜可佩戴 RGP 控制；晚期圆锥角膜、晶状体脱位等可行相应的手术治疗。

（4）手术治疗：角膜松解术、角膜楔形切除术、角膜屈光手术。

（5）弱视的治疗。

（6）成人弱视，治疗无效者，可以尝试验配光学助视器以提高其功能性视力。

【主要护理问题】

（1）视力下降。

（2）舒适度改变：眼酸胀、眉弓部胀痛与视疲劳有关。

（3）知识缺乏：缺乏散光的相关知识。

【护理目标】

（1）视力提高。

（2）视疲劳症状减轻或消失。

（3）指导患者掌握框架眼镜和角膜接触镜的正确佩戴方法和保养知识。

【护理措施】

（1）指导患者及其家属掌握散光的相关知识，正确佩戴合适的眼镜。

（2）定期检查视力和屈光度：青少年在散光度数未稳定前应每半年检查 1 次，根据屈光检查结果及时调整眼镜度数。

（3）RGP 矫正需要 1～2 周戴镜适应期，患者会有异物感、干涩及视力波动等症状。

（4）指导患者及其家属做好框架眼镜的护理（同近

视相关部分）。

（5）指导患者及其家属做好角膜接触镜的护理（同近视相关部分）。

（6）对患者及其家属做好宣教。

1）低度数的未矫正散光（≤0.75D），特别是逆规散光更容易导致视疲劳，需要坚持戴镜。

2）小儿中高度的未矫正散光容易导致弱视和加深近视，需要坚持戴镜。

3）对于散光患者，镜架的变形，瞳距的变化都会对矫正效果带来很大的影响，应注意及时更换眼镜。

【特别关注】

（1）RGP 佩戴的护理。

（2）术后并发症的早期观察及处理。

（3）散光与弱视的关系。

【前沿进展】

（1）RGP 可矫正不规则散光，尤其是圆锥角膜患者，可在早期控制其发展，在一定时间内避免角膜移植。

（2）环曲面接触镜特别是环曲面 RGP 的出现，使得高度散光患者可以获得更佳的视觉。

【知识拓展】

散光的历史

牛顿在 1727 年首先考虑到散光的存在，并发现他自己就有散光。1793 年 Young 利用 Scheiner 的方法测出他本人的眼在垂直子午线上的屈光度为 -3.94D，而水平子午线上的屈光度为 -5.60D，因此他存在 -1.70D 的近视性散光。1827 年英国剑桥大学的天文学家 Airy 首次利用柱镜矫正散光这种缺陷。到 1864 年，Donders 将上述两个子午线上屈光力不等的屈光不正称为规则散光，并将矫正散光的工作应用于眼科临床，引起医学界重视。

第四节　屈光参差患者的护理

【概述】

双眼的屈光状态在性质和（或）程度上有差异称为屈光参差（anisometropia）。可以是一眼正视，另一眼为远视、近视或散光；或者两眼都有屈光不正，但度数和（或）种类不一致。

【病因】

（1）发育因素：在眼的发育过程中，眼轴长度不断增加，故远视度数不断减低，近视度数不断增高。在多种因素下，若两眼的发展进度不同，就出现了屈光参差。

（2）遗传因素：具体机制尚不清楚。

（3）双眼视功能异常：屈光参差常继发于斜视之后，可能是由于斜视破坏了双眼视功能，破坏了眼球的正视化过程。

（4）其他因素：如外伤、单眼无晶状体、角膜病变、白内障、眼部手术、上睑下垂、眼睑血管瘤等。

【分类】

1. 根据程度分类

（1）低度：≤ 2.00D

（2）高度：2.25 ～ 6.00D

（3）重度：＞ 6.00D

2. 根据眼的屈光成分分类

（1）眼轴长度：大部分屈光参差有眼轴长度的不等。

（2）晶状体：3.00 ～ 5.00D 的屈光参差常发现有晶状体的屈光参差。

（3）角膜：作用很小，常会抵消部分屈光参差。

【诊断要点】

（1）轻度屈光参差多属生理性，双眼视觉不受影响，无明显症状。

（2）2.50D 以上的屈光参差可以造成两眼视网膜物像大小相差超过 5%，因而造成双眼融像困难，可以出现眼睛疲劳、头疼、眩晕、复视等症状，并影响立体视功能。

（3）交替视力：多为一眼正视或轻度远视，另一眼近视，当看远时，用正视或轻度远视眼，而看近时，用近视眼，如此交替，很少用调节，因而很少出现视疲劳症状。

（4）单眼视力：如屈光参差很大，看东西只用视力较好眼，称为单眼视。如为小儿，视力较差眼被抑制，容易出现屈光参差性弱视。

（5）斜视：对于小儿，屈光参差大者（球镜相差 1.50D 以上，柱镜相差 1.00D 以上），屈光度高的一眼视网膜物像被抑制而形成弱视，并可进一步导致斜视。

屈光检查：验光，14 岁以下需要睫状肌麻痹验光。

【处理】

1. 儿童患者　应尽早发现，全部矫正，以预防屈光参差性弱视的形成，尤其是对于远视性屈光参差。

（1）框架眼镜：对于无法配合或没有条件佩戴接触镜的患儿，必须坚持戴框架眼镜。

（2）接触镜：视网膜像的放大率小，为 5% ～ 7%，比框架眼镜有更好的视觉质量，更容易形成立体视。

（3）人工晶状体植入：对于单眼无晶状体眼带来的屈光参差，人工晶状体植入是最佳的矫正方法，但年龄对人工晶状体植入术是一个限制。

（4）角膜屈光手术。

（5）治疗原发病：上睑下垂、眼睑血管瘤引起的屈光参差，可以行相应的手术。

（6）弱视的治疗：正确验光，并坚持戴镜是首要的，在此基础上进行合理的遮盖健眼和适当的视觉训练。

2. 成人患者

（1）应鼓励矫正，以获得更好的双眼视功能。

（2）出现视疲劳或斜视，应全矫。

（3）较高的屈光参差，全矫不能适应者，可适当降低度数，并逐步全矫。

（4）长期未矫正的混合性屈光参差（一眼近视，另一眼远视），往往不能耐受全矫，欠矫也不易耐受，可以给一眼看近、一眼看远的处方。

【主要护理问题】

（1）视力下降。

（2）舒适度改变：眼酸胀、眉弓部胀痛，与视疲劳有关。

（3）知识缺乏：缺乏屈光参差的相关知识。

【护理目标】

（1）矫正屈光参差，提高视力。

（2）视疲劳症状减轻或消失。

（3）指导患者掌握框架眼镜和角膜接触镜的正确佩戴方法和保养知识。

【护理措施】

（1）指导患者及其家长掌握屈光参差的相关知识，让其了解及时矫正屈光参差对于预防和治疗弱视的重要性。

（2）定期检查视力和屈光度：建议每半年检查1次，根据屈光检查结果及时调整眼镜度数。

（3）指导患者及其家属做好框架眼镜的护理（同近视相关部分）。

（4）指导患者及其家属做好角膜接触镜的护理（同近视相关部分）。

（5）手术护理（见相关章节）。

（6）鼓励成人患者全矫，耐心解释全矫后有恢复双眼视功能的可能性。

（7）指导患儿及其家长掌握屈光参差性弱视的治疗知识，让其坚持戴镜，坚持适当的遮盖和视觉训练治疗。

【特别关注】

（1）RGP佩戴的护理。

（2）术后并发症的早期观察及处理。

（3）屈光参差与弱视的关系。

【前沿进展】

年龄过小而不能植入人工晶状体的单眼无晶状体眼患者，可以佩戴接触镜以矫正屈光参差，对于形觉剥夺性弱视的治疗至关重要。

【知识拓展】

高度屈光参差者为什么佩戴接触镜优于框架眼镜

高度屈光参差者如果佩戴框架眼镜，第一，两眼视网膜像放大率的差异使得双眼无法融像，产生复视；第二，框架眼镜影响周边视野；第三，框架眼镜会产生“像跳”现象；第四，由于度数高，镜片厚而重，即使采用缩径设计可以降低镜片的厚度和重量，但视野会更进一步缩小。而接触镜贴在角膜表面，随眼球转动而转动，本身的重量轻，放大率小，没有上述框架眼镜的缺陷。对于高度屈光参差的矫正，接触镜优于框架眼镜。但接触镜的佩戴需要一定的技术和护理卫生习惯，如果儿童的依从性太差而不能验配接触镜，就只能佩戴框架眼镜了。

第五节　老视患者的护理

【概述】

随着年龄增长，晶状体逐渐硬化，弹性减弱，睫状肌的功能也逐渐减退，从而引起眼的调节功能逐渐减弱，从 40 ～ 45 岁开始，出现阅读等近距离工作困难。这种由于年龄增长所致的生理性调节功能减弱称为老视（presbyopia）。老视是一种生理现象，既不属于疾病，也不属于屈光不正。

【病因】

（1)生理性调节功能减弱：与年龄直接相关，40 岁以后就可以出现老视，人与人之间存在个体差异。Hofstetter 提出了年龄与老视关系的经验公式：最小调节幅度＝15-0.25× 年龄。

（2）老视症状出现的早晚还与以下因素有关。

1）屈光不正：未矫正的远视眼由于使用过多的调节，出现老视症状较早，而未矫正的近视眼看近由于少用甚至不用调节，老视症状出现较晚甚至不出现。近视患者佩戴框架眼镜比佩戴接触镜看近物时，会使用更少的调节，因此，近视戴框架眼镜比戴接触镜出现老视要晚；反之，远视患者佩戴框架眼镜比佩戴接触镜看近物时，会使用更多的调节，因此，远视戴框架眼镜比戴接触镜出现老视要早。

2）工作性质、用眼习惯：从事近距离精细工作的人比从事远距离工作的人，出现老视症状更早。如作家的工作距离一般是 33cm，而钢琴师的工作距离一般是 60cm，则前者更容易出现老视症状。

3）身体素质：高个人、长手臂的人拥有较远的工作距离，出现老视症状较晚。

4）健康状况：糖尿病、痛风等疾病会影响晶状体的弹性和睫状肌的力量，使得老视提早出现。

5）地理位置：生活在赤道附近的人，由于常年温度高而影响晶状体的弹性，老视出现较早。

6）药物：使用胰岛素、抗焦虑药、抗痉挛药、利尿剂等药物，由于其对睫状肌的作用，老视提早出现。

【诊断要点】

1. 看近困难　看不清小字，不自觉地将阅读物拿得更远，伴眯眼以增大景深。年龄越大，所需的阅读距离越大。

2. 阅读需要更强的照明　足够的照明增加了阅读文字的对比度，缩小瞳孔，增大景深而提高近视力。

3. 看近不持久、视疲劳　因调节力减退，调节储备不足，老视者会出现看近不持久、看报易串行，甚至出现眼胀、眼干、头晕、恶心不适等视疲劳症状。

4. 验光

（1）初步确定近附加度数，有 3 种方法：①测量调节幅度，将调节幅度的一半作为初步近附加度数；②根据年龄进行试验性近附加；③融像性交叉柱镜测试。

（2）精确近附加：测量正负相对调节，将两者相加后除以2，将结果加入初步近附加数据。

（3）试镜架试戴和调整。

（4）确定处方。

【处理】

1. 佩戴框架眼镜进行矫正 配镜方式主要有3种：单光镜、双光镜和渐变多焦点眼镜。

（1）单光镜：只有一个看近度数，优点是价格便宜，但使用不方便，看远的时候需要取镜并更换看远眼镜，适合远视力正常，不需要频繁切换看远近的老视者使用。

（2）双光镜：将看远和看近的度数磨制在一副眼镜上，可以不需要切换眼镜来看远和看近，但双光镜片会存在分界线，容易影响外观和暴露年龄，而且不可避免“像跳”现象。

（3）渐变多焦点眼镜：在远、中、近距离均可以全程清晰视物，且外形美观没有分界线，不易暴露年龄。由于曲率的改变是逐渐过渡的，也没有“像跳”现象。

2. 接触镜 包括同时视型和单眼视型。

（1）同时视型：包括区域双焦、同心双焦、环区双焦和渐变多焦等类型，可以同时看远和远近。

（2）单眼视型：一眼的屈光度为看远，另一眼的屈光度为看近，一般优势眼用来看远。

3. 屈光手术

4. 晶状体手术

（1）调节性人工晶状体植入术：适合年龄较大，有白内障的老视者。

（2）非调节性人工晶状体植入术：选择晶状体度数

时留一部分近视，以便看近、看远戴眼镜。

【主要护理问题】

（1）近视力下降。

（2）舒适度改变：眼酸胀、眉弓部胀痛，与视疲劳有关。

（3）知识缺乏：缺乏老视的相关知识。

【护理目标】

（1）矫正老视，提高近视力。

（2）视疲劳症状减轻或消失。

（3）指导患者掌握框架眼镜和接触镜的正确佩戴方法和保养知识。

【护理措施】

（1）定期检查近视力和老视度数：一般建议每1～2年检查1次，或患者戴镜后感视近困难或不能长时间视近时及时验光，根据屈光检查结果及时调整眼镜度数。

（2）指导患者做好框架眼镜的护理（同近视相关部分）。

（3）指导患者做好接触镜的护理（同近视相关部分），特别强调老年人的角膜敏感性低，更应注意角膜的健康和安全。

（4）对患者做好宣教：单眼视型接触镜会破坏立体视，有立体视要求者不能验配。

（5）对患者做好宣教：渐变多焦点眼镜适合抬头看远，低头看近的情况。如果是低头看远，抬头看近的职业，如图书馆管理员不适合。另外，佩戴渐变多焦点眼镜，应多练习看近的时候，用眼下转来代替头动，以便通过视近区看近物。而看左右的时候，尽量用头动来代替眼动，以避免通过镜片的像差区域来看物体。

（6）对尚未出现老视的低度近视患者做好宣教：低度近视也应坚持戴镜，否则调节不用则退，调节力下降得更快，老视出现得更早。

（7）多焦点角膜屈光手术的护理：除近视屈光手术的护理措施外，还应结合老年人的心理特点，对手术的原理、方法、意义、效果、不适和安全性了解少的情况，加强术前宣教和心理护理。告知患者因老视变焦区在视轴旁边，看远时有一圈稍模糊的区域。另外，术后早期有时会导致患者行走、上下楼梯不适感，一般半个月至1个月后消失。最后，如果老年人健忘，术后的护理措施还要向患者家属宣教。

【特别关注】

（1）佩戴渐变多焦点眼镜的护理。

（2）角膜屈光手术的护理。

（3）多焦人工晶状体或可调节人工晶状体植入患者的护理。

（4）佩戴接触镜的护理。

【前沿进展】

（1）眼镜的进展：镜片设计已有突破性进展。非球面镜片使镜片更薄、更轻，像差减少，像质提高。渐变多焦点镜片通过同一镜片的不同区域看清远、中、近不同距离的物体。

（2）手术进展：近年来各种老视手术不断涌现，尤其是老视和单眼视 LASIK、多焦人工晶状体或可调节人工晶状体植入，使患者远近距离均能脱镜。

【知识拓展】

近视患者不会发生老视吗?

老视是一种生理现象，任何人都会发生，从 40 ～ 45 岁开始，但有个体差异。一般来说，远视眼比近视眼出现老视的时间早；近视戴角膜接触镜比戴框架眼镜出现老视的时间早，从事近距离工作的人比远距离工作者出现老视的时间早。近视用负球镜矫正，老视用正球镜矫正，当近视患者的近视度数与老视度数接近时，阅读时不戴眼镜就可以有清晰的近视力，而此时，并非没有老视，只是近视掩盖了老视的症状。

（杨旭波）

第十二章　斜视及弱视患者的护理

第一节　斜视患者的护理

斜视是指两眼不能同时注视同一目标，双眼运动不协调的状态。表现为眼位不正，多为眼外肌或支配眼外肌的神经功能异常所致，以儿童多见，尤以5～7岁发病率最高，患病率约为3%。目前临床尚无完善的斜视分类方法。一般根据病因分为共同性斜视和非共同性斜视两类。斜视病因复杂，现代西医学主要治疗方法有针对病因的药物治疗、光学及手术治疗。

一、共同性斜视患者的护理

【概述】

共同性斜视以眼位偏斜为主要表现，眼球无运动障碍，斜视角不因注视方向改变而变化，两眼分别注视时的斜视角相等（第一斜视角等于第二斜视角）。常分为共同性内斜视和共同性外斜视，共同性内斜视包括先天性（婴儿性）内斜视、调节性内斜视、部分调节性内斜视、非调节性内斜视；共同性外斜视包括先天性外斜视、间歇性外斜视、恒定性外斜视和继发性外斜视。

【病因】

（1）解剖学说：某一眼外肌发育过度或发育不全，眼外肌附着点异常，眼眶的发育、眼内筋膜结构的异常等。

（2）遗传学说：可能与遗传因素有关。

（3）调节学说：眼的调节作用与眼的集合作用是互相联系的，远视由于调节－集合反射过强，而形成共同性内斜视。近视少用或不用调节，集合力同时减弱，形成了共同性外斜视。

【诊断要点】

1. 临床表现

共同性内斜视

1）先天性内斜视：一般出生后 6 个月内发病，斜视度较大，无明显屈光异常，单眼斜视可合并弱视。

2）调节性、部分调节性内斜视：眼球运动无明显限制；常有中度或高度远视性屈光不正；去调节可矫正或部分矫正眼位，即散瞳或佩戴合适的矫正眼镜可矫正或减少斜视度数；合并或不合并弱视。

3）非调节性内斜视：发病年龄较晚，常在 2 岁以后，没有明显的调节因素，单眼斜视可合并弱视。

2. 共同性外斜视

1）间歇性外斜视：发病较早，发现较晚，一般 5 岁左右才逐渐明显。强光下喜闭一眼；眼位偏斜时偏斜眼可以有抑制，保持正常的视网膜对应，没有或少有弱视；没有明显屈光不正。

2）恒定性外斜视：外斜程度变化较大，单眼视力较差时斜视度较大，常为双眼交替偏斜，少有弱视；5 岁前出现眼位偏斜者可以有抑制存在，5 岁后发病短期内可以有复视存在。

【治疗】

1. 共同性内斜视

（1）有弱视者先治疗弱视。

（2）屈光性调节性内斜视不宜手术矫正，根据睫状肌麻痹验光结果后全矫，3～6个月后根据眼位、验光结果酌情换镜。

（3）部分调节性内斜视在全屈光戴镜6～12个月后眼位不能完全矫正者非调节部分可手术矫正，调节部分继续戴镜矫正，每年验光以决定是否调换眼镜。

（4）非调节性内斜视：有弱视者先治疗弱视，待双眼视力平衡后，应及时手术矫正眼位。

2. 共同性外斜视

（1）间歇性外斜视：集合训练虽有暂时效应，但不能矫正眼位，宜早期手术治疗，手术时机应在双眼视功能受损前，尤其手术前3周不能进行集合训练，若有集合训练应于术前3周停止，以免影响手术矫正的准确性。

（2）恒定性外斜视：以手术治疗为主，单眼视力差者手术后眼位欠稳定，有时尚需二次手术。

【主要护理问题】

（1）自我形象紊乱（自卑感）：由于眼位偏斜，容貌受影响引起。

（2）（特定）知识缺乏：对斜视的相关知识缺乏了解。

（3）紧张、焦虑：住院患者及其家属担心全身麻醉的预后及术后视力、眼位恢复情况，易产生紧张、焦虑情绪。

（4）潜在并发症：恶心、出血、感染，由于手术中牵拉肌肉，术后易导致眼痛、恶心；感染由于手术创伤、患者抵抗力降低所致。

【护理目标】

（1）患者乐观对待疾病，能积极配合治疗。

（2）患者及其家属了解疾病的防治知识、术后注意事项及视功能训练的重要性。

（3）眼位偏斜得到矫正，消除复视，建立完善的双眼视功能，树立患者的自信心。

（4）无并发症发生。

【术前护理措施】

1. 心理护理

（1）解释斜视手术的必要性、术前检查的意义、手术方式、注意事项。

（2）鼓励患者表达自己的感受、想法及焦虑、恐惧心理，有针对性地给予心理护理措施。

2. 术前检查

（1）遵医嘱查血尿常规、出凝血时间、感染性疾病筛查、心电图，全身麻醉患者需查肝肾功能。

（2）医学验光：了解屈光状态及是否有调节存在，根据医嘱或门诊专科检查结果决定是否需要阿托品麻痹睫状肌（散瞳）。医学验光对手术方案的设计非常重要。

（3）遮盖试验通过遮盖破坏融合以判断是否存在斜视及斜视的性质。交替遮盖了解有无眼位偏斜；遮盖－去遮盖了解偏斜属于显斜视还是隐斜。

（4）斜视角检查：了解患者的斜视度数，常采用映光法、棱镜片＋遮盖法和棱镜片＋映光法。

（5）同视机检查：了解双眼视功能及视网膜对应情况。

（6）视野弧检查：各类斜视术前、术后斜视度的测定。

（7）牵拉试验：了解患者双眼正位后有无难以克服的融合无力性复视。

3. 生活及安全护理

（1）根据护理级别按时巡视病房，做好患者的护理及床单元管理。

（2）结合患者的年龄、视力、有无复视等因素，评估患者的自理能力和安全状况，小儿患者建议留陪伴，做防跌倒、防坠床安全宣教并给予警示标识。

4. 术前准备

（1）按眼部手术前常规准备，抗生素眼液点眼每日3～4次。

（2）协助患者完成术前常规检查及专科检查并追踪确认检查、检验报告结果。

（3）儿童患者做全身麻醉前健康宣教；成人患者告知术前、术中注意事项及配合要点。

（4）间歇性外斜视患者需遵医嘱敷料遮盖单眼（视力差侧）2小时，以打破融合得到准确的斜视度数。

（5）术晨更换清洁患者服，遵医嘱冲洗结膜囊，做手术眼做手术部位标识。

（6）儿童患者留置静脉针。

（7）与手术室人员严格交接，确认患者信息准确并做好记录。

【术后护理措施】

（1）共同性斜视患者的术后护理常规见表12-1。

表12-1　共同性斜视患者的术后护理常规

常规护理内容	
伤口观察及护理	观察伤口有无渗血、渗液，若有，应及时告知医生检查并更换敷料
	保持敷料清洁与干燥，若有污染及时更换
眼痛护理	对患者进行疼痛评估，了解疼痛的性质及程度，及时告知医生并给予正确的处置
	疼痛为钝痛或牵扯痛，随时间延长而缓解，多系手术切口及切断眼肌而引起，可安慰患者，给予解释或分散患儿注意力，加强观察，必要时按医嘱给予镇痛剂

续表

常规护理内容	
眼痛护理	眼痛如针扎样伴异物感、流泪，应检查角膜上皮有无损伤，可给予抗生素眼膏涂抹后包扎，24 小时角膜上皮即可修复 眼痛剧烈伴分泌物、眼睑肿胀、结膜充血明显，应考虑眼部感染，按医嘱积极抗感染治疗 提供安静、舒适的休息环境
体位护理	全身麻醉患者按全身麻醉术后体位护理，麻醉清醒前去枕平卧，头偏向一侧，避免呕吐引起窒息，清醒后可根据患儿情况调整为半卧位或侧卧位 密切观察患儿的生命体征，若有条件应予以心电监护，了解血氧饱和度情况
饮食与用药	全身麻醉患者术后禁食时间运用循症护理的方法根据患儿清醒程度及肠鸣音恢复的情况确定开始进食时间，第 1 次可试喂温水，患儿无呕吐等不适后开始进流质饮食，逐步过渡至普食 局部麻醉患者嘱进食清淡、易消化饮食，保持排便通畅 手术次晨去除敷料，医生检查后遵医嘱用抗生素点眼，注意观察用药后反应
基础护理	加强巡视及安全宣教，避免患儿因眼部包扎、术后疼痛而导致的跌倒及坠床 保持床单元卫生及患者的个人卫生

（2）共同性斜视患者的术后出院宣教见表 12-2。

表 12-2　共同性斜视患者的术后出院宣教

宣教内容	
饮食	选富含维生素、蛋白质的饮食增强体质，促进康复，如瘦肉、鸡蛋、鱼类、新鲜蔬菜和水果，注意粗细搭配
活动	保持良好心态，避免紧张，适当参加活动，但避免剧烈运动

续表

宣教内容	
用药	遵医嘱用抗生素眼药水点眼，滴药时间一般为 2 ～ 3 周，特殊情况遵医嘱
专科指导	嘱患儿勿揉搓患眼以免伤口裂开及感染，术后 1 周内洗脸时勿脏水入眼，注意安全，勿碰撞术眼 术后 1 周、半个月、1 个月、3 个月门诊复查，了解伤口愈合、眼位及视功能恢复情况 部分调节性斜视患儿术后应继续戴镜矫正眼位；有弱视的患儿术后应在弱视门诊治疗弱视；双眼视功能不良者需遵医嘱进行斜视术后视功能训练；如需更换眼镜，可于术后 6 周验光配镜 病情变化应及时来院就诊，以免延误病情

【并发症的处理及护理】

共同性斜视并发症的处理及护理见表 12-3。

表 12-3　共同性斜视并发症的处理及护理

常见并发症	临床表现	处理
复视	原复视症状未消除或本来没有复视而出现复视	可随康复的时间而症状消失，或通过术后双眼视训练进行恢复，部分患者会持续较长时间，做好与患者的沟通交流
红眼症状	因手术创伤引起的局部充血	遵医嘱用抗生素 + 激素眼药水点眼，避免揉搓患眼及污染伤口，一般 2 ～ 4 周症状消失
感染	眼痛、眼红、畏光、分泌物增多、视力减退	分泌物送检 局部滴用抗生素眼液

二、非共同性斜视患者的护理

【概述】

非共同性斜视主要表现为眼球运动受限，根据眼球运动受限的原因分为麻痹性斜视和限制性斜视，主要表现为眼球运动受限、复视，并伴有眩晕、恶心、步态不稳等全身症状。

【病因】

（1）麻痹性斜视：由神经肌肉麻痹引起，常见于相关组织炎症、血管性疾病、占位性疾病、先天性异常、外伤等。

（2）限制性斜视：由于粘连、嵌顿等机械性限制引起，常见原因为外伤后组织嵌顿，手术后组织粘连、肌肉变性如甲状腺相关眼病等。

【临床表现】

1. 临床表现　眼球运动受限制，斜视角随注视方向的变化而变化；第二斜视角（受限眼作注视眼时的斜视角）大于第一斜视角（健眼作注视眼时的斜视角）；多数有代偿头位；后天者及失代偿的先天性麻痹性斜视者常有复视。

2. 结合病史　发病时间、年龄、诱因，斜视的发展情况、治疗及家族史。

3. 辅助检查

（1）视力及屈光检查。

（2）眼球偏斜方向，有无代偿头位。

（3）眼球运动检查。

（4）斜视的定量检查。

（5）其他检查，如歪头试验、Parks 三步法、复视像检查及 Hess 屏检查等。

【治疗】

（1）先天性麻痹性斜视：以手术治疗为主，部分患者度数较小或术后有残余度数可用棱镜片矫正。

（2）后天性麻痹性斜视：若有明确病因应先针对病因治疗，病因清楚、病情稳定后半年仍有斜视者应实施手术治疗。

（3）针对神经麻痹可使用药物治疗。

（4）限制性斜视：以手术治疗为主，但手术只能矫正眼位，部分不能恢复眼球的运动功能。

【主要护理问题】

（1）自我形象紊乱（自卑感）：由于眼位偏斜，容貌受影响引起。

（2）（特定）知识缺乏：对斜视的相关知识缺乏了解。

（3）紧张、焦虑：住院患者及其家属担心全身麻醉预后及术后视力、眼位恢复情况，易产生紧张、焦虑情绪。

（4）潜在并发症：恶心、出血、感染，由于手术中牵拉肌肉，术后易导致眼痛、恶心；感染由于手术创伤、患者抵抗力降低所致。

（5）有受伤的危险：由复视、眩晕、步态不稳等引起。

【护理目标】

（1）患者乐观对待疾病，积极配合治疗。

（2）患者及其家属了解疾病的防治知识、术后注意事项及视功能训练的重要性。

（3）眼位偏斜得到矫正，建立完善的双眼视功能，树立患者的自信心。

（4）无并发症发生。

（5）患者住院期间不发生跌倒等安全事件。

【术前护理措施】

1. 心理护理

（1）解释斜视手术的必要性、术前检查的意义、手术的方式、注意事项。

（2）鼓励患者表达自己的感受、想法及焦虑、恐惧心理，有针对性地给予心理护理。

2. 术前检查

（1）遵医嘱查血尿常规、出凝血时间、感染性疾病筛查、心电图，全身麻醉患者需查肝肾功能。

（2）医学验光：了解矫正视力，但对手术方案设计不起决定性作用。

（3）斜视角检查：了解患者的斜视度数，常采用映光法、棱镜片＋遮盖法和棱镜片＋映光法。

（4）牵拉试验：了解肌肉有无挛缩、纤维化等，用于鉴别眼球运动障碍系机械性限制还是神经肌肉麻痹。

（5）同视机检查：查九方位了解哪条肌肉麻痹。

3. 生活及安全护理

（1）根据护理级别按时巡视病房，做好患者护理及床单元管理。

（2）结合患者的年龄、视力、有无复视，是否伴有眩晕、步态不稳等因素，评估患者的自理能力和安全状况，做好住院安全的健康宣教。小儿患者建议留陪伴，做防跌倒、防坠床安全宣教并给予警示标识。

4. 术前准备

（1）按眼部手术前常规准备，用抗生素眼液点眼每日 3 ～ 4 次。

（2）协助患者完成术前常规检查及专科检查并追踪确认检查、检验报告归档。

（3）儿童患者做全身麻醉前健康宣教；成人患者告知术前、术中注意事项及配合要点。

（4）术晨更换清洁患者服，遵医嘱冲洗结膜囊，术眼做手术部位标识。

（5）儿童患者留置静脉针。

（6）与手术室人员严格交接，确认患者信息准确并做好记录。

【术后护理措施】

（1）非共同性斜视患者的术后护理常规见表 12-4。

表 12-4　非共同性斜视患者的术后护理常规

常规护理内容	
伤口观察及护理	观察伤口有无渗血、渗液，若有，应及时告知医生检查并更换敷料
	保持敷料清洁与干燥，若有污染及时更换
眼痛护理	评估患者的疼痛情况，了解疼痛的性质及程度，及时告知医生并给予正确的处置
	疼痛为钝痛或牵扯痛，随时间延长而缓解，多系手术切口及切断眼肌而引起，可安慰患者、给予解释，并加强观察，必要时按医嘱给予镇痛剂
	眼痛如针扎样伴异物感、流泪，应检查角膜上皮有无损伤，可给予抗生素眼膏涂抹后包扎，24 小时角膜上皮即可修复
	眼痛剧烈伴分泌物、眼睑肿胀、结膜充血明显，应考虑眼部感染，按医嘱积极抗感染治疗
	提供安静、舒适的休息环境

续表

常规护理内容	
体位护理	全身麻醉患者按全身麻醉术后体位护理，麻醉清醒前去枕平卧头偏向一侧，避免呕吐引起窒息，清醒后可根据患儿情况调整为半卧位或侧卧位 密切观察患儿的生命体征，若有条件应予以心电监护，了解血氧饱和度情况
饮食与用药	全身麻醉患者术后禁食时间运用循症护理的方法，根据患儿清醒程度及肠鸣音恢复的情况确定开始进食时间，第 1 次可试喂温水，患儿无呕吐等不适后开始进流质饮食，逐步过渡 局部麻醉患者嘱进食清淡、易消化饮食，保持排便通畅 手术次晨去除敷料，医生检查后遵医嘱用抗生素点眼，注意观察用药后反应
基础护理	加强巡视及安全宣教，避免患儿因包扎术眼、术后疼痛挣扎而导致的跌倒及坠床 保持床单元卫生及患者的个人卫生

（2）非共同性斜视患者的术后出院宣教见表 12-5。

表 12-5　非共同性斜视患者的术后出院宣教

宣教内容	
饮食	选富含维生素、蛋白质的饮食增强体质，促进康复，如瘦肉、鸡蛋、鱼类、新鲜蔬菜和水果，注意粗细搭配
活动	保持良好的心态，避免紧张，适当参加活动，但避免剧烈运动
用药	遵医嘱用抗生素眼药水点眼，滴药时间一般为 2 ～ 3 周，特殊情况遵医嘱
专科指导	嘱患儿勿揉搓患眼以免伤口裂开及感染，术后 1 周内洗脸时勿脏水入眼，注意安全，勿碰撞术眼 术后 1 周、半个月、1 个月、3 个月门诊复查，了解伤口愈合、眼位及视功能恢复情况 儿童患者遵医嘱术后 1 周开始双眼视功能恢复训练 病情变化应及时来院就诊，以免延误病情

【并发症的处理及护理】

非共同性斜视并发症的处理及护理见表12-6。

表 12-6　非共同性斜视并发症的处理及护理

常见并发症	临床表现	处理
复视	原复视症状未消除或原本没有复视而出现复视	可随康复的时间消失，或通过术后双眼视训练进行恢复，部分患者会持续较长时间，做好与患者的沟通
红眼症状	因手术创伤引起的局部充血	遵医嘱用抗生素＋激素眼药水点眼，避免揉搓患眼及污染伤口，一般2～4周症状消失
感染	眼痛、眼红、畏光、分泌物增多、视力减退	分泌物送检 局部点抗生素眼液

【特别关注】

（1）术前完善的专科检查。

（2）间歇性外斜视患者术前2小时敷料遮盖单眼（视力差侧）以打破融合获得准确的斜视度数。

（3）术后早期双眼视功能训练的重要性。

【前沿进展】

微创斜视手术

随着微创外科技术的发展，斜视手术已从肉眼转为显微镜下微创手术，使得手术操作更加精细，患者术后反应更轻、愈合更快、瘢痕更小、并发症更少、住院时间更短，同时也大大减轻了护理的工作强度。

【知识拓展】

“斜楞眼”宜早治

斜视，俗称“斜楞眼”。斜视的种类有很多，最常见的是眼球向内偏斜，医学上称内斜视，俗称“对对眼”、“斗鸡眼”；眼球向外偏斜，称外斜视，俗称“斜白眼”。当然，斜视并不仅指两眼相对位置有明显畸形的情况，也包括斜度很小，表面不易察觉，而双眼视功能不正常的情况，并且还包括那些根本没有斜位但双眼视功能不正常的情况。因此，斜视的概念应理解为两眼的相对位置和双眼视功能两方面的异常。

由于斜视影响美观，斜视儿童常被人起绰号，给儿童心理蒙上阴影而造成其孤僻及反常心理；斜视患者不能从事诸如驾驶、测绘等需立体视觉的工作；还有一些麻痹性斜视的患者，由于眼肌麻痹，视物成双，为克服复视，采用偏头、侧脸、抬颏等特殊的头位来补偿，医学上称“代偿头位”。这对儿童来说，不仅影响美观，还会导致全身骨骼发育畸形。

由此可见，斜视的危害不仅影响美容，为了减少、避免上述的严重并发症，必须认真对待，及早治疗。

第二节　弱视患者的护理

【概述】

弱视是视觉发育期内由于异常视觉经验（单眼斜视、屈光参差、高度屈光不正及形觉剥夺）引起的单眼或双眼最佳矫正视力低于该年龄正常低值者，眼部无明显器质性病变。弱视的发病率在我国很高，全国 3 亿儿童约有 1000 万弱视患儿。

【病因】

弱视为一发育性疾病，儿童在视觉发育的敏感期，由于视觉剥夺和（或）双眼交互作用异常造成视觉细胞的有效刺激不足，从而造成视觉发育障碍而导致弱视。

【分类】

1. 按病因分类

（1）斜视性弱视：发生在单眼性斜视，双眼交替性斜视不形成斜视性弱视。由于眼位偏斜后引起异常的双眼交互作用，斜视眼的黄斑中心凹接受的不同物像（混淆视）受到抑制，导致斜视眼最佳矫正视力下降。

（2）屈光参差性弱视：由于两眼的屈光参差较大，黄斑形成的物像大小及清晰度、屈光度较大的一眼存在形觉剥夺，导致发生屈光参差性弱视。

（3）屈光不正性弱视：多发生于未戴过屈光矫正眼镜的高度屈光不正患者。主要见于高度远视或散光，常为双侧性，两眼最佳矫正视力相等或相近。一般远视≥5.00DS，散光≥2.00DS，近视≥10DS会增加产生弱视的危险性。

（4）形觉剥夺性弱视：多发生在有屈光间质混浊的儿童（如角膜浑浊、先天性白内障），完全性上睑下垂、医源性眼睑缝合或不恰当地遮盖一眼。由于形觉刺激不足，剥夺了黄斑形成清晰物像的机会而形成弱视。形觉剥夺性弱视可为单侧或双侧，单侧较双侧更为严重。

（5）先天性弱视。

2. 按弱视程度分类

（1）轻度弱视：矫正视力为0.6～0.8。

（2）中度弱视：矫正视力为0.2～0.5。

（3）重度弱视：矫正视力≤0.1。

【诊断要点】

（1）临床表现：视力低下，对排列成行的视标分辨力较单个视标差，出现拥挤现象；双眼单视功能差；可伴有屈光异常；异常固视，弱视患者通过注视性质检查可发现弱视眼常为旁中心注视。排除心因性、中枢性等视功能不良。

（2）辅助检查：视觉诱发电位异常，通常采用视觉电生理检查，包括图形视觉诱发电位（P-VEP）和闪光视觉诱发电位（F-VEP）。

【治疗】

弱视一旦确诊，应立即治疗，否则年龄超过视觉发育的敏感期，弱视的治疗将变得非常困难。弱视治疗的疗效与时机有关，发病越早、治疗越晚，疗效越差。治疗弱视的基本策略为精确的配镜和对优势眼的遮盖。弱视治疗周期较长，以医院门诊和家庭综合治疗相结合为主。

（1）消除病因：早期治疗先天性白内障或先天性完全性上睑下垂等。

（2）佩戴合适的眼镜，矫正屈光不正。

（3）遮盖疗法：单眼弱视健眼遮盖，双眼弱视遮盖视力较好眼。

（4）光学药物疗法（压抑疗法）：即人为造成一眼视远，一眼视近。适用于中低度的单眼弱视及对遮盖治疗依从性不好的儿童。包括：①近距离压抑疗法，适用于最佳矫正视力≤0.3的儿童。优势眼每日点1%阿托品散瞳，戴矫正眼镜，使优势眼只能看清远距离。弱视眼在矫正眼镜上再加+3.00D，使之无须调节即可看清近距离。②远距离压抑法，适用于最佳矫正视力≥0.3的儿童，优势眼过矫+3.00D，使其只能看清近距离。弱视眼戴最佳矫正眼镜，促进其看远。

（5）精细目力训练：通过有意识地强迫弱视眼专著某一细小目标，使弱视眼中被抑制的感光细胞受到刺激，解除抑制，从而提高视力。

（6）视觉刺激训练：如脉冲红光疗法适用于各种弱视患儿，后像灯适用于非中心注视的弱视。

（7）药物疗法。

（8）仪器治疗法：即通过各种弱视训练仪器治疗弱视。

（9）手术治疗：患有斜视的患者若需手术治疗矫正者，手术治疗斜视后需继续进行弱视训练。

【主要护理问题】

（1）感知紊乱：视力低下，无立体视。

（2）知识缺乏：缺乏弱视的防治知识。

（3）潜在并发症：遮盖性弱视。

（4）依从性差：弱视治疗、训练周期长，家属及患儿无法坚持。

（5）有受伤的危险：因患儿佩戴眼镜在运动时可能摔破眼镜划伤面部及眼部。

【护理目标】

（1）通过治疗患儿的视力及视功能提高。

（2）患儿家长掌握弱视的防治知识，积极配合医生指导患儿进行弱视治疗。

（3）无遮盖性弱视发生。

（4）在门诊训练的儿童能积极配合治疗训练，家庭治疗的儿童其家长了解遮盖及训练的重要性并能严格依从训练时间。

（5）患儿佩戴眼镜期间未发生受伤等不良事件。

【护理措施】

1. 心理护理　向患儿家长详细解释弱视的相关知识、治疗方法和预后等，取得他们的理解和信任，增强其治疗信心，能积极配合治疗。

2. 健康指导

（1）按医嘱佩戴眼镜。

（2）遮盖疗法：告知患儿及其家属遮盖的重要性，遮盖眼要严格而彻底，同时警惕发生遮盖性弱视。

（3）鼓励患儿用弱视眼做精细目力训练。

（4）其他治疗方法指导：后像疗法、压抑疗法、视觉刺激疗法等。

3. 定期随访　观察视力和屈光度改变。

【弱视训练的方法】

弱视训练的方法见表 12-7。

表 12-7　弱视训练的方法

院内训练	院外训练
脱抑制训练 精细目力训练 眼视功能训练（针对视力＞0.6 者） 红光闪烁训练（针对视力＜0.6 者） 光学自适应训练	双眼视觉训练仪 ABC 穿字母 穿珠子 弱视综合治疗仪 立体视觉训练仪 视力插板 红闪治疗仪

【特别关注】

（1）告知家长无论是院内或院外，是否坚持训练是患儿康复的重要因素。

（2）警惕遮盖性弱视。

（3）小儿出现斜颈时应看眼科。

【前沿进展】

自适应光学训练是目前视光学界正在研究的一种新型的弱视训练方法，该训练需要在院内专业人员的指导下进行。自适应光学训练以感知觉训练为基础，运用自适应光学技术实时探测患者的高阶像差，同时通过变形镜的实时改变，矫正患者的高阶像差，使视网膜得到高清晰的成像，同时予以感知觉训练，配合患者手眼运动，刺激视网膜感光细胞，促进视觉神经系统的发育。

【知识拓展】

弱视诊断标准的争议

现行的以国际标注视力表检测出的 0.8 为弱视诊断标准系 1987 年我国斜视与小儿眼科学组提出的。近年来，不少国家根据临床研究提出了与视力发育相关的弱视诊断及转诊标准。我国有些医生或保健人员不分年龄大小，只以 0.8 一个标准，又未注意是否存在引起弱视的危险因素，出现了弱视诊断泛化的倾向。我国流行病学研究结果表明，弱视诊断时要参考不同年龄儿童的正常视力下限为：3 岁儿童为 0.5、4 ～ 5 岁为 0.6、6 ～ 7 岁为 0.7、7 岁以上为 0.8。两眼最佳矫正视力相差两行或更多，较差的一眼为弱视。如果幼儿视力不低于同龄儿童正常视力下限，双眼视力相差不足两行，又未发现引起弱视的危险因素，不宜草率诊断为弱视。

（李桂蓉）

第十三章　眼眶病患者的护理

第一节　眼眶蜂窝织炎患者的护理

【概述】

眼眶蜂窝织炎是发生于眼眶软组织的急性化脓性炎症，如治疗不及时或不充分，可引起永久性视力丧失，并可通过颅内蔓延或因出现败血症而危及生命，属眼科急危重症。可发生于任何年龄，多见于儿童。

【病因】

常见致病菌为乙型溶血性链球菌和金黄色葡萄球菌，感染途径有以下几种。

（1）眶周结构炎症蔓延：①鼻窦炎症；②牙周炎及根尖炎；③栓塞性静脉炎；④面部及眼睑疖肿、丹毒；⑤急性泪囊炎。

（2）外伤：眼眶眼睑穿通伤后，伤口处理不当，化脓性细菌直接感染；眼眶异物未及时取出，尤其是植物性异物，携带细菌多，易引起感染，并可伴有瘘管形成。

（3）血行感染：身体其他部位化脓病灶经血行迁徙至眼眶，或脓毒血症累及眼眶。

（4）其他：眼肌手术；视网膜脱离环扎或外加压手术；筋膜炎向眶内脂肪蔓延；细菌性眼内炎眶内蔓延等。

【病理】

眶内组织血管扩张，组织水肿，大量多形核白细胞浸润；局部组织坏死、溶解，形成脓肿，其周围由新生毛细血管及成纤维细胞形成的肉芽组织构成脓肿壁，壁内不断形成肉芽组织，最后形成瘢痕组织。革兰染色可揭示致病的细菌。

【诊断要点】

1. 临床表现

（1）全身症状：畏寒、发热、头痛、恶心、呕吐，呈急性病容，甚至发生谵妄、昏迷、惊厥等全身中毒症状。

（2）局部症状：疼痛明显，转动或压迫眼球时疼痛加剧；眼睑红肿，眼球突出，球结膜水肿，甚至突出于睑裂之外；眼球运动受限或完全固定；视力减退甚至失明，视乳头充血水肿。

2. 辅助检查

（1）血常规：外周血白细胞计数增多，中性粒细胞分类比例升高。

（2）切除组织或脓性物质做细菌培养。

（3）影像检查：B 超、CT、MRI 检查。

【治疗】

（1）早期使用足量广谱抗生素，细菌培养结果出来后，改用敏感抗生素。病情好转后应持续用药 1 周或改用口服给药。

（2）根据病情使用糖皮质激素。

（3）补充水分，保持电解质平衡。

（4）形成脓肿时，及时切开排脓。

（5）早期治疗原发病灶。

（6）请相关科室协助治疗并发症。

【主要护理问题】

（1）疼痛：头痛、眼眶疼痛，与眶内血管充血、炎性渗出、眶内压力增加有关。

（2）潜在并发症：海绵窦血栓、败血症，与炎症扩散有关。

（3）知识缺乏：缺乏眼眶蜂窝织炎的相关知识。

【护理目标】

（1）缓解疼痛。

（2）病情稳定，未进一步加重。

（3）患者了解眼眶蜂窝织炎的相关知识。

【护理措施】

（1）指导患者减轻疼痛的方法：给患者安置舒适的体位，保持环境安静，减少声光刺激，耐心解释眼痛的原因，必要时遵医嘱使用镇痛药。

（2）注意保护患眼角膜，给予抗生素眼液和眼膏。上药时动作轻柔，避免挤压眼球。

（3）严密观察病情变化，监测生命体征，及时发现各种并发症的发生。

（4）做好药物护理，注意药物治疗的反应。静脉输液严格无菌操作，防止交叉感染。

（5）嘱患者多进食高蛋白、高维生素、高热量的食物，增强机体抵抗力。

【并发症的处理及护理】

脓毒性海绵窦血栓性静脉炎、脓毒血症等严重并发症会危及生命，应请相关科室协助治疗。

【预防】

预防外伤，并及时处理全身性炎症。

【特别关注】

（1）急性炎症期的护理。

（2）脓肿切开引流后的护理。

（3）并发症的早期观察及处理。

【知识拓展】

艾滋病与眼眶蜂窝织炎

艾滋病患者由于全身抵抗力下降，可引起眼部的机会感染。部分患者发生眼眶蜂窝织炎，但患者常常未告知相关病史或以前未确诊过艾滋病。护理人员应增强相关的职业防范意识，关注患者既往史和输血前全套的检查结果。

第二节　眼眶炎性假瘤患者的护理

【概述】

眼眶炎性假瘤是原发于眼眶组织的慢性非特异性炎症，组织学表现为炎症性疾病，临床表现类似肿瘤，故名炎性假瘤。本病为眼眶常见病，可发生在任何年龄，无种族和性别差异。多数单眼受累，也可双眼发病。炎症可发生于眶内单一组织，如泪腺、眼外肌、视神经周围和眶内软组织等，也可同时累及眶内多个结构。有复发倾向。

【病因】

本病的病因尚不明确，可能与免疫功能异常、鼻窦炎和上呼吸道感染等有关。

【病理】

眼眶炎性假瘤的组织病理学改变分为三类。

（1）淋巴细胞浸润型：大量淋巴细胞、浆细胞和嗜酸性细胞浸润，仅有少量的胶原纤维增生。

（2）硬化型：胶原纤维组织增生，呈条索状或团块状排列，伴少量慢性炎细胞浸润。

（3）混合型：介于淋巴细胞浸润型和硬化型之间。

【诊断要点】

（1）症状：疼痛、视力下降、复视。

（2）体征：眼球突出、移位，眼睑肿胀，结膜充血水肿，眼球运动障碍，眶周扪及肿块。

（3）辅助检查

1）CT 扫描：分为泪腺炎型、肌炎型、视神经周围炎型、弥漫型和肿块型。

2）MRI 检查。

3）超声检查。

（4）诊断性治疗：糖皮质激素静脉冲击治疗及眶周注射，若患者症状及体征减轻，即支持眼眶炎性假瘤的诊断。

（5）手术标本组织病理学检查有助于明确诊断。

【治疗】

（1）药物：糖皮质激素静脉冲击治疗或眶周注射，环磷酰胺等免疫抑制剂。弥漫性淋巴细胞浸润型、肌炎型和泪腺炎型有显著疗效。

（2）眼眶放射治疗（简称放疗）：适用于①患有全身性疾病不适于使用糖皮质激素治疗者；②糖皮质激素治疗引起明显副作用者；③糖皮质激素治疗无效者。

（3）手术切除：肿块型，或糖皮质激素和眼眶放疗无效者。

【主要护理问题】

（1）疼痛：眼眶疼痛，与眶内血管充血、炎性渗出、眶内压力增加有关。

（2）暴露性角膜炎的危险：眼球突出致眼睑闭合不全。

（3）自我形象紊乱：眼球突出、眼睑红肿。

（4）知识缺乏：缺乏眼眶炎性假瘤的相关知识。

【护理目标】

（1）疼痛缓解。

（2）患者了解疾病的相关知识。

（3）患者能以正确的心态面对疾病。

【护理措施】

（1）心理护理：向患者详细解释眼眶炎性假瘤的相关知识，安慰患者，并介绍治疗方法、目的和预后等，使患者增强战胜疾病的信心，积极配合治疗。

（2）向患者解释眼痛的原因，缓解其紧张情绪，必要时遵医嘱使用镇痛药。

（3）保护患眼角膜，给予人工泪液或抗生素眼液和眼膏；眼睑闭合不全时睡前涂眼膏或湿房保护。

（4）激素治疗患者的护理：用药期间限制钠盐的摄入，监测血压、血糖和体重的变化，注意消化道反应，观察眼部情况的变化并监测眼压。

（5）手术治疗患者的护理：同眼部手术护理常规。术后做好术眼敷料观察、预防出血和感染。

【并发症的处理及护理】

暴露性角膜炎

（1）药物治疗：适用于轻度患者，点人工泪液，睡前涂眼膏或湿房保护。

（2）睑缘粘连术：药物治疗无效的严重患者。

【预防】

治疗鼻窦炎，预防上呼吸道感染。

【特别关注】

（1）糖皮质激素冲击治疗的护理。
（2）眼眶放疗的护理。
（3）术后并发症的早期观察及处理。

【前沿进展】

长效糖皮质激素曲安奈德眶周注射对淋巴细胞浸润型炎性假瘤有效，可用于全身使用糖皮质激素有禁忌者，并可减少糖皮质激素的全身副作用。

【知识拓展】

眼眶炎性假瘤与淋巴瘤

炎性假瘤是炎症引起的瘤样增生，属于良性病变；淋巴瘤属于淋巴网织系统的恶性肿瘤。眼眶淋巴瘤在临床误诊为炎性假瘤的病例并不罕见，两者在临床表现、激素治疗效果及CT表现等方面均有相似之处。当患者眼部肿块不消退或进行性长大时，应考虑手术取活检送病理检查，以进一步明确病变性质后选择最佳治疗方法，以免延误病情。

第三节　甲状腺相关眼病患者的护理

【概述】

甲状腺相关眼病（thyroid-associated opthalmopathy，

TAO），又称 Graves 眼病，是引起成年人单眼或双眼眼球突出的最常见原因。本病与甲状腺功能异常密切相关，患者临床可表现为甲状腺功能亢进、甲状腺功能低下或甲状腺功能正常。本病好发于中青年女性。

【病因及发病机制】

甲状腺相关眼病是一种自身免疫性疾病，但具体的发病机制尚不完全清楚。目前对其发病机制的认识为：甲状腺与眼眶组织存在共同抗原，当在遗传和环境等因素作用下，共同抗原被自身反应性 T 淋巴细胞识别，导致 T 细胞激活，分泌多种细胞因子及趋化因子，促使黏附分子表达，导致大量炎细胞在眼眶组织聚集。这些炎症细胞产生细胞因子、生长因子和免疫球蛋白，激活眼眶成纤维细胞（OF），OF 增殖并分泌大量的糖胺聚糖，后者可结合大量的水分，导致眼眶脂肪组织及眼外肌间质水肿；同时增殖分化为前脂肪细胞，使眼眶脂肪组织增多；晚期眼外肌纤维化；从而形成甲状腺相关眼病的特异临床表现。

甲状腺相关眼病发生的危险因素如下。

（1）遗传因素：本病家族成员的发病率明显高于普通人群。

（2）吸烟。

（3）甲状腺功能状态：甲状腺功能亢进患者行 I^{131} 治疗后发生甲状腺功能低下是明确的危险因素。

【病理】

病变主要累及眼外肌和眼眶脂肪结缔组织，急性期大量淋巴细胞、浆细胞等炎细胞浸润，血管扩张，糖胺聚糖沉积，组织水肿；随着时间延长，炎性细胞减少，胶原纤维增生，眼外肌发生退行性变；最后为静止期，间质内的纤维结缔组织明显增生，眼外肌纤维化，眶脂肪增生。

【诊断要点】

（1）症状：畏光、流泪、异物感、眼干涩、眼胀痛、视力下降和复视等。

（2）体征：眼睑肿胀、退缩、上睑迟落、结膜充血水肿、眶周组织水肿、眼球突出、眼外肌肥大或纤维化、眼睑闭合不全、暴露性角膜炎及压迫性视神经病变等。

（3）甲状腺功能检查：患者甲状腺功能亢进、低下或正常。

（4）影像检查：眼眶 CT 或 MRI 显示多条眼外肌肌腹肿大，而肌腱不受累；眶脂肪增多。

【治疗】

1. 消除危险因素　内科控制甲状腺功能亢进或低下；戒烟。

2. 症状处理　佩戴墨镜改善畏光症状；睡眠时枕头垫高，可缓解因静脉回流受阻造成的眶压增高，减轻眼部症状；复视时遮盖单眼或佩戴棱镜片；补充人工泪液；若眼睑闭合不全，睡眠时使用湿房或涂眼膏保护角膜。

3. 药物治疗　糖皮质激素眶周注射或静脉冲击治疗（活动性甲状腺相关眼病）、免疫制剂等。

4. 眼眶放疗　活动性甲状腺相关眼病糖皮质激素冲击治疗有禁忌或无效者。

5. 手术治疗

（1）眼眶减压术。

（2）睑裂缝合术或睑缘粘连术。

（3）限制性斜视矫正术。

（4）上睑退缩矫正术。

6. 其他 肉毒杆菌毒素注射治疗上睑退缩和限制性斜视。

【主要护理问题】

（1）患者生活和工作压力大，生活质量下降：与本病病程长、恢复慢、长期药物治疗的不良反应大有关。

（2）暴露性角膜炎的危险：眼球突出致眼睑闭合不全。

（3）自我形象紊乱：上睑退缩，眼球突出。

【护理目标】

（1）提高患者的生活质量。

（2）改善其外在形象，增强其自信心。

（3）住院期间无并发症发生，症状减轻。

【护理措施】

1. 心理护理 向患者详细解释甲状腺相关眼病的相关知识，安慰患者，并介绍治疗方法、目的和预后等，使患者增强战胜疾病的信心，积极配合治疗。

2. 眼部护理

（1）保护患眼角膜，给予人工泪液或抗生素眼液和眼膏；眼睑闭合不全时睡前涂眼膏或湿房保护。

（2）遇强日光照射时佩戴墨镜。

（3）睡眠时枕头垫高。

（4）复视时遮盖单眼或佩戴棱镜片。

3. 激素治疗患者的护理 用药期间限制钠盐的摄入，监测血压、血糖和体重的变化，注意消化道反应，观察眼部情况变化并监测眼压。

4. 围手术期护理　同眼部手术护理常规。术后做好术眼敷料观察、预防出血和感染。

5. 饮食护理　嘱患者多进食高蛋白、高维生素、高热量和低碘食物，禁辛辣食物。

【并发症的处理及护理】

1. 暴露性角膜炎

（1）药物治疗：适用于轻度患者，点人工泪液，睡前涂眼膏或湿房保护。

（2）睑缘粘连术：药物治疗无效的严重患者。

2. 压迫性视神经病变　眼眶放疗及糖皮质激素冲击治疗。

【预防】

（1）甲状腺功能亢进或减退的患者应戒烟。

（2）若甲状腺功能亢进的患者已有甲状腺相关眼病的表现，应尽量避免 I^{131} 治疗。I^{131} 治疗后很多患者发生甲状腺功能减退，有使眼病加重的风险。

【特别关注】

（1）糖皮质激素冲击治疗的护理。

（2）眼眶放疗患者的护理。

（3）术后并发症的早期观察及处理。

【前沿进展】

长效糖皮质激素曲安奈德眶周注射对病变早期或急性炎症期的患者有效，尤其能改善眼睑水肿、挛缩和迟落，以及眼部不适和流泪等症状，可用于全身使用糖皮质激素有禁忌者，并可避免全身用糖皮质激素的副作用。

【知识拓展】

甲状腺相关眼病是“甲亢”引起的吗?

甲状腺相关眼病是一种与 Graves 病既有关联又相对独立的器官特异性自身免疫性疾病，大多数甲状腺相关眼病患者有 Graves 病，10% 有桥本甲状腺炎，10% 与甲状腺疾病没有明显相关性。一部分甲状腺相关眼病患者甲状腺功能一直正常，又称为“眼型”Graves 病。甲状腺功能亢进只是甲状腺相关眼病的危险因素，而不是甲状腺相关眼病的直接原因。

（何为民）

第十四章　眼外伤患者的护理

第一节　眼球钝挫伤患者的护理

【概述】

由机械性的钝力直接伤及眼部，造成的眼组织的器质性病变及功能障碍，但不引起眼球壁破口。眼挫伤是眼外伤的常见病症，其患病率约占眼外伤的 1/3。

【病因】

木棒、砖石、拳头、球类、撞击、交通事故及爆炸（如鞭炮）产生的冲击波，是眼球顿挫伤的常见原因。钝力击中眼球时，可在打击部位产生直接损伤，也可在眼球内和眼球壁传递，引起多处间接损伤。

【诊断要点】

1. 临床表现

（1）眼前段挫伤

1）角膜挫伤：明显的疼痛、畏光、流泪及眼睑痉挛等症状，视力也受到影响。

2）虹膜挫伤：根据损伤部位不同出现不同的临床表现，如瞳孔变形、复视等症状。

3）睫状体挫伤：视力受到不同程度的影响，睫状体离断时，出现视觉调节障碍。

4）晶状体挫伤：容易发生晶状体全脱位或半脱位，由于脱位的晶状体所在位置的不同可导致不同的临床表现。

（2）眼后段挫伤

1）玻璃体出血：视力下降与玻璃体内积血程度有关，合并眼前黑影或眼前闪光。

2）脉络膜裂伤：根据出血范围的大小、位置，可发生不同程度的视力障碍，位于黄斑区的出血，视力可急剧下降。

3）视网膜挫伤：不同程度的视网膜挫伤表现不同的症状和体征。

（3）眼球破裂伤：为严重钝挫伤所致，视力极度低下或无光感，预后差。

（4）眼附属器挫伤：主要表现为眼睑水肿、出血，眼眶骨折等。

2. 病史 是诊断的关键，依次了解受伤的时间、环境、致伤物体，受伤后的处置情况。

3. 辅助检查

（1）裂隙灯下检查伤眼的情况：有无前房积血、虹膜损伤及嵌顿、白内障等。如有可能，检查眼压。

（2）间接检眼镜检查眼底。

（3）必要时进行眼部 B 超、X 线、CT 等相关辅助检查。

【治疗】

（1）角膜挫伤：一般情况仅用抗生素滴眼治疗，重的深层挫伤可选用糖皮质激素滴眼，角膜裂伤者行手术缝合。

（2）虹膜挫伤：一般外伤性瞳孔散大可给予抗炎消肿及神经营养剂治疗，虹膜根部断离伴有复视症状时，可行手术治疗。

（3）睫状体挫伤：局部或全身使用糖皮质激素治

疗，检查发现有睫状体脱离者，轻者可给予药物治疗，必要时行手术治疗。

（4）晶状体挫伤：睫状体嵌入瞳孔区或脱入前房，需急诊手术摘除；晶状体脱入玻璃体中，应行玻璃体手术摘除晶状体。

（5）玻璃体积血：药物治疗以止血药、透明质酸酶、尿激酶等。对出血量大或出血不吸收的患者，应在伤后 2 周至 2 个月行玻璃体切割术。

（6）脉络膜裂伤：一般情况可给予休息、抗炎、止血、促进血液吸收的药物治疗，若反复出血时可采用激光光凝术。

（7）视网膜挫伤：局部或全身应用糖皮质激素治疗，若引起视网膜脱离，必要时进行激光或玻璃体手术治疗。

（8）眼球破裂伤：先做初期缝合，2 周左右进行玻璃体手术。

【主要护理问题】

（1）舒适度的改变：眼痛，与外伤有关。

（2）焦虑、恐惧：与对手术恐惧、担心预后、对突发伤害产生焦虑情绪等有关。

（3）感知紊乱：与突然视力下降或丧失有关。

（4）组织完整性受损：与外伤有关。

（5）潜在并发症：出血、感染、眼内炎等。

（6）知识缺乏：缺乏钝挫伤的防治知识。

【护理目标】

（1）疼痛等不适感减轻或消失。

（2）患者焦虑、恐惧程度减轻，能配合治疗及护理。

（3）能够维持目前的视力或视力有一定提高。

（4）术后未发生相关并发症，或并发症发生后能得到及时治疗与处理。

（5）患者能说出顿挫伤的防治和康复知识。

【护理措施】

1. 心理护理

（1）安慰患者，解释手术的必要性、方式、注意事项，告诉患者同种病例的康复情况，缓解其对预后的担忧。

（2）鼓励患者表达自身感受和想法，采取有针对性的心理干预措施。

2. 生活护理

（1）主动巡视病房，为患者提供不能自理部分的帮助。

（2）将常用物品放在患者易于取放的位置，尽量定位放置。

3. 安全管理

（1）结合患者的年龄、视力、肢体活动度、有无全身病等因素，评估患者的自理能力和安全状况。

（2）进行安全指导，防跌倒、坠床等意外伤。

（3）告知患者呼叫器及床档的使用方法。

（4）加强巡视病房，规范病室环境，活动空间不留障碍物。

4. 休息与饮食

（1）病情严重者需卧床休息，前房积血时应采取半卧位休息，尽量减少活动，应提供安静、舒适的环境。

（2）给予营养丰富、易消化的清淡饮食，有糖尿病的患者进食糖尿病饮食，高血压患者进食低盐、低脂饮食。

5. 伤眼的护理

（1）严重眼球挫伤应涂抗生素眼膏后双眼包扎。

（2）眼球破裂时切忌冲洗和向眼球施压。

（3）眼挫伤 24 小时内给予冷敷防止再出血，24 小时后热敷促进积血吸收。

（4）及时准确地执行医嘱并注意用药后的反应。

（5）监测伤眼的视力、眼痛、眼压等的变化，注意伤口有无分泌物、出血、感染及愈合情况。

6. 健康宣教

（1）对视力低下的患者指导其掌握生活自理的方法。

（2）指导患者及其家属进行病情的自我监测，如有不适及时就诊。

（3）讲解按医嘱用药的重要性，告知用药的目的、作用及副作用，讲解滴眼液的方法及注意事项。

（4）告知门诊随访的时间。

（5）介绍钝挫伤的防治知识。

【并发症的处理及护理】

眼球钝挫伤并发症的处理及护理见表 14-1。

表 14-1　眼球钝挫伤并发症的处理及护理

常见并发症	临床表现	处理
继发性青光眼	视力下降 眼痛、头痛、恶心呕吐 眼压升高	按医嘱使用降眼压药物：碳酸酐酶抑制剂、β 受体阻断剂、甘露醇等 保持情绪稳定，减少活动，防止继发性出血
外伤性白内障	视力下降 晶状体浑浊	行白内障手术
外伤性视网膜脱离	视力下降 视物模糊	行视脱离网膜手术

第二节　眼球穿孔伤患者的护理

【概述】

眼球穿孔伤是由锐器造成眼球壁的全层裂开，使眼内容物与外界相通，可伴或不伴有眼内损伤或组织脱出。

【病因】

本病的病因以刀、针、剪或高速飞进的细小金属碎片等刺伤较常见。

【诊断要点】

1. 病史　是诊断的关键，依次了解受伤的时间、环境、致伤物体，受伤后的处置情况。

2. 临床表现

（1）角膜穿通伤：较常见，分为单纯性角膜穿通伤和复杂性角膜穿通伤。单纯性角膜穿通伤角膜伤口小且规则，常会自行闭合，若伤口不在瞳孔区，视力大多不受影响。复杂性角膜穿通伤的伤口大且不规则，可伴有眼内容物的损伤和脱出，伴有明显的眼痛、流泪和视力下降。

（2）角巩膜穿通伤：伤口累及角膜缘，常合并有虹膜睫状体、晶状体和玻璃体的损伤，可有眼内出血或组织脱出，有明显的眼痛和刺激症状，视力明显下降。

（3）巩膜穿通伤：小的伤口多隐蔽，仅见结膜下出血；大的伤口常伴有脉络膜及视网膜出血或玻璃体脱出，预后差。

（4）眼球破裂伤：为严重的钝挫伤所致，常见于角巩膜缘处，或直肌附着部位的后部，常有低眼压、球结膜出血、水肿、前房积血及玻璃体积血，视力极度低下或无光感。

3. 辅助检查

（1）裂隙灯下检查伤眼的情况。

（2）必要时进行眼部B超、X线、CT等相关辅助检查。

【治疗】

急症处理原则：伤后立即包扎；初期及时清创、缝合伤口；防治伤后感染及并发症；后期针对并发症选择合适的手术。

（1）单纯性角膜伤口：前房存在可不缝合，用抗生素眼膏涂眼后包扎。

（2）＞3mm以上的角膜伤口：需手术严密缝合，恢复前房；若有眼内组织移位或脱出时，根据情况及时复位或切除。

（3）角巩膜伤口：应先固定缝合角膜缘一针，再缝合角膜及巩膜。对巩膜伤口，应自前向后边暴露、边缝合。

（4）常规注射破伤风抗毒血清，全身及局部应用抗生素及糖皮质激素。

【主要护理问题】

（1）舒适度的改变：眼痛，与外伤有关。

（2）焦虑、恐惧：与对手术恐惧、担心预后、对突发伤害产生焦虑情绪等有关。

（3）感知紊乱：与突然视力下降或丧失有关。

（4）组织完整性受损：与外伤有关。

（5）潜在并发症：眼内炎、交感性眼炎等。

（6）知识缺乏：缺乏穿通伤的防治知识。

【护理目标】

（1）疼痛等不适感减轻或消失。

（2）患者焦虑、恐惧程度减轻，能配合治疗及护理。

（3）能够维持目前的视力或视力有一定提高。

（4）术后未发生相关并发症，或并发症发生后能得到及时治疗与处理。

（5）患者能说出穿通伤的防治和康复知识。

【护理措施】

1. 心理护理

（1）安慰患者，解释手术的必要性、方式、注意事项，告诉患者同种病例的康复情况，缓解其对预后的担忧。

（2）鼓励患者表达自身感受和想法，采取有针对性的心理干预措施。

2. 生活护理

（1）主动巡视病房，为患者提供不能自理部分的帮助。

（2）将常用物品放在患者易于取放的位置，尽量定位放置。

3. 安全管理

（1）结合患者的年龄、视力、肢体活动度、有无全身病等因素，评估患者的自理能力和安全状况。

（2）进行安全指导，防跌倒、坠床等意外伤。

（3）告知患者呼叫器及床档的使用方法。

（4）加强巡视病房，规范病室环境，活动空间不留障碍物。

4. 休息与饮食

（1）为患者提供安静、舒适的环境。

（2）给予营养丰富、易消化的清淡饮食，有糖尿病的患者进食糖尿病饮食，高血压患者进食低盐、低脂饮食。

5. 伤眼的护理

（1）遵医嘱滴用抗生素眼液滴眼。

（2）避免揉搓挤压伤眼，以免眼内容物脱出。

（3）监测伤眼的视力、眼痛、眼压等的变化，注意伤口有无分泌物、出血、感染及愈合情况。

（4）观察健眼有无交感性眼炎的发生。

6. 健康宣教

（1）对视力低下的患者指导其掌握生活自理的方法。

（2）指导患者及其家属进行病情的自我监测，如有不适及时就诊。

（3）讲解按医嘱用药的重要性，告知用药的目的、作用及副作用，讲解滴眼液的方法及注意事项。

（4）告知门诊随访的时间。

（5）介绍穿通伤的防治知识。

【并发症的处理及护理】

眼球穿孔伤并发症的处理及护理见表 14-2。

表 14-2　眼球穿孔伤并发症的处理及护理

常见并发症	临床表现	处理
外伤后眼内炎	眼痛、头痛剧烈、刺激症状明显、视力下降明显 球结膜高度水肿、充血，角膜浑浊，前房纤维蛋白炎症或积脓 玻璃体雪球样浑浊或脓肿形成	充分散瞳，局部和全身应用大剂量抗生素和糖皮质激素 必要时行玻璃体切割术及玻璃体内药物灌注

续表

常见并发症	临床表现	处理
外伤后眼内炎	伤眼葡萄膜炎症持续不退并加重，出现 KP，2 周至 2 个月潜伏期后，另一眼突然出现类似的葡萄膜炎，视力急剧下降 眼底可出现黄白点状渗出，多位于周边部	早期伤口缝合，切除或还纳脱出的葡萄膜组织，预防感染，一旦发现本病，应按葡萄膜炎治疗
外伤性增生性玻璃体视网膜病变	视力下降、视物模糊	行玻璃体视网膜脱离手术

第三节 眼异物伤患者的护理

【概述】

眼异物伤是指致伤物穿破眼球壁存留于眼内的损害。根据异物的性质可分为金属异物和非金属异物两类。异物多为磁性金属物，也有非磁性的铜、铅、玻璃、碎石、竹木刺等。

【病因】

大多数异物为铁、钢等磁性金属异物，也有非磁性金属异物，如铜和铅。非金属异物包括玻璃、碎石及植物性（如刺木）和动物性（如毛刺）异物等。不同性质的异物在眼的不同部位所引起的损伤及处理各有不同。

【临床表现】

1. 眼球外异物 眼睑异物及结膜异物症状较轻；角膜异物有明显的刺激症状，如刺痛、流泪、眼睑痉挛等；

眶内异物可有局部肿胀、疼痛。若合并化脓性感染时，可引起眼眶蜂窝织炎或瘘道。

2. 眼内异物　小的不活泼的不带菌异物如沙、石、玻璃等一般少有或无反应性。金属异物如铁、铜、铝、锌对眼组织有毒性损害。大的异物常有刺激性炎症，引起细胞增生、牵拉性视网膜脱离以致眼球萎缩等。铜质沉着症为铜的毒性反应，可引起急性铜质沉着症和严重炎性反应。铁质异物在眼内溶解氧化，氧化铁与组织蛋白结合形成不溶性含铁蛋白，沉着于各组织，表现为棕色沉着物称为眼铁锈症，可造成视力丧失。

【诊断要点】

1. 病史　是诊断的关键，依次了解受伤的时间、环境、致伤物体，受伤后的处置情况。

2. 辅助检查

（1）裂隙灯下检查伤眼的情况。

（2）间接检眼镜检查，必要时做三面镜检查。

（3）必要时进行眼部 B 超、X 线、CT、MRI 等相关辅助检查。

【治疗】

眼内异物应及早手术取出。手术方法取决于异物的位置、类型，是否包裹，是否有磁性等。

【主要护理问题】

（1）舒适度的改变：眼痛，与外伤有关。

（2）焦虑、恐惧：与对手术恐惧、担心预后、对突发伤害产生焦虑情绪等有关。

（3）感知紊乱：与突然视力下降或丧失有关。

（4）组织完整性受损：与外伤有关。

（5）潜在并发症：感染、眼内炎等。

（6）知识缺乏：缺乏眼内异物伤的防治知识。

【护理目标】

（1）疼痛等不适感减轻或消失。

（2）患者焦虑、恐惧程度减轻，能配合治疗及护理。

（3）能够维持目前的视力或视力有一定提高。

（4）术后未发生相关并发症，或并发症发生后能得到及时治疗与处理。

（5）患者能说出眼异物伤的防治和康复知识。

【护理措施】

1. 心理护理

（1）安慰患者，解释病情、治疗及预后，强调积极因素，消除或减轻焦虑、恐惧和悲哀心理。

（2）鼓励患者表达自身感受和想法，采取有针对性的心理干预措施。

2. 生活护理

（1）主动巡视病房，为患者提供不能自理部分的帮助。

（2）将常用物品放在患者易于取放的位置，尽量定位放置。

3. 安全管理

（1）结合患者的年龄、视力、肢体活动度、有无全身病等因素，评估患者的自理能力和安全状况。

（2）进行安全指导，防跌倒、坠床等意外伤。

（3）告知患者呼叫器及床档的使用方法。

（4）加强巡视病房，规范病室环境，活动空间不留障碍物。

4. 休息与饮食

（1）为患者提供安静、舒适的环境。

（2）给予营养丰富、易消化的清淡饮食，有糖尿病的患者进食糖尿病饮食，高血压患者进食低盐、低脂饮食。

5. 伤眼的护理

（1）局部及全身使用抗生素。

（2）避免揉搓挤压伤眼。

（3）及时准确地执行医嘱并注意用药后的反应。

（4）监测伤眼的视力、眼痛等的变化，注意伤口有无分泌物、出血、感染及愈合情况。

6. 健康宣教

（1）对视力低下的患者指导其掌握生活自理的方法。

（2）指导患者及其家属进行病情的自我监测，如有不适及时就诊。

（3）讲解按医嘱用药的重要性，告知用药的目的、作用及副作用，讲解滴眼液的方法及注意事项。

（4）告知门诊随访的时间。

（5）介绍眼异物伤的防治知识。

【并发症的处理及护理】

眼异物伤并发症的处理及护理见表 14-3。

表 14-3　眼异物伤并发症的处理及护理

常见并发症	临床表现	处理
外伤后眼内炎	眼痛、头痛剧烈、刺激症状明显、视力下降明显	充分散瞳，局部和全身应用大剂量抗生素和糖皮质激素
	球结膜高度水肿、充血，角膜浑浊，前房纤维蛋白炎症或积脓	必要时行玻璃体切割术及玻璃体内药物灌注

续表

常见并发症	临床表现	处理
外伤后眼内炎	玻璃体雪球样浑浊或脓肿形成	
牵拉性视网膜脱离	视力下降、视物模糊	行视网膜脱离手术
玻璃体浑浊或积血	少量积血时有飞蚊症，大量积血时视力急剧下降	药物治疗、物理治疗及玻璃体切割手术治疗
眼球萎缩	视力丧失、眼球变小	必要时行眼球摘除手术

第四节　眼眶骨折患者的护理

【概述】

眼眶骨折是常见的颅颌面损伤类型之一，多发生在头面部遭受暴力打击时，可单独发生，也可与颅面其他骨折联合发生。眼眶对眼球起到保护作用，眼眶或眼眶周围骨骼遭受外力打击，可出现眼眶骨折。

【病因】

多发生在头面部遭受暴力打击时。常见于交通事故、棍棒打击、坠落、拳击和踢伤、严重挤压、体育运动、爆炸和枪弹伤等。

【诊断要点】

1. 临床表现

（1）骨折急性期表现：可有眶内出血、眶周淤血肿胀、结膜下出血及皮下气肿等。

（2）眼球内陷和移位：是眶底骨折的重要体征，向内和向下凹陷的居多。

（3）眼球运动障碍：可因眼外肌移位牵拉或嵌顿而致。

（4）复视：眼球运动障碍导致患者出现复视症状，以运动障碍方向复视最为明显。

（5）视力障碍：早期多因角膜外伤、眼球穿透伤、视神经管骨折、视神经挫伤或视网膜病变等引起。后期可由青光眼、角膜白斑、白内障及视神经萎缩引起。

（6）感觉神经障碍：眶下壁骨折往往会损伤眶下神经，导致骨折侧下睑、面颊部、上唇皮肤和牙龈黏膜等感觉异常。

2. 辅助检查　除检查视力、角膜、晶状体、视网膜等的情况外，尚需进行下列检查：眼球运动检查、复视分析、眼球突出度测量、被动牵拉试验。

3. 影像学检查　CT 扫描是检查眼眶骨折首选的影像检查技术，包括水平位、冠状位及三维重建。

【治疗】

1. 药物治疗　适合于 CT 扫描显示眼外肌和眶内容物无明显嵌顿或疝出，眶壁骨折和缺损较小，眼球内陷和复视不明显的患者。外伤早期可口服糖皮质激素等药物治疗。

2. 手术治疗　如果临床检查和 CT 检查发现存在导致眼球内陷及复视的危险因素时，应尽早手术。大多数眼眶爆裂性骨折需要手术治疗。外伤后 2 ～ 3 周内施行的手术为早期手术，4 周以后为晚期手术，推荐早期手术治疗。

【主要护理问题】

（1）舒适度的改变：眼痛，与外伤有关。

（2）焦虑、恐惧：对手术恐惧，担心预后，对突发伤害产生焦虑情绪等。

（3）感知紊乱：与突然视力下降或视觉质量改变有关。

（4）组织完整性受损：与外伤有关。

（5）潜在并发症：出血、感染。

（6）知识缺乏：缺乏眼眶骨折的防治知识。

【护理目标】

（1）疼痛等不适感减轻或消失。

（2）患者焦虑、恐惧程度减轻，能配合治疗及护理。

（3）能够维持目前的视力或视觉质量有一定提高。

（4）术后未发生相关并发症，或并发症发生后能得到及时治疗与处理。

（5）患者能说出眼眶骨折的防治和康复知识。

【术前护理措施】

1. 心理护理

（1）安慰患者，解释病情、治疗及预后，讲解手术的必要性、方式、注意事项、手术植入物的作用和优点，消除或减轻其焦虑、恐惧和悲哀心理。

（2）鼓励患者表达自身感受和想法，采取有针对性心理干预措施。

2. 生活护理

（1）主动巡视病房，为患者提供不能自理部分的帮助。

（2）将常用物品放在患者易于取放的位置，尽量定位放置。

3. 安全管理

（1）结合患者的年龄、视力、肢体活动度、有无全身病等因素，评估患者的自理能力和安全状况。

（2）进行安全指导，防跌倒、坠床等意外伤。

（3）告知患者呼叫器及床档的使用方法。

（4）加强巡视病房，规范病室环境，活动空间不留障碍物。

4. 术前常规准备

（1）协助患者完成相关检查：包括视力、眼压、眼球活动情况、心电图、出凝血试验、生化全项、血常规、输血前全套、CT、胸部 X 线等。

（2）因术中无菌铺巾可导致部分患者出现憋气感，术前嘱咐患者用毛巾遮住口鼻提前感受手术过程，每次 10 ～ 15 分钟。

（3）全身麻醉患者术前禁食 12 小时，禁饮 6 小时。

（4）术晨更换清洁患者服，排空大小便。

（5）嘱咐患者取下眼镜、手表、活动性义齿、金属饰物等。

（6）术晨建立静脉通道。

（7）与手术室工作人员进行交接。

【术后护理措施】

（1）眼眶骨折患者的术后护理常规见表 14-4。

表 14-4　眼眶骨折患者的术后护理常规

常规护理内容	
伤口观察及护理	观察伤口有无渗血、渗液，若有，应及时通知医生并更换敷料 保持敷料的清洁与干燥，如有污染及时更换 告知患者不要随意解开敷料，勿碰触及揉搓患处
疼痛护理	评估患者的疼痛情况，了解疼痛的性质及程度，及时告知医生给予正确的处置

续表

常规护理内容	
疼痛护理	疼痛较轻，随时间的延长而消失或缓解，多为手术刺激引起的，可安慰患者，给予解释，并加强观察 疼痛剧烈伴分泌物、肿胀、应高度考虑感染，按医嘱积极予以抗感染治疗 提供安静、舒适的环境
基础护理	加强巡视，保持床单元整洁及患者的个人卫生
其他护理	饮食宜清淡、易消化，多食蔬菜、水果及富含蛋白质和维生素的食物 有糖尿病的患者进食糖尿病饮食；高血压患者进食低盐、低脂饮食

（2）眼眶骨折术后患者的体位与活动见表 14-5。

表 14-5　眼眶骨折术后患者的体位与活动

全身麻醉术后去枕平卧位休息，待清醒后侧卧或平卧均可，情况允许可床旁活动，但不能剧烈摇晃及摆动头部，以防术后创口撕裂的发生。为防止眼外肌和周围组织粘连，并促进眼肌功能恢复，可帮助患者进行眼外肌运动训练，术后第 2 ～ 3 日开始要求患者进行眼球向上、下、左、右 四个方向运动训练

（3）眼眶骨折术后患者的出院宣教见表 14-6。

表 14-6　眼眶骨折术后患者的出院宣教

宣教内容	
饮食	无特殊要求，普食即可，如有糖尿病和高血压则进食糖尿病饮食和低盐、低脂饮食
活动	避免剧烈活动，适度即可，不要到人流拥挤的地方，避免伤口感染
用药	按医嘱及时准确地用药
复查	术后 1 个月、3 个月、6 个月和 1 年复诊，观察视力、眼球运动和复视情况、眼球突出度等；复查眼眶 CT，明确植入材料的部位和骨折缺损的修复情况

【并发症的处理及护理】

眼眶骨折并发症的处理及护理见表 14-7。

表 14-7　眼眶骨折并发症的处理及护理

常见并发症	临床表现	处理
复视和眼球运动障碍	视物双影，眼球运动受限	依据相关辅助检查结果，选择处理方案。若无明显眼外肌嵌顿因素，指导患者积极进行眼肌运动训练，应用神经营养药物治疗。若存在眼外肌严重嵌顿和卡压等现象，可根据复视的轻重程度考虑重新施行眼眶手术。对于 6 个月至 1 年后仍有明显复视症状的患者，可行眼外肌手术
残留眼球内陷	眼球位置后退	如果残留眼球内陷 > 3mm，可考虑再次手术矫正
视力下降和（或）丧失	视力下降	术中密切观察瞳孔，一旦瞳孔变大，应立刻停止操作，对症处理；眶压增高引起视神经或眼球供血障碍等原因，应及时处理血肿和肿胀；材料压迫原因，及时取出材料或调整材料位置
眼眶植入材料排异、移位、囊肿形成和感染	眼眶疼痛、红肿等不适	依据情况对症处理，严重的材料排异和移位，需要手术取出材料，然后应用新材料修复眶壁缺损。发生囊肿形成时，手术摘出囊肿，必要时更换材料。一旦发生感染，需要手术取出植入物

（张　鑫）

第五节 眼化学伤患者的护理

【概述】

眼化学伤（ocular chemical injury）是常见的眼外伤，是由化学性物品的溶液、粉尘或气体接触眼组织造成的严重损害，如不及时给予恰当处理，预后不佳，重者甚至失明或丧失眼球。多发生在化工厂、实验室或施工场所，其中以酸、碱烧伤最为常见。

【病因】

本病的病因主要为酸、碱等化学物质。

高浓度的酸性化学物质与眼组织接触后会使蛋白质发生凝固变性和坏死，由于凝固的蛋白质不溶于水，能在损伤表面形成所谓的屏障，一定程度上起到阻止酸性物质继续向深层渗透扩散的作用。因此，酸烧伤的临床特点是损伤区界限比较分明，创面相对较浅，深部组织损伤相对较轻，一般修复较快、预后较好。而碱性化学物质能溶解脂肪和蛋白质，破坏组织，促使碱性物质继续扩散渗透到深层和眼内，使眼组织细胞分解、坏死。相比之下，碱烧伤的后果要严重得多。临床上，碱烧伤的特点是碱性物渗入组织的速度快，损伤区界限比较模糊，不能确切地认定损伤面的范围和深度，除眼表组织受损外，虹膜、睫状体及晶状体等均可受损。

【诊断要点】

由于酸、碱的浓度、剂量、作用方式、接触时间、接触面积等不同，其表现及预后不同。眼部受伤后即刻出现灼伤、异物感、畏光、眼睑痉挛及视物模糊等自觉症状。轻者可能仅有结膜充血、水肿、角膜上皮剥落、基质水肿浑浊等，重者角膜及角膜缘可完全被破坏。

在我国，根据眼外伤学组制定的化学烧伤分度标准，把伤情分为四度。

（1）Ⅰ度：多由弱酸或稀释的弱碱引起。眼结膜轻度充血水肿，角膜上皮可有点状脱落或水肿。数日后水肿消退，上皮修复，不留瘢痕，无明显并发症，视力多不受影响。

（2）Ⅱ度：主要表现为眼睑水肿，结膜血管稀少，贫血，角膜基质浅层水肿、混浊，角膜缘缺血区＜1/4 周。

（3）Ⅲ度：可由强酸或较稀的碱类物质引起。眼睑皮肤可起水疱或糜烂；结膜水肿，出现小片状缺血坏死；角膜有明显混浊水肿，上皮层完全脱落或形成一层白色凝固层。治愈后可遗留角膜斑翳，影响视力。

（4）Ⅳ度：大多由强碱引起。结膜出现广泛的缺血性坏死，呈灰白色浑浊；角膜全层浑浊甚至呈瓷白色。由于坏死组织释放趋化因子，出现角膜溃疡穿孔，可造成色素脱出、感染性眼内炎。伤后 2 周，新生血管可侵入角膜，角膜组织逐渐修复。角膜溃疡愈合后可引起角膜白斑；角膜穿孔愈合后可形成前黏性角膜白斑、角膜葡萄肿或眼球萎缩。由于结膜上皮缺损在愈合时可形成睑球粘连、假性翳状胬肉等。

Ⅰ度和Ⅱ度伤后预后良好，后者经治疗后可能遗留少许角膜翳；Ⅲ度和Ⅳ度烧伤后预后差，后者多发生角膜穿孔、睑球粘连、视力丧失。

【治疗】

眼部化学烧伤的治疗可分早期及晚期两个阶段。

1. 早期处理　主要是急救和防止坏死病变进一步扩

展，恢复伤区组织营养，防止感染，减少并发症和后遗症。

2. 晚期处置 针对后遗症进行治疗，如眼球粘连、瘢痕、血管翳、角膜白斑及眼干燥病等。

3. 手术治疗 尽量清除眼表的坏死组织，重建正常上皮化的眼表面，恢复眼前段正常解剖结构，保持眼球的完整性，防止并发症发生，恢复部分视力。如角膜即将穿孔，可行羊膜覆盖术，晚期行角膜移植术。

【主要护理问题】

（1）焦虑、恐惧：与对手术的恐惧、担心预后有关。

（2）感知紊乱：与视力下降有关。

（3）有受伤的危险：与视力下降有关。

（4）潜在并发症：眼睑畸形、睑球粘连、角膜新生血管、假性胬肉、角膜白斑、继发性青光眼等。

（5）知识缺乏：缺乏化学性眼外伤的自我护理和康复知识。

【护理目标】

（1）患者焦虑、恐惧程度减轻，能积极配合治疗及护理。

（2）视力得到提高。

（3）能配合采取防止意外发生的措施。

（4）术后未发生相关并发症，或并发症发生后能得到及时治疗与处理。

（5）患者能掌握化学性眼外伤的护理及康复知识。

【术前护理措施】

1. 急救护理 是处理化学性酸碱烧伤的关键措施，如处理及时、措施得当，能将眼睛的损害降到最低。

（1）现场急救处理：分秒必争，因地制宜，就地取材，彻底冲洗。

1）立即充分冲洗结膜囊：冲洗时应翻转眼睑，令患者左右、上下转动眼球，并应充分暴露上下穹隆部，务必将结膜囊内的化学物质彻底冲洗干净。紧急情况下，用任何清洁水、自来水均可。一般要求持续冲洗结膜囊 30 分钟以上。

2）清除存留的固体化学物质：尤其是上睑结膜、上穹隆部、睑缘等处，常有化学物附着，应用棉签或镊子取净。

（2）中和液冲洗：现场冲洗后应立即送往就近医院，问清楚致伤物性质，立即用中和液反复冲洗。对化学性质不明确的烧伤，可用生理盐水进行冲洗。大量生理盐水冲洗不仅可清除异物，还能带走热量、降低局部温度、减轻局部组织损伤。石灰烧伤时应先清除石灰，防止冲洗时生石灰变成熟石灰而释放热量，加重组织损伤。冲洗时注意动作轻巧，避免压迫眼球，尽可能地减少操作带来的进一步眼损害。

（3）药物治疗：目的是防止溃疡发展及角膜溶解、促进基质胶原合成及上皮再生，以及减少新生血管生成。

1）用中和药结膜下注射，可中和并稀释已浸入组织内的化学物质，对促进组织愈合、增进营养、维持角膜的透明有一定作用。

2）预防睑球粘连：每日结膜囊涂眼膏，并用玻棒分离上、下睑，分离时动作轻柔，以免加重或给眼球造成新的创伤，分离后嘱患者做眼球上下、左右运动等以防睑球粘连。

3）应用胶原酶抑制剂：防止角膜穿孔。碱性化学烧伤后可致角膜和角膜上皮脱落缺损，如果脱落的角膜上皮延迟愈合或不能愈合，可导致角膜炎，甚至感染穿孔的发生。

4）预防感染，促进炎症的吸收：预防感染很重要，局部及全身应用抗生素，严格无菌操作。

5）为减轻伤口疼痛可以口服镇静药或止痛药。

6）局部或全身使用皮质类固醇激素，以抑制炎症反应和新生血管形成。

7）散瞳：可以解除瞳孔括约肌和睫状肌痉挛，减轻充血、水肿及疼痛，减少对睫状血管的压迫，改善局部血液循环，降低血管的通透性，减少渗出物，促进炎症恢复，促进瞳孔活动，有利于虹膜舒展和收缩，防止发生后粘连。

8）如果眼压升高，给予降眼压措施。

2. 心理护理

（1）根据患者的不同心理问题进行心理疏导，并给予安慰、鼓励和支持。

（2）鼓励患者之间加强交流，以减轻心理压力，树立战胜疾病的信心，主动配合手术治疗及护理。

（3）帮助患者取得社会和家庭支持系统的支持，增强其战胜疾病的信心。

3. 生活护理

（1）尽量给患者创造一个舒适、安静的环境，病房应清洁整齐、空气新鲜、光线适宜，避免强光直射患眼。

（2）指导患者保持正确的体位，以利于诊断、治疗和护理，如一般患者多采取平卧位。

（3）饮食方面，给予易消化饮食，戒烟酒及辛辣刺激性食物，多食新鲜蔬菜和水果，保持排便通畅。病情稳定后给予高蛋白、高维生素、高纤维饮食，以增强机体抵抗力，促使其早日康复。

【术后护理措施】

（1）眼化学伤患者的术后护理常规见表 14-8。

表 14-8　眼化学伤患者的术后护理常规

常规护理内容	
伤口观察及护理	观察伤口有无渗血、渗液，如有，应及时通知医生并更换敷料；保持敷料的清洁与干燥，如有污染及时更换
	换药时观察术眼有无红肿、渗液、渗血、疼痛，敷料气味及眼球运动等情况，并密切观察羊膜移植片的贴附情况、移植片的色泽、上皮是否完整、有无新生血管生长、移植片下有无积血与积液及植片感染、糜烂、溶解等避免揉搓术眼，防止植片移位
眼痛护理	评估患者的疼痛情况，了解疼痛的性质及程度，及时告知医生并给予正确的处置；眼痛伴同侧头痛，患者恶心、呕吐，要考虑眼压升高，及时给予降眼压处理
	眼痛剧烈伴分泌物、眼睑肿胀、结膜充血明显、前房KP、AR，应高度考虑眼部感染，按医嘱积极予以抗感染治疗
	为患者提供整洁、安静、舒适的医疗环境
基础护理	加强巡视，保持床单元卫生及患者的个人卫生
其他护理	术后患者应进半流质饮食，避免摄入过硬食物，以免影响切口愈合，多食用新鲜蔬菜，忌辛辣饮食。排便不畅者应用通便药物，以免用力排便引起切口出血

（2）眼化学伤术后患者的出院宣教见表 14-9。

表 14-9　眼化学伤术后患者的出院宣教

宣教内容	
饮食指导	患者多进食蛋白质、维生素含量丰富且容易消化的清淡饮食，忌吃辛辣、刺激性食物

续表

宣教内容	
活动建议	患者应保持乐观稳定的情绪，避免过度激动。保证充足的睡眠，避免强光刺激，尽量少看电视、减少阅读工作，防止眼睛过度疲劳
用药	教会患者及其家属掌握滴眼药水、涂眼膏的正确方法和注意事项
复查	术后要求患者按时复诊。出院后复诊 1 次 / 周，以后根据病情 2 ～ 3 周复诊 1 次，如出现眼红、眼痛、视力下降、分泌物增多等，应及时就诊

【并发症的处理及护理】

眼化学伤并发症的处理及护理见表 14-10。

表 14-10　眼化学伤并发症的处理及护理

常见并发症	临床表现	处理
眼睑畸形	睑裂与眼球的大小不相称	行眼部整形手术
睑球粘连	眼球运动受限，复视	行睑球粘连分离术
角膜新生血管	毛细血管网围绕角膜缘	药物：糖皮质激素滴眼液、非甾体抗炎药、免疫调节剂等 手术：光动力疗法、放疗等
假性胬肉球	结膜与角膜病变处发生粘连，从而形成类似胬肉的球结膜皱襞	不影响视力不需治疗
角膜白斑	角膜中央、后表面缺损，相应区伴有浑浊和白斑	行角膜移植手术
继发性青光眼	视力下降、头痛、眼痛、恶心、呕吐	碳酸酐酶抑制剂，局部滴用 β 受体阻断剂，滴注甘露醇

第六节　辐射性眼损伤患者的护理

【概述】

辐射性眼损伤（radiation injury）是指由电磁波谱中各种辐射线直接照射眼部造成的损害。如微波、各种光线及放射线等，均会引起不同程度的损伤。

【病因】

辐射性损伤包括电磁波谱中各种辐射线造成的损害，如微波、红外线、可见光、紫外线、X线、γ射线等。中子或质子束照射也能引起这类损伤。

【诊断要点】

（1）红外线损伤：玻璃加工和高温环境可产生大量红外线，对眼部的损伤主要是热作用。

（2）可见光损伤：可引起黄斑烧伤，如观察日食造成的“日食性视网膜病变”。眼科的强光源也可能造成这种损害。对中心视力有不同程度的影响，严重者可形成中心盲点。

（3）紫外线损伤：工业电焊、高原及水面反光都可造成眼部紫外线损伤，因此又称为电光性眼炎或雪盲。紫外线对组织有光化学作用，使蛋白质凝固变性，角膜上皮坏死脱落。

（4）离子辐射性损伤：X线、γ射线、中子或质子束可引起辐射性白内障、放射性视网膜病变或视神经病变、角膜炎或虹膜睫状体炎等，应注意防护。

（5）微波损伤：微波波长为3000～3 000 000MHz，频率较低、穿透性较强，可能引起白内障或视网膜出血，应佩戴防护眼镜。

【治疗】

（1）0.5% 丁卡因溶液，滴眼数次，缓解刺激症状。

（2）预防感染，用抗生素眼药水滴眼或涂眼膏。

（3）为避免过多使用局部麻醉药而影响角膜上皮再生，可在疼痛解除后口服镇静安眠剂，一般于安睡数小时后症状不再出现。

（4）戴有色眼镜，以减少强光刺激。

【主要护理问题】

（1）焦虑、恐惧：与对手术的恐惧、担心预后有关。

（2）感知紊乱：与视力下降有关。

（3）有外伤的危险：与年龄大、视力下降有关。

（4）潜在并发症：出血、感染、伤口裂开等。

（5）知识缺乏：缺乏辐射性眼损伤的自我保护及相关知识。

【护理目标】

（1）患者焦虑、恐惧程度减轻，能配合治疗及护理。

（2）视力得到提高。

（3）能配合采取防止意外发生的措施。

（4）术后未发生相关并发症，或并发症发生后能得到及时治疗与处理。

（5）患者能掌握辐射性眼外伤的相关保健知识及滴眼液的使用方法。

【术前护理措施】

辐射性眼外伤主要是对晶状体的影响，引起白内障，护理内容同白内障护理。

第七节　眼热烧伤患者的护理

【概述】

眼部热烧伤（ocular buens）是眼外伤中较严重的一种创伤。由高温液体溅入眼内引起的热烧伤称为接触性热烧伤；由火焰喷射引起的烧伤称为火焰性热烧伤。

【病因】

热烧伤可因高温的液体、固体和气体所致，分为三类，即火焰烧伤、接触性烧伤和烫伤。决定眼烧伤程度的因素与致热物的大小、温度及接触的时间等因素有关。严重的眼热烧伤，可导致血管性角膜白斑、眼睑畸形，甚至眼球萎缩。

【病理】

热损伤首先累及角膜上皮细胞层及前弹力层，然后可导致基质纤维变性坏死，当损伤累及内皮细胞层则角膜发生水肿，最后直接导致角膜溃疡和穿孔，修复期则瘢痕形成并伴有新生血管长入。

【诊断要点】

根据病程将角膜的热烧伤分为三期。

1. 急性期　烧伤数秒至 72 小时内，主要表现为结膜和角膜的急性坏死反应，症状表现为疼痛及眼部的刺激症状。

2. 营养紊乱期　烧伤后 3 日至 3 周，主要表现为坏死组织的液化、自溶，易混合感染。后期新生血管长入，部分组织恢复，反应逐渐减轻。

3. 瘢痕期 烧伤3周后，角膜白斑形成、角膜血管化、睑球粘连、假性胬肉生长等。

【治疗】

治疗原则是防止感染、促进创面愈合、预防睑球粘连等并发症。

1. 药物治疗 阻止溃疡发展及角膜溶解，促进基质胶原合成及上皮再生，减少新生血管生成。对轻度热烧伤局部点用散瞳剂及抗生素滴眼液。

2. 手术治疗 有角膜坏死时可行羊膜移植术，防止和修补角膜穿孔，恢复光学表面。晚期根据病情主要治疗并发症。

【护理目标】

（1）焦虑、恐惧：与对手术的恐惧、担心预后有关。

（2）感知紊乱：与视力下降有关。

（3）有外伤的危险：与视力下降有关。

（4）潜在并发症：角膜穿孔、睑球粘连、眼睑外翻、眼睑内翻、眼睑闭锁等。

（5）知识缺乏：缺乏眼热烧伤的自我保健知识。

【主要护理问题】

（1）患者焦虑、恐惧程度减轻，能积极配合治疗及护理。

（2）视力得到提高。

（3）能配合采取防止意外发生的措施。

（4）术后未发生相关并发症，或并发症发生后能得到及时治疗与处理。

（5）患者能掌握眼热烧伤的相关保健知识及滴眼液的使用方法。

【术前护理措施】

1. 急救护理 由于热烧伤常伴有全身尤其是面、颈、胸、四肢的广泛烧伤，所以患者入院后马上向其本人或家属了解致伤物的性质。眼的损伤程度取决于高温作用时间的长短。因此，患者入院后迅速用大量生理盐水冲洗降温，边冲洗边用蘸有眼膏的棉签将眼内异物清除干净，操作时动作轻巧，避免压迫眼球，以免引起眼睑皮肤裂伤及角膜穿孔，冲洗时间要长、持续，冲洗压力勿大。如果冲洗不当极易造成上皮脱离，增加治疗的难度，避免操作带来的进一步损伤，这一阶段的急救处理将影响眼的痊愈率，所以早期眼部冲洗至关重要。

2. 心理护理

（1）明确告诉患者及其家属此病的治疗方法、并发症及预后，让患者了解眼热烧伤的病程长、预后差，以及积极配合治疗的重要性，以取得他们的谅解和配合。

（2）多与患者谈心，消除患者心中的顾虑，给予安慰，让患者逐渐转变角色，接受现实。

（3）向患者多介绍成功病例，使其消除不良情绪，保持良好的心态，树立信心，提高自我保健康复的意识。

（4）家属的支持和关心对病情的转归起着十分重要的作用，多向家属讲解相关知识，让家属多关心患者，尽量解除其家庭牵挂，一心一意地配合治疗。

3. 生活护理

（1）主动巡视病房，为患者提供不能自理部分的帮助。

（2）将常用物品放在患者易于取放的位置，尽量定位放置。

4. 安全管理

（1）告知患者呼叫器的使用方法，以便有困难时寻求帮助。

（2）睡觉时床挡保护，夜间休息时打开夜灯。

（3）下床前先坐起休息 5 ～ 10 分钟再下床，如厕久蹲后拉好扶手。

（4）规范病室环境，活动空间不留障碍物。

5. 眼部准备

（1）应用抗生素滴眼液 3 日。

（2）指导患者注意眼部卫生，勿用力揉搓、挤压眼部。

6. 术前常规准备

（1）对高血压、心脏病患者纠正病情后方可手术，以免引起术后不良反应。

（2）协助完善相关术前检查：心电图，输血全套，凝血试验，生化全项和血、尿常规等。

（3）术晨穿清洁患者服，带上标识腕带，排空大小便。嘱咐患者取下眼镜、手表、活动性义齿、金属饰物等。

（4）为了保证手术的安全性，术晨建立静脉通道，术前口服苯巴比妥镇静。

（5）与手术室工作人员进行交接。

【术后护理措施】

（1）眼热烧伤患者的术后护理常规见表 14-11。

表 14-11　眼热烧伤患者的术后护理常规

常规护理内容	
伤口观察及护理	观察伤口有无渗血、渗液，保持敷料的清洁与干燥，如有污染及时更换 换药时观察术眼有无红肿、渗液、渗血、疼痛，敷料气味及眼球运动等情况，并密切观察羊膜移植片的贴附情况、移植片的色泽、上皮是否完整、有无新生血管生长、移植片下有无积血与积液及植片感染、糜烂、溶解等

续表

常规护理内容	
眼痛护理	评估患者的疼痛情况，了解疼痛的性质及程度，及时告知医生并给予正确的处置 疼痛较轻，随时间的延长而消失或缓解，多为手术刺激引起的眼痛，可安慰患者，给予解释，并加强观察 眼痛剧烈伴分泌物、眼睑肿胀、结膜充血明显、前房KP、AR，应高度考虑眼部感染，按医嘱积极予以抗感染治疗 为患者提供整洁、安静、舒适的医疗环境
基础护理	加强巡视，保持床单元卫生及患者的个人卫生
其他护理	术后患者应进半流质饮食，避免摄入过硬食物，以免影响切口愈合，多食用新鲜蔬菜，忌辛辣饮食。排便不畅者应用通便药物，以免用力排便引起切口出血

（2）眼热烧伤术后患者的出院宣教见表14-12。

表14-12　眼热烧伤术后患者的出院宣教

饮食	指导患者多进食蛋白质、维生素含量丰富且容易消化的清淡饮食，忌吃辛辣、刺激性食物
活动	建议患者应保持乐观稳定的情绪，避免过度激动。保证充足的睡眠，避免强光刺激，尽量少看电视、减少阅读工作，防止眼睛过度疲劳
用药	教会患者及其家属掌握滴眼药水、用眼药膏的正确方法和注意事项
复查	术后要求患者按时复诊。视情况行角膜移植术

【并发症的处理及护理】

眼热烧伤并发症的处理及护理见表14-13。

表 14-13　眼热烧伤并发症的处理及护理

常见并发症	临床表现	处理
感染	创面可被外源性细菌感染，除细菌外尚可有真菌和病毒	局部及全身应用抗生素，严格无菌操作，注意体温、心率变化，注意全身情况，加强营养，增强机体抵抗力
角膜穿孔	角膜和角膜上皮脱落缺损、坏死	治疗与护理操作中，动作要轻 避免压迫眼球，冲洗压力勿大 用促进角膜上皮修复的药
睑球粘连、眼睑外翻、眼睑内翻	眼球运动障碍和视功能丧失	早期嘱患者做眼球运动
眼睑闭锁	眼睑瘢痕挛缩，睑裂缩小或闭锁	早期嘱患者自主睁眼运动

【前沿进展】

近年来，随着现代科学技术的进步，在眼外伤防治领域中，与发达国家相比，尽管我们还存在较大的差距，但所获得的进展也是显而易见的。透明质酸钠是房水和玻璃体的重要组成部分，可保护角膜内皮、虹膜及视网膜。透明质酸钠注入前房，可保持前房深度；注入玻璃体腔，有助于视网膜复位；在眼科手术中，可减少术中或术后粘连。透明质酸也可吸附并固定大量水分子，防止眼部干燥，用于干燥综合征、内因性疾患或外因性刺激引发或伴随的角膜损伤。治疗上皮型单纯疱疹病毒性角膜炎时，透明质酸滴眼液可缩短上皮愈合时间，并可使患者的视力得到改善。在处理眼烧伤后及早应用透明质酸钠，可减少严重并发症，降低伤残率。

（曹　昕）

第十五章　眼部肿瘤患者的护理

第一节　角结膜皮样瘤患者的护理

【概述】

角结膜皮样瘤是一种先天性异常，属典型的迷芽瘤，始于胚胎第 4 个月以前眼球尚未被眼睑覆盖的发育阶段，是儿童角膜病致盲的主要原因之一。病变多发生于颞下方角膜缘，单眼或者双眼发病，随年龄增长而长大。瘤体一般侵及角膜实质浅层，偶尔可达角膜全层甚至前房内，见图 15-1。

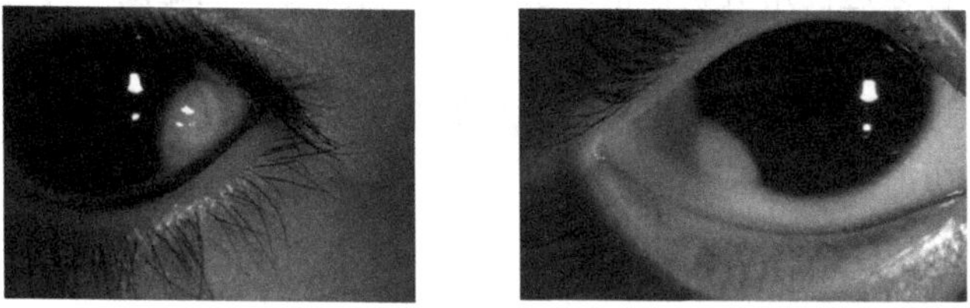

图 15-1　角结膜皮样瘤

【病因】

先天性发育异常。

【发病机制及病理】

肿瘤来源于胚胎性皮肤，由皮肤样结缔组织构成，表面被覆复层鳞状上皮细胞，表层有角化，肿物内由纤维组织和脂肪组织组成，也可含有毛囊、皮脂腺、汗腺和脂肪。

【诊断要点】

肿物在出生时就存在，多位于角巩膜颞下方，幼时瘤体小而局限，外表多呈灰黄色，边界清楚，如果表面有毛发生长，可较早出现眼部刺激症状。瘤体随年龄增长而增大，进入学龄期后，增长加速，较大者常可造成角膜散光，视力下降，而且肿物常常向瞳孔区侵犯，影响视力。角膜中央部位的皮样瘤可造成弱视。肿物一般侵及角膜实质浅层，少数侵犯全角膜。如同时伴有上睑缺损、副耳或其他异常，称为 Goldenhar 综合征。

【治疗】

以手术切除为主，肿物切除联合板层角巩膜移植是最理想的方式。如果肿物侵犯全层角膜，可切除肿物联合穿透性角巩膜移植。手术前后应及时验光配镜，对矫正视力不良者应配合弱视治疗。若肿物位于穹窿部和外眦，可能深入眶内或者累及眼外肌，手术时注意不要误伤泪腺或者眼外肌。

【主要护理问题】

（1）焦虑、恐惧：与对肿瘤的恐惧、对手术的畏惧和对预后的担心有关。

（2）视力下降：与病变部位、大小和侵犯角膜的深度和范围有关。

（3）知识缺乏：缺乏角结膜皮样瘤的相关知识和角膜移植的相关知识。

（4）潜在并发症：出血、感染、排斥反应、角膜瘢痕、斜视等。

【护理目标】

（1）患者焦虑、恐惧程度减轻，能配合治疗及护理。

（2）外观改善和（或）视力得到提高。

（3）能配合采取防止意外发生的措施。

（4）术后并发症的及时发现与处理。

（5）患者能掌握角结膜皮样瘤的相关保健知识、角膜移植术后的护理知识及正规使用滴眼液的方法。

【术前护理措施】

1. 心理护理

（1）解释角结膜皮样瘤的相关知识，消除患者和家长对肿瘤的恐惧。

（2）充分告知手术治疗的必要性、方式、注意事项。

2. 生活护理　主动巡视病房，指导家长帮助患儿适应病房的生活环境。

3. 安全管理

（1）进行安全指导，防患儿跌倒、坠床、触电等。

（2）睡觉时床档保护，夜间休息时打开夜灯。

（3）规范病室环境，活动空间不留障碍物。

4. 眼部准备

（1）术前滴用抗生素眼液，可用抗生素液滴眼，每日 4 次。

（2）协助患儿完成眼部检查，尤其注意安抚检查时不配合甚至哭闹的患儿。

5. 术前常规准备

（1）协助完善相关术前检查：胸部 X 线、心电图、术前凝血常规、生化全项、血常规等。

（2）全身麻醉患者的禁食、禁饮准备：母乳喂养者和喝白开水者禁 2 小时、喝牛奶者禁 4 小时、普食者禁 8 小时。

（3）建立静脉通道。

【术后护理措施】

1. 常规护理

（1）患儿全身麻醉苏醒后，观察其生命体征，保持呼吸道通畅，密切观察患儿呼吸、面部及口唇颜色，避免患儿窒息。

（2）避免患儿哭闹时抓脱敷料，如果发现敷料脱落、浸湿或者污染时及时更换。

2. 角膜移植术后的观察和护理

（1）安抚患儿，协助医生完成患儿裂隙灯检查和换药。

（2）遵医嘱，定时为患儿点滴眼液，结膜囊内分泌物较多时，定时清理，预防感染。

（3）视力检查和弱视治疗：年龄小的患儿无法检查视力，对较大患儿要及时行视力检查。

3. 出院宣教

（1）嘱患儿家长遵医嘱用药，告知正确使用滴眼液的方法，尤其强调注意激素类滴眼液减量应用，定期检查眼压，避免发生糖皮质激素性青光眼。

（2）每日观察角膜植片，如果突然出现移植片变灰白或混浊，或观察到眼红、流泪、畏光等要及时复诊。

（3）告知拆除角膜缝线的时间和如何观察角膜缝线是否有松动。

（4）向患儿家长强调角膜拆线后必须验光，若有弱视，及早治疗。

【并发症的处理和护理】

1. 术后排斥反应　板层角巩膜缘移植，排斥反应率低。

如果发生排斥反应，移植片会混浊、水肿，甚至溶解，同时出现结膜充血、微光、流泪等症状。轻微的排斥反应，可以通过激素等治疗好转，严重者需要再次手术治疗。

2. 青光眼　一般由于术后使用糖皮质激素类药物治疗引起，用药期间注意监测眼压变化，通常停药后，症状缓解。

3. 缝线松动　缝线松动后患儿会出现异物感、畏光、流泪等症状，同时还可以发现白色黏液附着在松脱的缝线上。如果移植片生长良好，可以拆除缝线，如果早期松动，移植片愈合不良，需要重新缝合。

【特别关注】

（1）术后并发症的早期观察及处理。

（2）术后屈光矫正及弱视治疗。

第二节　眼睑恶性肿瘤患者的护理

【概述】

眼睑恶性肿瘤中发病率最高的是基底细胞癌和皮脂腺癌，还有一些相对少见的其他肿瘤。

基底细胞癌（basal cell carcinoma）是最常见的眼睑恶性肿瘤，占眼睑恶性上皮性肿瘤的 85% ～ 95%。95% 以上的病变发生于中老年人，平均年龄 60 岁，无明显性别差异，好发于下睑内眦部。本病恶性程度低，常缓慢地向周围组织浸润，很少发生转移，预后较好见图 15-2。

皮脂腺癌（sebaceous gland carcinoma）在我国占眼睑恶性肿瘤的第 2 位。多起源于睑板腺或睫毛的皮脂腺（Zeis 腺），常发生于中老年人，女性多见，2/3 发生在上睑。

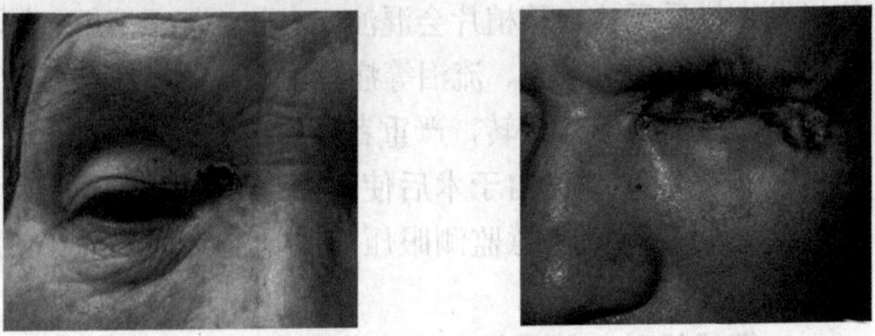

图 15-2　基底细胞癌

【病因】

病因尚不十分明确。

【发病机制及病理】

基底细胞癌由表皮基底层细胞分化而来，病理上分为实体型、腺样型、囊样型、角化型、硬化型和混合型六种。根据分化程度不同又可分为未分化型和分化型，前者由实性上皮性小叶构成，瘤细胞与正常基底细胞相似，细胞核较为一致，无异常核分裂，瘤细胞团的外围细胞排列成“栅栏状”。分化型基底细胞癌可显示向皮肤附属器分化，向毛发分化的称角化型，向皮脂腺分化的为囊性，向分泌腺分化的为腺样，还有一型的结缔组织比其他型明显增多，称纤维化型基底细胞癌。

皮脂腺癌由不同分化程度的细胞组成小叶状，分化好的肿瘤细胞呈皮脂性分化，有丰富的空泡状胞质，核位于中央或稍向周边移位。分化不好者显示退行发育，大多数细胞显示多形性核，有明显的核仁，胞质少。

【诊断要点】

1. 基底细胞癌的诊断要点

（1）2/3 的患者发生于下睑，临床表现因分型不同而表现各异，最常见的表现为坚硬的珍珠样结节，表面毛细血管扩张，随着结节的增大，中央发生溃疡，边缘隆起，类似侵蚀性溃疡。肿瘤可侵犯眼睑、结膜和眼眶。CT 检查可以明确病变范围和骨骼破坏。

（2）确诊依靠组织病理学检查。

2. 皮脂腺癌的诊断要点

（1）临床表现呈多样化，初期为眼睑内坚韧的小结节，以后逐渐长大，减半呈弥漫性斑块状增厚。影像学检查确定病变范围。

（2）确诊依靠组织病理学检查。

【治疗】

1. 基底细胞癌的治疗

（1）手术切除：是治疗眼睑基底细胞癌的主要方法，切除范围要足够大，去除所有的肿瘤组织，同时尽可能保留正常的眼睑组织。术中最好采用 Mohs 显微手术技术或者术中冷冻切片检测切除标本的边缘，以确定肿瘤完全切除，防止复发。

（2）放疗：对大多数基底细胞癌有效，尤其是复发病例或者病变位于内眦部者，放射剂量一般为 40 ～ 70Gy。硬化型基底细胞癌对放疗不敏感。

（3）冷冻疗法：其优点是眼睑不变形或者仅有轻微畸形，同时冷冻可阻塞瘤体周围血管，防止肿瘤细胞转移和扩散，但治疗区皮肤会出现色素过度沉着和色素脱失现象。

（4）光化学疗法：是利用光敏剂对瘤细胞有特殊的亲和力，在激光照射下发生氧化反应，破坏瘤细胞。

2. 皮脂腺癌的治疗

（1）手术切除：为主要的治疗方法，应检查切缘是否已无瘤细胞。对肿瘤范围较大、再次复发，或者累及结膜者应行部分或者全眶内容物剜除术，如有区域淋巴结播散，则还应行区域淋巴结清扫术。

（2）放疗：放射剂量应在 50Gy 以上才有治疗作用，单纯放疗，肿瘤往往在 3 年内复发。

【主要护理问题】

（1）焦虑、恐惧：与患者担心眼睑功能受损、美观受影响、肿瘤扩散、危及生命等有关。

（2）潜在并发症：出血、感染、皮肤植片坏死、瘢痕性眼睑外翻及供皮区并发症（切口感染、出血、瘢痕，唇黏膜去皮后进食疼痛）等。

（3）知识缺乏：缺乏眼睑基底细胞癌和皮脂腺癌的相关知识。

【护理目标】

（1）患者焦虑、恐惧减轻或消除。

（2）及时发现和治疗并发症。

（3）患者获取眼睑基底细胞癌和皮脂腺癌的治疗和护理知识。

【术前护理措施】

1. 心理护理

（1）向患者讲解疾病的相关知识、手术方式、风险、并发症、注意事项和预后等，让患者充分认识手术的必要性和重要性，积极配合治疗。

（2）指导患者保持良好的心态，树立战胜疾病的信心。

2. 眼部准备

（1）术眼睑如果因肿瘤侵蚀，皮肤溃烂、分泌物多，应每日用清洁棉签清除分泌物，保持溃烂区清洁，预防感染。

（2）肿瘤较大并引起疼痛者，尤其是老年人对疼痛耐受较差，可予以止痛治疗。

（3）如果肿瘤破坏眼睑，引起眼球暴露时，应加强术眼保湿，防止干燥性角结膜炎的发生。

3. 供皮区术前准备

（1）备皮：取耳后皮片者，剃除耳郭后 3 ～ 5cm 范围的头发；唇黏膜移植者，术前 3 日进食后用漱口液漱口，保持口腔清洁；其他供皮区（如上臂、锁骨上）于手术当日在手术室备皮。

（2）供皮区标记：先按所需皮瓣大小在供皮区用尺、记号笔画出皮瓣边界，再用苯扎溴铵消毒皮肤，范围超过皮瓣四周 3 ～ 4cm，消毒后用消毒治疗巾覆盖包扎备用。

【术后护理措施】

1. 眼部护理

（1）术眼包扎：包扎松紧适度，转移瓣蒂部不予加压，移植瓣以植片紧贴为原则。包扎时间因手术方式、切口愈合情况不同而异。

（2）每日观察敷料渗血量、皮瓣色泽和皮温、有无异味、缝线有无松动和脱落，以及患者局部疼痛等情况。渗血较多时，及时更换敷料并加压包扎，可予以止血药物；如果皮瓣变黑、有异味、局部皮温升高，怀疑皮瓣有缺血坏死或者感染时，积极报告医生，配合医生治疗；患者伤口疼痛时，根据疼痛程度，可予以安慰观察和止痛处理。

（3）避免用力咳嗽、便秘和剧烈活动，以免引起术区继发性出血。

（4）嘱患者适度活动，避免久卧引起静脉血栓等并发症。

（5）向患者和家属宣教，保持手术切口的清洁、干燥，告知术后拆线的时间。

2. 供皮区观察和护理

（1）取健侧眼部睑板移植者，术后予以抗生素眼液滴眼，观察眼睑有无红肿、疼痛，供区眼睑愈合情况，保持眼部清洁。

（2）取口腔黏膜者，术后宜食温凉流质，术后第3日改为半流质，切口愈合后改为普食，避免过多咀嚼，忌辛辣和质硬的食物，进食后予漱口液漱口，观察创面渗血情况。

（3）取耳后或上臂等部位皮片者，注意观察供皮部位缝线、切口愈合、渗血渗液等情况，保持供皮区切口清洁、干燥，预防感染，每日换药包扎。

3. 出院健康宣教

（1）新移植的皮肤抵抗力低，拆线后每日在移植的皮肤表面涂抗生素眼膏，1个月内避免外界风沙和阳光刺激。

（2）拆线后仍要避免过度牵拉皮瓣移植区，术后1个月内勿用手揉眼，洗脸时动作轻柔。

（3）皮肤移植片的感觉恢复需要半年至1年的时间，恢复期间注意防止烫伤。

（4）嘱患者按医嘱定期随访，并告知拆线时间。

【特别关注】

术后并发症的早期观察及处理。

第三节　脉络膜恶性黑色素瘤患者的护理

【概述】

脉络膜恶性黑色素瘤是成年人最常见的眼内原发性恶性肿瘤，发病率为0.02%～0.06%，在我国其发病率仅次于儿童的视网膜母细胞瘤，居眼内肿瘤的第2位。发病部位以脉络膜多见，占78%～85%，其次为睫状体，占9%～12%，虹膜占6%～9.5%。发病年龄最小为7个半月，最大70岁，平均40～50岁。无明显的性别差异，常为单眼发病。脉络膜恶性黑色素瘤可向眼外扩散或转移到肝、胃、肺、骨髓等部位，对患者的视力和生命造成严重威胁。

【病因】

本病的病因尚不清楚。有一定的遗传倾向，也有一定的地域性，常见于北美洲，亚洲不多见，非洲少见。可能与病毒感染有关。

【发病机制及病理】

按肿瘤的生长方式划分有结节型和弥漫型两种形式。按组织学分型包括以下几类：梭形细胞型、上皮样细胞型、混合细胞型、坏死型、气球样细胞型。

【诊断要点】

1. 临床表现

（1）症状：周边部肿瘤早期可无明显症状，后极部肿瘤早期即出现视力减退，视物变形，视野缺损，眼前黑影。若继发视网膜脱离，视力明显下降。

（2）体征：结节型肿瘤较小时，呈盘状隆起，外观呈灰黑或褐色。肿瘤生长到一定程度便突向玻璃体腔，先呈纽扣状，后呈蘑菇状。弥漫型肿瘤沿脉络膜平面发展，增长缓慢，病程往往较长，呈弥漫性扁平肿块，厚度一般为 3 ～ 5mm。肿瘤可发生坏死出血，引起肿瘤周围浆液性视网膜脱离；肿瘤细胞可阻塞前房角，引起青光眼；肿瘤组织发生坏死，可引起虹膜睫状体炎、全眼球炎、前房积脓；肿瘤还向球后蔓延进入眼眶引起眼球突出。

2. 辅助检查 包括：①荧光素眼底血管造影；②吲哚青绿脉络膜血管造影；③超声波检查；④ CT 检查；⑤ MRI 检查，肿瘤的典型改变为 T1WI 呈高信号，T2WI 呈低信号见图 15-3。

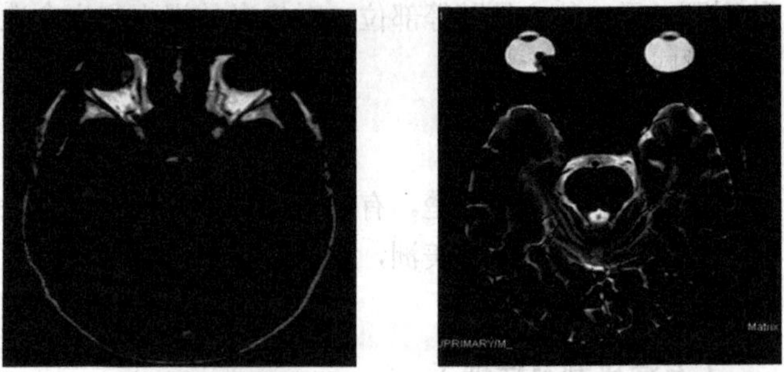

图 15-3 脉络膜恶性黑色素瘤的 MRI 改变

3. 巩膜透照试验

4. 针吸细胞学检查

5. 全身体检 肝脏超声波探查、胸部 X 线或 CT 扫描等。

【治疗】

1. 定期观察

2. 手术切除 患眼眼球摘除在国内仍为最主要的治

疗手段，若肿瘤进展为眼外蔓延期，可行眼眶内容物剜除。国外对体积较小的肿瘤已经开始尝试肿瘤局部切除术。

3. 局部治疗　巩膜敷贴、激光光凝、经瞳孔温热疗法、光动力疗法、冷冻、局部切除等。

4. 化学治疗（简称化疗）

5. 基因治疗

6. 免疫治疗

【主要护理问题】

（1）焦虑、恐惧：与对手术的恐惧、担心预后有关。

（2）感知紊乱：与视力下降、立体视力消失及眼球摘除有关。

（3）自我形象紊乱：与眼球摘除后眼眶凹陷、容貌改变有关。

（4）知识缺乏：缺乏脉络膜恶性黑色素瘤的相关知识。

【护理目标】

（1）患者焦虑、恐惧减轻或消除。

（2）患者能逐渐适应单眼视力，防止外伤等意外发生。

（3）恢复自信心，能配合医生积极治疗。

（4）患者及家属获取脉络膜恶性黑色素瘤的治疗和护理知识。

【术前护理措施】

1. 心理护理

（1）向患者讲解疾病的相关知识、手术方式、风险、并发症、注意事项和预后等，让患者充分认识手术的必要性和重要性，积极配合治疗。

（2）指导患者保持良好的心态，树立战胜疾病的信心。

2. 术前准备

（1）术前洗头、洗澡，女性患者术前还必须卸妆，做好个人卫生。

（2）术前常规行结膜囊冲洗，协助医生完善术前检查，同时行胸部 X 线、头部 MRI、全腹部超声等检查，筛查有无转移灶，必要时请肿瘤科医生会诊，协助治疗。

（3）如果术前发现肿瘤已经侵入眼眶，需要行眶内容物剜除术，对需要做全身麻醉手术者，必须做好禁饮、禁食准备。

【术后护理措施】

1. 常规护理

（1）术后嘱患者可采取半卧位或高枕卧位，有利于眼部静脉回流，减轻眶内组织水肿，降低眶内压。

（2）避免用力咳嗽、便秘和剧烈活动，以免引起继发性眼眶出血。

（3）术后饮食：术后前 2 日，建议患者食用无刺激性、易消化吸收的流质或半流质软食，减少咀嚼运动，以免牵涉术区，加重伤口的疼痛。术后第 3 日开始可食用膳食纤维含量高的蔬菜，以刺激胃肠蠕动，保持大便通畅，防止便秘。

2. 眼部观察和护理

（1）术眼包扎：包扎松紧适度，包扎时间因术式、切口愈合情况不同而异。

（2）观察敷料渗血量、缝线有无松动和脱落、临时眼片是否移位或脱出结膜囊，以及患者局部疼痛等情况。

渗血较多时，及时更换敷料并加压包扎，必要时予以止血药物；如果临时眼片移位或者脱出，积极报告医生，清洗干净后重新植入结膜囊；伤口疼痛患者根据疼痛程度，可予以安慰观察和止痛处理。

（3）观察眶压高低，如果眶内出血或者发生眼眶感染，导致眶压升高，患者有明显的眼眶胀痛，甚至恶心、呕吐、球结膜水肿，及时告知主管医生，可能需要手术减压或者抗感染治疗等。

（4）对眶内容物剜除的患者，术后第3日开始逐步去除眼眶内填塞的油砂。

3. 指导患者做好义眼片的保养及佩戴

（1）安放前清洗双手，并将义眼片清洗干净。

（2）安放义眼片时，拿住鼻侧部分（短边），轻拉上、下睑，将义眼片推入结膜囊内，轻轻按压移动义眼片排出空气。

（3）取出义眼片时，眼睛向上看，向下压眼睑致义眼片底部脱出，推动义眼片底部，向下取出。

（4）佩戴初期，患眼可能有异物感。若出现结膜充血、水肿、流泪等不适，应取下义眼片，点抗生素眼液，待患眼恢复后再重新佩戴。

（5）新的义眼片应干燥保存；取下的义眼片保存于冷开水中。使用3～5年后需更换新的义眼片。

4. 出院健康指导

（1）加强术眼保护，保持清洁，防止眼部碰撞，避免挤眼，勿用手揉眼。

（2）一般在术后2周至1个月进行第1次复查，此时需要取出临时眼片，而佩戴义眼片，之后每个月复查1次，半年后改为半年至1年复查1次，最好能做到终身随访。

（3）眼科治疗完成后，患者需要到肿瘤科进一步进行内科治疗。

【特别关注】

（1）眼球摘除术后的护理。

（2）义眼片佩戴的护理。

【前沿进展】

1. 治疗进展 巩膜敷贴放疗在欧美等发达国家已成为治疗脉络膜黑色素瘤最常用的方法，使患者能保留眼球，保存有用视力。有多种放射性核素，如钌-106、碘-125、铱-192、钴-60、钯-103、金-198等，钌-106辐射的是β射线，其余均为γ射线。采用最多的是碘-125和钌-106，目前国内常用碘-125贴敷器。根据肿瘤的位置、基底直径和高度选择敷贴器的大小、形状和照射剂量。在全身或局部麻醉下沿角巩膜缘剪开球结膜，用巩膜压陷法或角膜透照法等定位肿瘤，并用颜料或点烧在巩膜表面标出肿瘤的位置和范围。把敷贴器缝在与肿瘤相对应的巩膜上。达到所需放置时间时取出敷贴器，术后定期复查。

2. 细胞遗传学研究进展 30%～60%的葡萄膜黑色素瘤有细胞遗传学的异常，预示治疗后发生转移的高危险性，多见于大肿瘤。第3对染色体单体性，第8对染色体多体性，或第2类基因的表达者，100%发生转移。

【知识拓展】

义眼片的种类

（1）高分子义眼：高分子聚合物材料是全球运用最

多的义眼材料。这种义眼最大的优点是易于修改，并且具有较高的仿真性，使用寿命长达 15 年甚至 20 年。缺点是成本高昂。

（2）软性义眼片：采用水凝胶材料，最大的优点就是给眼腔带来的刺激性较小，成本低廉。缺点是目前这种材料定制义眼容易褪色，仿真性很差，能够很容易被看出与健眼的区别，此外水凝胶具有一定的吸水性，长时间佩戴会引起眼部干涩症状。

（3）玻璃义眼：主要原料是六氟铝酸钠（Na_3AlF_6）即人造冰晶石，优点是光泽度极高，经过火抛光后具有很高的平滑性。缺点也是因为光泽度太高，导致强光下玻璃义眼反射严重，仿真性较差，其次，玻璃义眼明显较其他义眼重，与义眼片的“至轻至薄”理念不符。义眼台加上义眼片的总质量不超过 5g 是眼科学的公理，长期佩戴过重的义眼可能会造成眼睑外翻、松弛等不良后果。同时，玻璃义眼易碎，后期维护的成本较高。此外，定制完毕后的玻璃义眼是无法再次进行修改的，这也是它最大的“硬伤”。

（4）树脂义眼片：树脂义眼实质上就是塑料义眼，即合成树脂。树脂义眼成本低廉，一片树脂义眼的成本最多就几块钱，使用寿命短，属于淘汰已久的义眼产品。

第四节　视网膜母细胞瘤患者的护理

【概述】

视网膜母细胞瘤（retinoblastoma，RB）是婴幼儿时期最常见的原发性眼内恶性肿瘤，发病率为 1 ： 20 000 ～ 1 ： 15 000，无种族、地域及性别的差异。部分患儿出生时即已患病，平均诊断年龄：双眼患者为13个月，单眼患者为24个月。90%发生于3岁以前，偶见于成人。60%～82%为单眼发病，18%～40%为双眼发病。双侧或家族性视网膜母细胞瘤可以合并颅内松果体母细胞瘤或其他蝶鞍旁肿瘤而形成三侧性视网膜母细胞瘤。视网膜母细胞自发退行性变的发生率为1.1%～1.8%，较其他恶性肿瘤发生率高。

【病因】

视网膜母细胞瘤的发生是因为视网膜母细胞瘤基因（*Rb*基因）的缺失或失活所致。视网膜母细胞瘤分为具有遗传性的生殖细胞型或非遗传性的体细胞型。生殖细胞型视网膜母细胞瘤的*Rb*基因缺失或失活发生于胚胎发生的第1次有丝分裂，或由患者父母遗传而来，为常染色体显性遗传。体细胞型视网膜母细胞瘤的*Rb*基因缺失或失活发生在受精期之后的未成熟视网膜细胞，不具有遗传性。遗传型患者比非遗传型患者更易发生第二恶性肿瘤。

【发病机制及病理】

肉眼下根据肿瘤的生长功能方式将视网膜母细胞瘤分为内生型（起源于视网膜内核层，向玻璃体内生长）、外生型（起源于外核层，沿视网膜下间隙和脉络膜方向生长，造成视网膜脱离）和浸润型（肿瘤弥漫性浸润视网膜全层，无明显包块）。按组织学分型分为未分化型（瘤细胞形态差异大，排列不规则，核分裂多见，恶性程度高，常伴大量坏死）和分化型（主要标识为有菊花样结构，恶性程度较低）。肿瘤沿视神经或巩膜导血管向眼眶或颅内转移。

【诊断要点】

1. 临床表现

（1）眼内生长期：因患儿年龄小，不能自述有无视力障碍，早期一般不易被家长发现。当肿瘤增殖突入到玻璃体腔或接近晶状体时，视力丧失，瞳孔开大，经瞳孔可见黄白色反光，出现白瞳症，称为“猫眼”，为临床上最易发现的早期症状。眼底改变：可见圆形或椭圆形、边界清楚、单发或多发、白色或黄白色结节状隆起，表面不平，大小不一，有新生血管或出血点。裂隙灯检查，前房可能有瘤细胞集落，形成假性前房积脓、角膜后沉着物，虹膜表面形成灰白色肿瘤结节。

（2）青光眼期：肿瘤生长引起眼压增高后，患者可出现眼痛、头痛、恶心、呕吐、结膜充血、角膜水肿等青光眼症状，由于儿童眼球壁弹性较大，在高眼压下，眼球膨大，形成“牛眼”外观。

（3）眼外蔓延期：肿瘤向眼外蔓延的途径包括①肿瘤沿视神经或者视网膜中央血管直接蔓延，少数患者肿瘤细胞甚至进入颅腔。这是最常见的扩散方式。②肿瘤穿破巩膜进入眼眶，在球后及眶内迅速增大，引起眼球突出。亦可向前突破角巩膜在球外生长，甚至可突出于睑裂之外，生长成巨大肿瘤，表面常有出血坏死。

（4）全身转移期：①多数经视神经或眶裂进入颅内；②经血液循环转移至骨、肝、脾、肾及其他器官；③经淋巴管转移到附近的淋巴结。

2. 辅助检查　① X 线；②超声波；③ CT；④ MRI；⑤实验室检查：抽取房水或玻璃体进行细胞学检查。其中，CT 检查可以显示肿瘤内钙化，对诊断极有参考价值。

【治疗】

视网膜母细胞瘤作为儿童最常见的眼内恶性肿瘤，影响患儿生命、视力、面部外观和心理发育，其处理强调多学科协同治疗。治疗的首要目标是挽救患儿生命，其次是保留眼球和部分视力。治疗方案应根据患儿的眼部和全身受累情况综合判断而定。近年来国际上对视网膜母细胞瘤的治疗概念发生了重大改变，化疗结合多次积极的局部治疗（serial aggressive local therapy, SALT）逐步上升为一线治疗，外部放疗降为二线治疗，眼球摘除为三线治疗。

1. 化疗 单纯化疗不能完全治愈视网膜母细胞瘤，但常常使肿瘤体积缩小，又被称为“化学减容术”，最常用的方案是 VEC 方案，即长春新碱 + 依托泊苷 + 卡铂联合使用 6 个疗程，每个疗程 2 日，疗程间隔 3 日。

2. 局部治疗 包括激光光凝、经瞳孔温热疗法、冷冻、巩膜敷贴放疗、光动力疗法。

3. 外照射放疗 视网膜母细胞瘤（尤其是未分化型）对放疗敏感，但外部放疗明显增加了第二恶性肿瘤的发生率。

4. 手术治疗 根据病情不同可采用眼球摘除伴或不伴义眼胎植入，眼眶内容物剜除。

5. 基因治疗

6. 免疫治疗

【主要护理问题】

（1）焦虑、恐惧：患儿家长对癌症的恐惧、担心预后。

（2）外观的改变：眼球摘除或眼眶内容物剜除后容貌受损。

（3）潜在并发症：眼胎暴露等。

【护理目标】

（1）患儿家长焦虑、恐惧减轻或消除。

（2）获得疾病的相关知识。

（3）术后未发生相关并发症，或并发症发生后能得到及时治疗与处理。

【术前护理措施】

1. 心理护理

（1）体贴关心每一位患儿，根据患儿特点实施个性化的心理护理，并将个性化的心理护理贯穿整个治疗过程。消除患儿对医院的陌生环境和对就医本能的恐惧。

（2）向患儿及其家属解释病情、手术方式、风险和并发症、注意事项和预后等，使患儿及其家长对眼球摘除、安装义眼仿真效果有一个全面的了解，使患儿看到希望，能积极配合治疗，从被动接受手术治疗状态转变为主动配合的良好状态。

2. 术前准备

（1）协助医生完善术前常规检查，排除手术禁忌证。

（2）嘱家长术前给患儿洗头、洗澡、剪指甲、佩戴好腕带，做好个人卫生。

（3）术前建立静脉通道，并予以透明敷贴、胶布和绷带等固定，防止留置针脱落或者移位。

（4）术前向患儿家长交代禁饮、禁食的重要性，争取家属的密切配合。

（5）术前使用抗生素滴眼液冲洗结膜囊，预防感染。

【术后护理措施】

1. 常规护理

（1）患者全身麻醉苏醒返回病房后，嘱患者去枕平卧休息6小时，头偏向一侧，及时清理呼吸道分泌物；对已经清醒的患儿密切观察生命体征，同时拉上双侧床栏，防止患儿坠床。

（2）术后绷带加压包扎患眼，患儿刚苏醒后会哭闹，用手抓患眼，注意技巧安抚小孩，防止绷带和敷料脱落，如果发现眼泪水或者渗出液浸湿绷带，及时更换敷料。

（3）疼痛护理：术后会有不同程度的疼痛，轻度的疼痛予以心理安抚，转移患儿注意力，减轻疼痛，对较重的疼痛可予以止痛药。

（4）全身麻醉清醒6小时后可进少许流质饮食，饮食宜清淡、易消化、富含营养，注意进食速度。

2. 眼部观察和护理

（1）观察结膜囊渗血、渗液量，若发现浸湿，应及时通知医生并更换敷料。

（2）患儿换药和检查时易哭闹，不配合，注意安抚患儿，配合医生治疗。

（3）嘱家长看护好患儿，避免抓伤术眼伤口，必要时应约束患儿双手，加强术眼和手的卫生。

（4）术后发现临时眼片脱落，应指导患儿家长清洁后重新植入结膜囊。

3. 指导患儿家长做好义眼片的保养及佩戴 方法同前一节所述。

4. 出院健康指导

（1）加强术眼保护，保持清洁，防止眼部碰撞，避免挤眼，勿用手抓揉患眼。

（2）一般在术后1个月左右进行第1次复查，此时需要取出临时眼片，而佩戴义眼片，之后每个月复查1次，半年后改为半年至1年复查1次。

（3）眼科治疗完成后，患者需要到肿瘤科进一步治疗。

【特别关注】

（1）化疗护理。
（2）肿瘤局部治疗的护理。
（3）术后并发症的早期观察及处理。

【前沿进展】

膨胀性义眼台

胎儿和婴幼儿的眼睑、眼窝、眼眶及颌面发育均有赖于正常眼球的存在和发育，特别是眼眶诸骨的发育。在1岁之前是眼眶生长发育最快的时期，也是眼眶整个发育期的关键时期。Bentley研究发现，5岁时眼眶容积是眼眶发育的一个分界线，5岁前眼眶容积呈线性增长，而之后增长速度明显下降。

幼儿需要行眼球摘除的疾病主要见于眼部肿瘤，其中以视网膜母细胞瘤最常见。80%的视网膜母细胞瘤患儿在3岁前得以诊断，平均诊治年龄为2岁，此时正是眼眶快速增长的重要时期。眼球摘除术后，尽管眶内植入义眼台，但还是会造成患儿眼眶发育迟缓。而且，在患儿＜1岁时行眼球摘除术者，其眼眶发育将受到更加严重的影响。基于此，材料学家新推出了膨胀性义眼台，根据其可控性的膨胀，模拟眼球随年龄增长而逐渐长大的发育过程，刺激眼眶发育。

【知识拓展】

1. *Rb*基因是第1个被发现的人类肿瘤抑制基因　第1个人类肿瘤抑制基因——视网膜母细胞瘤基因（*Rb*

基因）的发现是人类肿瘤学研究和细胞分裂研究的里程碑之一，因此，视网膜母细胞瘤也作为代表由于肿瘤抑制基因失活而导致细胞恶变的一大类恶性肿瘤的典型。

2. 重视CT检查对儿童的危害 临床上，医务人员一定要重视CT检查对儿童的危害。CT检查对视网膜母细胞瘤的诊断有重要价值，但对儿童的危害极大，欧美等发达国家一般不予采用。CT是一种高强度的X线（约为常规X线检查500倍的剂量），在检查时使患者暴露于射线中。相比成年人，对儿童的影响更大：①儿童处于生长期，细胞分裂活跃，放射线更容易对细胞产生损害，比成年人更容易发生癌变；②儿童比成年人的预期寿命更长，产生射线损害的概率更大；③没有儿童专用的CT机，相对儿童的年龄和体重，接受照射的射线量远远超出安全范围。

第五节 眼眶肿瘤患者的护理

【概述】

眼眶肿瘤是全身肿瘤的一部分，由于眼眶组织成分多样，眼眶肿瘤的种类也复杂多样，仅原发性肿瘤就达100余种。一般而言，眼眶肿瘤在早期可以没有任何症状，当肿瘤生长到一定体积时，可引起眼球突出或因压迫视神经出现视力下降等症状。但是由于肿瘤的性质、进展快慢和部位等不同，其临床表现千差万别，如视神经胶质瘤可以早期就引起明显的视力下降；横纹肌肉瘤可以坏死出现类似眼眶蜂窝织炎的体征；眼眶静脉性血管瘤在低头时眼球突出加重等。

【病因】

根据发病原因和发病机制，眼眶肿瘤可分为原发性肿瘤、继发性肿瘤和转移性肿瘤三种。原发性肿瘤以血管瘤最为常见，继发性肿瘤以黏液囊肿发生率最高，转移性肿瘤以乳腺癌、前列腺癌和肺癌等多见。

【发病机制及病理】

由于眼眶肿瘤的种类繁多，病理特征各异。一般而言，良性肿瘤多呈膨胀性生长，常有完整的包膜，瘤细胞分化成熟，与其来源组织很相似。恶性肿瘤呈浸润性生长，缺乏包膜，瘤细胞根据分化程度不同与其来源组织不相似或完全不同。

【诊断要点】

根据患者的病史、临床表现和影像学检查结果综合分析后，眼眶肿瘤的诊断一般不会太困难，但是确诊依赖组织病理学检查。

【治疗】

（1）手术治疗：无论良性或恶性眼眶肿瘤，手术摘除肿瘤都是最常用且行之有效的方法。适用于 95% 以上的眼眶肿瘤。

（2）放疗：适用于原发性眼眶恶性肿瘤、转移癌及肿瘤摘除后的辅助治疗等。

（3）药物治疗：大多数眼眶肿瘤药物治疗无效。对那些不能够耐受手术或放疗，效果不佳者，可选择药物治疗。

【主要护理问题】

（1）焦虑、恐惧：与恐惧肿瘤恶性程度、手术风险和麻醉风险有关。

（2）疼痛：与眶内压力增高、眼球突出所致角结膜干燥和睑内翻、肿瘤侵犯骨质及术后伤口疼痛等有关。

（3）暴露性角结膜炎：眼球突出所致。

（4）潜在并发症：休克、低蛋白血症、贫血、麻醉相关并发症、伤口相关并发症、眶内出血、脑脊液漏等。

（5）患者的自我形象异常：与眼球突出、切口瘢痕、眼位异常和眼球运动障碍等有关。

（6）知识缺乏：缺乏眼眶肿瘤的相关知识。

【护理目标】

（1）减轻患者焦虑、恐惧程度，通过心理辅导帮助患者能以正确的心态面对疾病，配合治疗及护理。

（2）疼痛护理。

（3）暴露性角结膜炎 / 溃疡的护理。

（4）并发症发生后能得到及时治疗与处理。

（5）患者了解眼眶肿瘤的相关知识。

【术前护理措施】

1. 心理护理

（1）术前与患者和家属进行充分的、有目的交流，了解患者和家属的心理活动和心理状态，评估患者和家属对疾病的认识和对手术的反应，解释眼眶手术的必要性、方式、注意事项、术后可能的并发症等。

（2）鼓励患者和家属以积极的心态面对疾病，对肿瘤的性质是否告知患者本人应全面考虑患者家属和患者本人的实际情况。

2. 患者全身情况的护理评估

（1）常规护理评估，全面了解患者病情，制定合理的护理计划，女性患者围手术期应避开月经期。

（2）对眼眶恶性肿瘤和转移性癌的患者，还要协助医生全面了解肿瘤原发灶和转移灶的病情，重点评估患者对手术的耐受情况，充分做好并发症的处理和抢救准备。

3. 眼球突出的护理

（1）对于眼球突出严重所导致的眼睑不能完全闭合的患者，应注意保护角膜和结膜，使用人工泪液、眼膏或者佩戴湿房镜等，防止暴露性角膜炎发生。

（2）对已经发生暴露性角膜炎/溃疡的患者，在保持角结膜湿润的基础上，还需定时清除分泌物，保持眼表清洁，预防感染。必要时可使用绷带镜，对同时伴有眼睑内翻倒睫的患者尤为适用。

（3）对生长迅速的肿瘤导致的眶压高、眼痛、眼睑和结膜水肿，嘱患者尽量取仰卧位或头高位，可改善静脉回流，减轻眶周和眼睑水肿，必要时遵医嘱给予甘露醇脱水治疗。

4. 疼痛护理

（1）暴露性角膜炎/溃疡所致的疼痛处理同上。

（2）眼眶肿瘤引起的眶压升高和继发性眼压升高，遵医嘱给予甘露醇脱水治疗。

（3）对肿瘤压迫感觉神经、破坏骨质所致的疼痛，可根据疼痛分级予以止痛治疗。

5. 术前准备

（1）协助完善术前检查：心电图、出凝血试验、生化全项、血常规、眼眶 CT/MRI 等。

（2）术前协助麻醉医生做好麻醉风险评估，协助手术医生做好手术风险评估，对出血较多的手术或者凝血功能差、中重度贫血等患者，术前和血，备血，做好术中用血的准备。

（3）做好患者个人卫生，术前洗头、洗澡、剪指甲等。

（4）全身麻醉患者严格做好禁饮、禁食准备，建立静脉通道。

（5）术晨去除饰品、义齿、眼镜和手表等，更换清洁患者服，排空大小便。

【术后护理措施】

1. 常规护理

（1）患者全身麻醉苏醒后，观察生命体征，嘱患者去枕平卧休息，待完全清醒后可采取半卧位，有利于眼部静脉回流，减轻眶内组织水肿，降低眼压。

（2）避免用力咳嗽、便秘和剧烈活动，以免引起继发性眼眶出血。

（3）术后饮食：术后前2日，建议患者食用无刺激性的、易消化吸收的流质或半流质软食，减少咀嚼运动，以免牵涉术区，加重伤口的疼痛。术后第3日开始可进食膳食纤维含量高的蔬菜，以刺激胃肠蠕动，保持大便通畅，防止便秘。

（4）嘱患者适度活动，避免久卧引起静脉血栓等并发症。

2. 对术中情况进行全面评估

（1）与手术医生和麻醉师交接，并阅读麻醉记录、手术记录和术中护理记录，了解手术持续时间、术中用药、患者的反应等，对术后可能出现的问题做好预见性护理。

（2）对术中出血较多的患者，需要追踪或者复查血色素高低，予以对症处理，必要时可输血治疗。

3. 伤口的观察和护理

（1）观察伤口有无渗血、渗液，若发现浸湿，应及时通知医生并更换敷料。

（2）伤口疼痛：根据患者的疼痛程度，可予以安慰、观察和止痛处理。

（3）对安置引流管的患者要定期观察引流管，避免扭曲、阻塞和脱出，确保有效引流。对有活动性出血的患者应予以止血治疗。

（4）向患者和家属宣教，保持手术切口的清洁、干燥，告知术后拔除引流管和拆线的时间。

4. 视力监查

（1）眼眶肿瘤摘除术后 24 ～ 48 小时是组织水肿期，一般都需要加压包扎，故只能在换药时观察患者的视力情况，及时记录，时刻警惕包扎过紧可能引起眶内压增高，压迫视神经引起失明的可能。

（2）若术后患者诉眼眶胀痛，同时发现眼球突出明显加重，视力下降时，务必及时通知医生查看病情，警惕术后眶内出血致血肿压迫视神经，引起失明。

5. 肿瘤确诊后的进一步治疗宣教　肿瘤摘除手术经病理检查确诊后，主管护理人员应该和主管医生一同告知患者家属和（或）患者本人结果，同时告知下一步治疗计划，如果为恶性肿瘤，应该请肿瘤科医生会诊，到肿瘤科进一步治疗。

【并发症的处理及护理】

眼眶肿瘤并发症的处理及护理，见表 15-1。

表 15-1　眼眶肿瘤并发症的处理及护理

常见并发症	临床表现	处理
切口渗血	伤口少量渗血	观察
	活动性出血	应充分引流，加压包扎，使用止血剂，必要时手术止血

续表

常见并发症	临床表现	处理
切口裂开	缝线松动或者脱落	重新对位缝合
	眶压过高，流血或伴眼球突出	清除血肿，充分引流后缝合
切口感染	伤口局部红肿、流脓	清除脓肿、引流、定时换药，使用抗生素
眼眶血肿	眼眶胀痛、眼球突出、切口裂开	及时清除血肿，充分引流后重新缝合
损伤视神经	视力下降或者失明	观察或予以神经营养剂治疗
损伤眶上或眶下神经	额部或者面部皮肤麻木	观察或予以神经营养剂治疗
损伤眼外肌	眼位不正，眼球运动受限	观察或者二期手术治疗
	上睑下垂	观察或者二期手术治疗
眼眶血肿	眼眶胀痛、头痛、眼球突出 切口裂开	及时清除血肿，充分引流后重新缝合
脑脊液漏	清亮的脑脊液自眼眶或者鼻咽部流出	行脑脊液漏修补术，必要时请神经外科医生协助处理

【特别关注】

（1）眼眶恶性肿瘤患者的全身情况。

（2）放疗和化疗的护理。

（3）术后并发症的早期观察及处理。

【前沿进展】

导航手术系统在眼眶外科中的应用

导航手术系统是计算机技术和医学影像结合的产物，是近年来发展和研究最为活跃的领域之一，其通过术前设计规划、术中导航、术后评估等步骤，旨在提高手术的精确性和安全性。定位技术是导航的关键，可提供手术部位与手术器械的相对位簧关系，解决手术过程中手术目标的位置测量、空间映射、手术干预和定位精度等问题。通过导航系统，医生可以在术前规划合理的手术路径以避开重要组织，术中显示规划路径、病变或手术部位及手术器械的实时位置，经配准之后，在图像上即可精确地确定人体组织和手术器械之间的相对位置，从而可以精确地切除肿瘤而避免重要的正常组织损伤，提高手术的安全性和精确性。

【知识拓展】

"眼眶肿瘤"怎么突然消失了?

临床上，医生偶尔会遇到眼眶自发性出血的患者，主要发生于健康的青少年，多为一侧眼眶血肿引起急性眶压增高，最显著的症状和体征是眼球迅速突出，伴有眼胀痛、恶心、呕吐、复视、眼球运动障碍、视力减退或丧失、眼睑肿胀饱满、结膜水肿充血，而后眼睑或结膜下出现青紫色瘀斑。CT 扫描可见眼眶内占位性病变，病变内部可呈液性暗区，边界较清晰。临床上很容易把它误诊为"眼眶肿瘤"，小的眼眶血肿可以自行吸收，有的甚至一两天就可以完全吸收，当医生复查 CT 时，他们会惊奇地发现"眼眶肿瘤"怎么突然就消失了?

（陈　俊）

第十六章　眼病的症状护理

眼病的眼部症状大致分为视觉症状、感觉症状和外观异常，本章将介绍视力障碍、色觉障碍、眼外观异常患者的护理。

第一节　视力障碍患者的护理

视力障碍是眼科最主要的症状，表现为视物模糊、变形、眼前黑影或雾状遮挡甚至视物不见。2003 年 9 月在日内瓦召开的有关《视力损害及视功能特征标准进展的咨询会》上，制定了新的世界卫生组织（WHO）盲及低视力的分类标准，代替目前使用的 1972 年由 WHO 的防盲研究小组提出的视力损害的分类标准见表 16-1。新的盲及低视力分类标准只是在视力分类中多了轻度或无视力损害（0 级）的标准，即视力≥0.3 以上。其最主要的改变是用日常生活视力代替了原来的最佳矫正视力。日常生活视力指检查视力时，受检者有眼镜，可戴眼镜查视力（此镜可能合适，也可能不合适）。如果有眼镜并不常在身边或不常用，或者没有眼镜，检查裸眼视力。

表 16-1　2003 年 WHO 盲及视力损害分类标准

分类	日常生活远视力	
	视力低于	视力等于或优于
轻度或无视力损害 0		6/18 3/10（0.3） 20/70

续表

分类	日常生活远视力	
	视力低于	视力等于或优于
中度视力损害	6/19	6/60
1	3.2/10（0.3）	1/10（0.1）
	20/63	20/400
重度视力损害	6/60	3/60
2	1/10（0.1）	1/20（0.05）
	20/400	20/400
盲	3/60	1/60*
3	1/20（0.05）	1/50（0.02）
	20/400	5/300（20/1200）
盲	1/60	光感
4	1/50（0.02）	
	5/300（20/1200）	
盲	无光感	
5		
9	未确定或未具体说明	

* 或 1 米指数。

【病因】

（1）急性无痛性视力下降：因眼部急性缺血引起组织损伤，可为一过性或者持续性视力下降。常见疾病：视网膜脱离、玻璃体积血、黄斑病变、缺血性视神经病变、视网膜中央动脉阻塞、急性视网膜脉络膜炎、甲醇或奎宁中毒。

（2）急性疼痛性视力下降：由眼部活动性炎症或外伤引起，多伴有红眼。常见疾病：眼外伤、角膜炎、眼内炎、闭角型青光眼急性发作、急性视神经炎、前葡萄膜炎等。

（3）慢性视力下降：视力逐渐下降，病程长达数周、数月甚至数年。常见疾病有屈光不正：近视、远视、散光；屈光间质浑浊：角膜、晶状体、玻璃体浑浊；视网膜疾病；原发性开角型青光眼；视路疾病。

【护理措施】

（1）加强眼病防治的宣传，对可治的眼盲患者积极救治，做到早诊断，早治疗，治愈、减少或减缓视力损害。如白内障、小儿弱视、青光眼、糖尿病性视网膜病变、视网膜母细胞瘤等。

（2）眼部手术后处于治疗期的患者，可因手术引起视力障碍。如斜视患者术后出现复视，眼底手术患者常因药物散瞳后视物不清。协助患者生活护理，注意安全，避免滑倒、碰伤等意外发生。

（3）为低视力患者提供康复指导，通过验光检查选择合适的助视器，教会患者正确的使用方法和注意事项。

（4）视力为盲的患者，指导患者接受现实，改变生活习惯，适应盲人生活，提高自我护理的能力，减少意外受伤的风险。

（5）指导视力障碍患者生活物品固定摆放，避免生活环境中放置障碍物。

（6）患者视力突然下降导致生活自理能力下降，住院期间，护士应加强生活护理；出院后，需要更多的家庭照护。

（7）视力障碍患者心理问题较重，加强心理疏导，使患者能以积极的心态面对生活。

【特别关注】

在我国，已研制出国产助视器，继而研制成功适应不同患者需要的成套助视器，如闭路电视助视器、双筒眼镜式远用助视器和单筒便携式助视器等，为低视力患者提供了有效的帮助，提高了他们的生活质量。关注低视力患者也促进了我国特殊教育的改革，如低视力患者的职业康复训练，提出适合工作的低视力患者应和每个正常人一样被赋予同等的权利。

第二节　色觉障碍患者的护理

色觉障碍是指对颜色的分辨能力部分或全部丧失。视网膜视锥细胞具有感受强光和和辨别颜色的作用，视锥细胞主要位于黄斑区，一旦视网膜发育不良或损伤，即会引起色觉障碍。

根据色觉障碍发生的时间分为先天色盲和后天色盲。先天色盲根据分辨颜色的程度将色觉障碍分为全色盲、红色盲、绿色盲、黄蓝色盲、红绿色盲。后天色盲常见于视网膜病变、视神经病变青光眼等疾病。

【护理措施】

（1）先天色盲：有遗传性，应做好优生优育宣传教育工作。

（2）后天色盲：应积极治疗原发疾病，减少视锥细胞的损伤，避免或减缓色觉障碍发生。

（3）患者通过色觉检查，了解自己色觉障碍的类型和程度，指导患者如何借助周围环境条件尽可能地辨色。如红绿色盲患者在过马路时，通过观察周围人的停行来辨别红绿灯，以保证安全。

【知识拓展】

色盲矫正镜

色盲矫正镜，即用来矫正色盲的一种眼镜。色盲矫正镜，是根据补色拮抗，在镜片上进行特殊镀膜，产生截止波长的作用，对长波长者可透射，对短波长者发生反射。戴色盲眼镜，可使原来色盲图本辨认不清的变为能正确辨认。达到矫正色觉障碍的效果。据试验证明，色盲矫正镜的效果不错。一般来说，色盲矫正镜分隐形眼镜式和普通宽架式。色盲矫正隐性眼镜对红色盲和绿色盲均有卓著的矫正效果，是目前市场上表现最优秀的色盲矫正隐形眼镜。根据色盲纠正理论，树脂色盲镜片可纠正色觉异常。色盲隐形眼镜，能有效改善患者的色觉，提高色分辨力。使用时只需要将色盲片戴在患者的主视眼上，大脑通过分析对比两眼所见物象的色差而达到分辨红绿色彩的效果。同时，色盲片还追加光度，适合于既患色盲又有近视的人群。

第三节 眼部感觉异常患者的护理

一、眼痛的护理

眼球轻度浅表疾病，患者轻度眼痛，主诉患眼烧灼感、钝痛。如炎症、过敏反应、干眼症、轻度化学烧伤等。眼球严重深部疾病，患者中重度眼痛，主诉患眼胀痛、刺痛，可伴有头痛。如眼球穿孔伤、急性虹膜睫状体炎、青光眼高眼压、眼内炎、眼眶蜂窝织炎等。

【护理措施】

（1）评估患者眼痛程度、对疼痛的耐受力。

（2）详细了解疼痛的性质和伴随症状，做出正确的判断。

（3）通知医生检查，按医嘱及时对症处理，讲解用药目的及注意事项。

（4）进行心理疏导，减轻患者的紧张情绪，转移其注意力，可有效缓解疼痛。

（5）根据病情给予疾病相关指导。

【知识拓展】

疼痛的程度

WHO 将疼痛划分为以下五种程度。

0 度：不痛；

Ⅰ度：轻度痛，可不用药的间歇痛；

Ⅱ度：中度痛，影响休息的持续痛，需用止痛药；

Ⅲ度：重度痛，非用药不能缓解的持续痛；

Ⅳ度：严重痛，持续的痛伴血压、脉搏等的变化。

二、眼痒的护理

眼痒多因眼表疾病引起的眼部不适，过敏性炎症尤为明显，还见于睑缘炎、春季结膜炎、过敏性结膜炎、慢性结膜炎或沙眼。

【护理措施】

（1）加强相关疾病知识宣教，如有症状及时就医。

（2）避免抓挠患眼，积极对症治疗。

（3）遵医嘱正确使用抗生素眼液及抗过敏的药物，教会患者正确使用滴眼液的方法。

（4）避免接触过敏原，外出戴深色眼镜，减少光线与花粉的刺激。

（5）避免进食鱼、虾、蟹、鸡蛋、牛奶等易过敏的食物。

三、眼干的护理

眼干因泪液分泌不足、排泄受限或丢失过多引起，常见于泪腺疾病、结膜疾病、眼睑闭合不全、眼睑板功能障碍、瞬目减少、视疲劳、高温干燥等环境因素。

【护理措施】

（1）加强相关疾病的知识宣教，及时就医，积极治疗原发病，如眼外伤导致眼睑闭合不全，做眼睑整形手术。

（2）改善工作、生活环境，调节环境温度和湿度。

（3）鼓励患者做瞬目运动，通过瞬目运动促进泪液在眼表均匀分布。

（4）指导患者正确使用人工泪液或眼药膏。

【知识拓展】

眼泪的作用

每个人的眼睛都有制造眼泪的“小工厂”，人们给它起了个名字叫“泪腺”。每天，泪腺不停地制造着泪水。眼泪的用处可大啦，眨眼的时候，眼泪就均匀地抹在眼球上，对眼球起着湿润作用。眼泪还能冲刷掉眼球表面上的脏东西，保持眼球的清洁，眼泪还有杀灭细菌的作用。

四、异物感的护理

异物感见于眼表异物，眼球转动或眼睑运动时异物与角膜、结膜摩擦导致。异物感还见于眼表轻度病变，如结膜结石、倒睫、干眼症、急慢性结膜炎。

【护理措施】

（1）加强相关疾病的知识宣教，通过检查明确异物感的原因。

（2）对症治疗，眼表异物行异物取出术，结膜结石行结石取出术，倒睫患者行倒睫矫正术，干眼症患者使用人工泪液，积极治疗眼部炎症。

（3）避免搓揉患眼，教会患者正确地使用滴眼液。

（4）避免脏水入眼，所用物品必须严格消毒，防止角膜感染。

【知识拓展】

眼　结　石

眼结石虽然称为结石，但与肾结石、胆囊结石这些真正意义上的结石是不一样的。“有些人一听说自己眼睛长了结石就紧张了，以为是大病要开刀动手术。实际上眼结石只是眼睛的小毛病，没有或极少钙质沉着，因此并非真正的结石。”为了减少人们对眼结石的恐慌，医学界一度想将它易名为“结膜凝集物”，但大多数人还是依传统习惯称其为眼结石。

第四节　眼外观异常患者的护理

一、突眼的护理

突眼是指眼球突出眼睑裂超过正常范围，可因眼病和全身疾病所致。如眼眶内肿瘤、眼球后血肿或甲状腺功能亢进等。

【护理措施】

（1）积极查找突眼的原因。

（2）保持角膜湿润和保护角膜，避免角膜感染和暴露性角膜炎。

（3）不要用粗毛巾擦洗患眼，以免损伤角膜。

（4）按医嘱滴人工泪液和抗生素眼液。

（5）心理护理：用尊重及关心的态度与患者交流，进行心理疏导，使其能正确面对自我形象的改变；倾听患者倾诉，告知疾病的相关知识及护理，嘱家属多关心患者，指导患者提高对自身形象改变的认知和适应能力。对有自杀倾向的患者加强巡视，防止意外发生。

二、眼睑肿胀的护理

眼睑肿胀多因眼睑炎症、过敏或眼部手术后所致的组织水肿。

【护理措施】

（1）观察病情及伴随症状。

（2）进食低盐饮食。

（3）睡觉时抬高枕头可减轻水肿。

（4）局部湿热敷，每日 2 ～ 3 次，每次 15 ～ 20 分钟。

（5）必要时加压包扎患眼。

（6）心理护理：护士应与患者进行有效的沟通，关心体贴患者，安慰患者，鼓励其充分表达内心感受，耐心倾听，消除患者的不良情绪。

第五节　眼部充血患者的护理

眼部的充血发红是眼科患者常见的体征之一。常说的红眼是一个笼统的概念，泛指眼结膜充血与睫状充血。结膜充血病变仅限于结膜疾病或有关的表浅刺激，而睫状充血则包括角膜、巩膜、前段色素膜的疾病，常有一定的严重性。有的病例可以两种充血同时存在，这种情况称混合充血。

【护理措施】

（1）加强相关疾病的知识宣教，如有症状及时就医。

（2）观察患眼有无分泌物，如分泌物较多时可用生理盐水冲洗结膜囊。

（3）遵医嘱使用抗生素眼液，教会患者正确使用滴眼液的方法。

（4）饮食宜清淡、易消化，多食蔬菜、水果，保持排便通畅，禁止用力排便，勿用力咳嗽及打喷嚏，避免腹压升高。

（5）局部冷敷，以减轻充血。

（6）心理护理：解释治疗的必要性、方式及注意事项。

（于晓甜　曾继红）

第二篇 眼科常用护理技术操作

第十七章 眼 部 给 药

第一节 滴 眼 液

【目的】

（1）治疗及检查眼部疾病。

（2）散瞳或缩瞳。

（3）眼部的表面麻醉。

【评估患者】

（1）了解患者的病情。

（2）观察眼睛有无红肿或分泌物。

（3）评估患者对滴眼液的理解或合作程度。

【准备】

（1）护士准备：着装整洁，洗净双手，戴口罩。

（2）患者准备：取坐位或仰卧位。

（3）用物准备：治疗车上层准备医嘱执行单、眼液、消毒棉签、速干手消毒液，治疗车下层准备医疗废物筐、生活废物筐。

（4）环境准备：床旁、桌上物品摆放整齐。

【操作步骤】

滴眼液的操作步骤见表 17-1。

表 17-1　滴眼液的操作步骤

操作步骤	要点与原则
1）备齐用物至患者床旁，核对患者信息	1）问候患者，认真执行查对制度，尤其是眼别，防止差错事故的发生，检查眼液的质量、有效期
2）解释清楚滴眼液的目的和注意事项	2）消除患者的顾虑，取得合作
3）患者取坐位或仰卧位，颜面部尽量保持水平位，操作者站在患者的头后或床旁	3）便于护士操作，使患者卧位舒适
4）操作者左手拿取一根消毒棉签拭去眼液或分泌物，弃之，再拿取一根消毒棉签分开患者上、下睑，嘱咐患者眼球向上注视，暴露下穹隆	4）将眼睑固定在眶缘上，防止向眼球施压，避免提拉内眼手术后患者的上睑
5）再次核对，将 1 滴眼液滴在下穹隆，眼部无外伤和手术的患者可提起上睑盖住下睑，用干棉签将溢出的眼液擦净	5）如果患者眼部有分泌物，应先用棉球擦净；混悬液滴之前应摇匀；将第 1 滴眼液疑为污染，弃之；先滴健眼后滴患眼；注意不要将滴管触及患者的眼睑或睫毛，避免逆行污染眼液，滴管离眼睑的距离为 2 ～ 3cm；不要将眼液直接滴在角膜上，减少对患者的刺激
6）嘱咐患者闭眼休息 3 ～ 5 分钟	6）减少眼液的溢出，保证治疗效果，滴两种以上的眼液，每滴完一种眼液后应间隔 5 ～ 10 分种再滴另外一种眼液

续表

操作步骤	要点与原则
7）如果滴用散瞳或缩瞳眼液，应用干棉球压迫泪囊3～5分钟，尤其是儿童更应特别注意	7）避免眼液经鼻咽部黏膜吸收，以免引起全身中毒反应
8）用速干手消毒液消毒手，再次核对并签名	8）防止交叉感染
9）整理用物	9）医疗废物分类处置

【护理指导】

（1）患者使用散瞳眼液后可能出现口干、心慌等不适，特别是婴幼儿有时会有哭闹、面红耳赤的明显反应，告知患者及家属可以增加饮水量，加快药物代谢而减轻不适。

（2）个别患者滴眼液后可能会出现局部过敏反应，如有眼部红肿不适应及时通知医护人员。

第二节 涂眼膏

【目的】

将眼膏涂入结膜囊内，以达到消炎、散瞳、缩瞳、润滑等作用。

【评估患者】

（1）了解患者的基本情况、用药情况及反应。

（2）评估患者的眼部情况。

（3）评估患者对涂眼膏的理解及合作程度。

【准备】

（1）护士准备：着装整洁、修剪指甲、洗净双手、戴口罩。

（2）患者准备：取仰卧或坐卧位，清除眼部分泌物。

（3）用物准备：治疗车上层准备医嘱执行单、眼膏、无菌玻璃棒、无菌棉签、速干手消毒液，治疗车下层准备医疗废物筐、生活废物筐。

（4）环境准备：清洁、安静、舒适。

【操作步骤】

涂眼膏的操作步骤见表 17-2。

表 17-2 涂眼膏的操作步骤

操作步骤	要点与原则
1）备齐用物携至患者床旁，核对患者信息	1）问候患者，营造温馨气氛，严格查对
2）解释涂眼膏的目的和注意事项	2）消除患者的顾虑，取得合作
3）用无菌棉签清除眼部分泌物	3）动作轻柔
4）查对医嘱执行单中的所有内容	4）严格查对制度，杜绝差错发生
5）检查玻璃棒是否光滑、有无破损	5）避免擦伤患者眼部
6）用玻璃棒一端蘸少量眼膏	6）一次眼膏用量约米粒大小，不宜过多
7）左手示指拉开下睑，将眼睑固定在眶缘上，右手将玻璃棒蘸有眼膏的一端平放入眼下穹隆部	7）不可将睫毛连同玻璃棒卷入结膜囊，以免刺激角膜
8）嘱患者轻轻闭眼，同时右手轻轻转动玻璃棒，以水平方向从外眦部抽出	8）动作轻柔，避免玻璃棒擦伤患者眼部，涂双眼者，分别使用玻璃棒的两端
9）如果使用软管眼膏应在涂眼膏之前将前端的眼膏疑为污染挤去少许，然后将米粒大小的眼膏挤入下穹隆	
10）用速干手消毒液消毒手，再次核对并签名	9）避免交叉感染，保护自己

续表

操作步骤	要点与原则
11）观察用药反应，接受患者反馈意见	10）主动关心患者
12）整理用物	11）医疗废物分类处置

【护理指导】

（1）指导患者闭眼休息，勿揉眼。

（2）指导患者观察用药后反应，患者使用散瞳眼膏后可能出现口干、心慌等不适，特别是婴幼儿有时会有哭闹、面红耳赤的明显反应，及时通知医护人员，告知患者及家属可以增加饮水量，加快药物代谢而减轻不适。

第三节　球结膜下注射

【目的】

将药物注入球结膜与巩膜的疏松间隙内，达到消炎、散瞳、促进吸收的作用。

【评估患者】

（1）了解患者的病情、用药情况及有无过敏史。

（2）评估患者的眼部情况。

（3）评估患者对球结膜下注射的理解和合作程度。

【准备】

（1）护士准备：着装整洁、修剪指甲、洗净双手、戴口罩。

（2）患者准备：取平卧位，清除眼部分泌物。

（3）用物准备：治疗车上层准备医嘱执行单、皮肤消毒剂、麻醉药（利多卡因、0.1% 普鲁卡因）、需注射的药物、无菌棉签、注射器、4 号注射针头 1 ～ 2 个、开睑器、抗生素眼膏、无菌纱布、胶布、眼膏、无菌玻璃棒、无菌棉签、速干手消毒液，治疗车下层准备医疗废物筐、生活废物筐。锐器盒放在操作者视野可观察到及便于取放针头的位置如治疗车侧旁。

【操作步骤】

球结膜下注射的操作步骤见表 17-3。

表 17-3　球结膜下注射的操作步骤

操作步骤	要点与原则
1）备齐用物携至患者床旁，核对患者信息及眼别	1）严格查对制度，杜绝发生差错
2）解释球结膜下注射的目的、注意事项	2）问候患者，消除其顾虑，取得合作
3）患者取仰卧位，滴表面麻醉剂 1 ～ 2 次，每 3 ～ 5 分钟 1 次	3）询问患者有无麻醉药物过敏史，观察麻醉后的反应
4）夹取棉签 4 根，消毒后抽取利多卡因备用	
5）选择注射部位，眼局部充分麻醉后，用左手拇指、示指分开上、下睑，嘱患者眼球注视视标，右手持注射器，以水平方向与眼球呈 10° ～ 15°，将针头刺入球结膜下，轻轻挑起球结膜进针 3 ～ 4mm，缓慢注入局麻药 0.5ml，使该处球结膜呈鱼泡样隆起	4）操作时动作轻柔，取得患者合作，注射时嘱患者勿转动眼球防止刺伤角膜；进针时应避开血管，针尖斜面朝上，针头刺入方向应指向穹隆部，防止划伤角膜；不合作的患者可用开睑器开睑

续表

操作步骤	要点与原则
6）拔除针头，嘱患者闭眼休息 3～5 分钟	
7）抽吸所需注射的药物	5）严格查对，药物剂量应准确
8）左手分开上、下睑，右手持注射器，将针头刺入鱼泡状隆起的结膜注入药物	6）动作轻柔，嘱患者注视视标，勿转动眼球，避免刺伤角膜
9）拔除针头后，观察有无出血，涂抗生素眼膏于结膜囊内	7）如有出血，可用无菌棉签直接压迫出血部位，注意动作轻柔
10）用无菌纱布包扎患眼	8）纱布固定，观察有无渗血渗液
11）用速干手消毒液消毒手，再次核对并签名	
12）观察用药后的反应，并征求意见	
13）整理用物	9）医疗废物分类处置

【护理指导】

（1）指导患者观察注射眼有无渗血、渗液。

（2）嘱患者注射后 2 小时拆开纱布，按医嘱滴眼药。

（3）切勿用力揉眼。

第四节　球后注射

【目的】

将药物注入球后壁组织内，用于眼球后部炎症的治疗；内眼手术注射麻醉药物，作睫状神经节麻醉。

【评估患者】

（1）了解患者的病情、用药情况及有无过敏史。

（2）评估患者的眼部情况。

（3）评估患者对球后注射的理解和合作程度。

【准备】

（1）护士准备：着装整洁、修剪指甲、洗净双手、戴口罩。

（2）患者准备：取平卧位，清除眼部分泌物。

（3）用物准备：治疗车上层准备医嘱执行单、皮肤消毒剂、麻醉药（利多卡因、0.1% 普鲁卡因）、需注射的药物、无菌棉签、注射器、球后注射针头、抗生素眼膏、无菌纱布、胶布，治疗车下层准备医疗废物筐、生活废物筐。锐器盒放在操作者视野可观察到及便于取放针头的位置如治疗车侧旁。

【操作步骤】

球后注射的操作步骤见表 17-4。

表 17-4 球后注射的操作步骤

操作步骤	要点与原则
1）备齐用物携至患者床旁，核对患者信息及眼别	1）问候患者，营造温馨气氛。严格查对制度，杜绝发生差错
2）解释球后注射的目的、注意事项	2）消除患者的顾虑，取得合作
3）患者取仰卧位，抽取药液，并配适量麻醉剂，滴表面麻醉剂	3）询问患者有无麻醉药物过敏史，观察麻醉后的反应
4）消毒眼睑皮肤和示指	

续表

操作步骤	要点与原则
5）嘱患者向鼻上方注视，操作者站在患者的头顶，左手示指紧压消毒区皮肤，右手持抽吸好药液的注射器，在眶下缘中外1/3交界稍上方的皮肤进针约1cm，此时稍有抵抗感，即到眶隔，穿过眶隔，有落空感，将针头向鼻上方倾斜，继续进针约2.5cm，此时针尖位于肌锥内，固定针头抽吸无回血，即缓慢将药液注入；经结膜囊注射时，先滴表面麻醉剂1～2次，每3～5分钟1次，注射时从下穹窿中外1/3处进针，方法同皮肤进针	4）取得患者合作，注射时嘱患者勿转头或转动眼球，防止刺伤眼球；操作时动作轻柔，针尖进入眼球后禁忌反复穿刺，进针有阻力时不可强行进针，以防损伤眼球
6）拔除针头，嘱患者闭眼，用纱布压迫进针点1分钟	5）压迫穿刺点，以防止球后出血和帮助药物扩散
7）观察有无出血，涂抗生素眼膏于结膜囊内	6）如有出血，再纱布压迫止血数分钟
8）用无菌纱布包扎患眼	7）纱布固定，观察有无渗血、渗液，渗血较多者，需绷带加压包扎
9）用速干手消毒液消毒手，再次核对并签名	
10）观察用药后的反应，并征求意见	
11）整理用物	8）医疗废物分类处置

【护理指导】

（1）注射后可出现短暂的复视，是因为药物麻醉眼外肌或者动眼神经，常可在半小时左右缓解。

（2）指导患者观察注射眼有无渗血、渗液。

（3）嘱患者注射后 2 小时拆开纱布，按医嘱滴眼药。

（4）切勿用力揉眼。

第五节 球旁注射

【目的】

治疗眼部疾病，使局部组织内达到较高的药物浓度，达到消炎和抗感染的效果。。

【评估患者】

（1）了解患者的病情、用药情况及有无过敏史。

（2）评估患者的眼部情况。

（3）评估患者对球旁注射的理解和合作程度。

【准备】

（1）护士准备：着装整洁、修剪指甲、洗净双手、戴口罩。

（2）患者准备：取平卧位，清除眼部分泌物。

（3）用物准备：治疗车上层准备医嘱执行单、皮肤消毒剂、麻醉药（利多卡因、0.1% 普鲁卡因）、需注射的药物、无菌棉签、2ml 或 5ml 注射器、5 号针头、无菌纱布、胶布，治疗车下层准备医疗废物筐、生活废物筐。锐器盒放在操作者视野可观察到及便于取放针头的位置如治疗车侧旁。

【操作步骤】

球旁注射的操作步骤见表 17-5。

表 17-5 球旁注射的操作步骤

操作步骤	要点与原则
1）备齐用物携至患者床旁，核对患者信息及眼别	1）问候患者，营造温馨气氛。严格查对制度，杜绝发生差错
2）解释球旁注射的目的、注意事项	2）消除患者顾虑，取得合作
3）患者取仰卧位，抽取药液，并配适量麻醉剂；滴表面麻醉剂	3）询问患者有无麻醉药物过敏史，观察麻醉后的反应
4）选择注射部位：眶下缘中外 1/3 交界处	4）此处无颅神经和大血管通过，且组织疏松，便于操作
5）消毒下睑皮肤，消毒左手拇指和示指皮肤，嘱患者固视鼻上方	5）固定患者头部，勿转动；患者举起患侧手臂于眼前，伸出示指不动作为固视点
6）左手示指紧绷进针处皮肤，右手持抽有药物的注射器，针尖斜面向上，紧贴眶缘垂直进针 1～2ml	6）进针过程中如有明显抵触感，不可强行进针，可稍稍拔出针头，略微改变方向后再进针
7）抽吸无回血后，缓慢注药，注意观察患者的病情和倾听患者的主诉	7）如出现眼睑肿胀、眼球突出，提示有球后出血，立即拔针，加压按压止血
8）缓慢拔针，用无菌纱布按压进针点至少 10 分钟，涂抗生素眼膏包扎 24 小时后揭开按医嘱用药	8）进针、注射、拔针应做到“三慢”
9）观察患者用药后的反应，用速干手消毒液消毒手，再次核对并签名	
10）整理用物	9）医疗废物分类处置

【护理指导】

（1）注射完毕后，持续按压至少 10 分钟，以防出血。

（2）注射部位出现皮下淤血，可嘱患者先冷敷后热敷，一般 1 ～ 2 日可吸收。

第六节　玻璃体腔注射

【目的】

将药物注入玻璃体腔内，达到消炎、抗新生血管生长的作用。常用于眼内炎、眼底血管病变的患者。

【评估患者】

（1）了解患者的病情、用药情况及有无过敏史。
（2）评估患者的眼部情况。
（3）评估患者对玻璃体腔注射的理解和合作程度。

【准备】

（1）护士准备：着装整洁、修剪指甲、洗净双手、戴口罩。

（2）患者准备：讲解操作的目的和可能的危险，患者同意后签同意书才行操作。

（3）用物准备：备眼科手术包 1 个、皮肤消毒剂、麻醉药（利多卡因、2% 普鲁卡因）、需注射的药物、无菌棉签、注射器、22 号注射针头 1 ～ 2 个、缝线、无菌棉球、开睑器、眼药膏、无菌纱布、胶布、培养瓶、涂片用的玻片。

（4）环境准备：在眼科无菌手术间进行操作。

【操作步骤】

玻璃体腔注射的操作步骤见表 17-6。

表 17-6 玻璃体腔注射的操作步骤

操作步骤	要点与原则
1）备齐用物，核对患者信息及眼别	1）严格查对制度，杜绝发生差错
2）解释玻璃体腔注射的目的、注意事项	2）消除患者顾虑，取得合作
3）患者平躺于手术床上，滴表面麻醉剂 1～2 次，每 3～5 分钟 1 次，冲洗结膜囊，患眼消毒铺巾，开睑器撑开眼睑	3）询问患者有无麻醉药物过敏史，观察麻醉后的反应
4）再次查对，手术部位可选择颞上、下象限，局部球结膜下注射利多卡因，注射器抽取药液	
5）在角膜缘外 8mm 处做一平行角膜缘的结膜切口，向角膜缘分离。距角膜缘 5mm 处，做一 2mm 平行角膜缘的板层巩膜切口，预置缝线，将 22 号针头垂直插入切口，经巩膜进入玻璃体腔，因玻璃体内压力可见玻璃体流入针头内，可取玻璃体做培养或涂片，向眼球中心进针 1cm，更换有药液的注射器，缓慢推注 0.2～0.3ml 眼液，然后缓慢拔出针头，同时拉紧缝线结扎，切口用无菌棉签压迫数秒，防止药液渗出，缝合切口	4）操作时动作轻柔，取得患者合作，操作时嘱患者勿转动眼球以防止损伤；注入药物的浓度应严格控制，以免因浓度过大引起视网膜坏死
6）涂眼药膏于结膜囊内	5）纱布固定，观察有无渗血、渗液
7）用无菌纱布包扎患眼	
8）用速干手消毒液消毒手，再次核对并签名	
9）观察用药后的反应，并征求意见	
10）整理用物	6）医疗废物分类处置

【护理指导】

（1）指导患者观察注射眼有无渗血、渗液。

（2）嘱患者注射后 24 小时拆开纱布，按医嘱滴眼药。

（3）切勿用力揉眼。

【前沿进展】

玻璃体腔注射可将药液注入眼内，对眼内部炎症作用直接，对内因性眼内炎、外伤后感染性眼内炎有良好的治疗作用。由于此注射法使药物到达玻璃体内，通过药物弥散，可以作用于整个玻璃体腔，甚至视网膜。近年来，眼底病药物的不断研发，很多眼底病治疗采用玻璃体腔注射法，将药物注入玻璃体内作用于病变组织，以达到治疗目的。

第十八章 眼部清洁

第一节 结膜囊冲洗

【目的】

（1）眼部化学性烧伤或异物伤患者的治疗。

（2）眼科患者内眼手术前的常规准备。

（3）眼部脓性分泌物多时可进行冲洗。

【评估患者】

（1）了解患者的冲洗目的、烧伤性质。

（2）观察患者的眼部症状、烧伤程度，准备相应的冲洗液。

（3）评估患者的合作程度。

【准备】

（1）护士准备：着装整洁、洗净双手、戴口罩。

（2）患者准备：取仰卧位或坐位。

（3）用物准备：治疗车上层准备医嘱执行单、一个治疗盘内装冲洗壶、受水器、治疗巾、冲洗液、消毒干棉签，治疗车下层准备医疗废物筐、生活废物筐。

（4）环境准备：治疗桌上物品摆放整齐，环境整洁、安静。

【操作步骤】

结膜囊冲洗的操作步骤见表 18-1。

表 18-1　结膜囊冲洗的操作步骤

操作步骤	要点与原则
1）备齐用物至患者床旁，核对患者信息	1）问候患者，认真执行查对制度，尤其是眼别，防止差错事故的发生
2）解释冲洗的目的和注意事项	2）消除患者的顾虑，取得合作
3）患者取仰卧位或坐位，头稍后仰倾向于患侧，操作者站在患者的头后或旁边	3）便于护士操作，使患者卧位舒适
4）将冲洗液倒入冲洗壶或用输液器进行冲洗	4）根据化学物的性质准备可中和的冲洗液
5）将治疗巾垫在冲洗侧的头颈部，受水器放在面颊部或冲洗眼的颞侧，嘱咐患者协助用手将受水器紧贴皮肤	5）受水器位置放置恰当，以保护患者的衣服和头发干燥
6）将冲洗液高过面颊部皮肤，提醒患者冲洗开始，使患者有所准备	6）避免患者在无准备的情况下急躲而将冲洗液流在患者的头上或衣服上
7）用左手拇指和示指分开患者上、下睑，暴露上、下穹隆，右手持冲洗壶，距患者眼部 2 ～ 3cm，将冲洗液持续冲入眼内，直到冲干净为止	7）冲洗过程嘱患者眼球向各个方向转动，尽量暴露上、下穹隆，由内眦向外眦冲洗，特别是上、下结膜囊应尽量冲洗彻底
8）检查冲洗是否彻底，患者结膜囊内是否还有异物	8）保证冲洗效果，避免眼内残留化学物对眼组织的持续损害
9）用消毒干棉签擦干眼部及面部	
10）用速干手消毒液消毒手，再次核对并签名	
11）整理用物	9）医疗废物分类处置

【护理指导】

冲洗过程中嘱咐患者眼球向各个方向转动，直到冲洗干净为止。

第二节　泪道冲洗

【目的】

（1）检查泪道有无狭窄或阻塞，协助诊断。

（2）注入药物，治疗慢性泪囊炎。

（3）内眼手术前进行泪道冲洗，防止术后感染。

【评估患者】

（1）评估患者的理解与合作程度。

（2）观察泪道有无急性炎症。

【准备】

（1）护士准备：着装整洁、戴口罩、洗手。

（2）患者准备：取仰卧位或坐位，头稍后仰并固定。

（3）用物准备：治疗车上层准备医嘱执行单、泪道冲洗针头1～2颗、5ml空针、生理盐水、0.5%利多卡因、抗生素眼液、消毒棉签，治疗车下层准备医疗废物筐、生活废物筐。锐器盒放在操作者视野可观察到及便于取放针头的位置如治疗车侧旁。

（4）环境准备：治疗桌上物品摆放整齐有序，环境整洁、安静。

【操作步骤】

泪道冲洗的操作步骤见表18-2。

表18-2　泪道冲洗的操作步骤

操作步骤	要点与原则
1）核对患者情况及眼别	1）严格查对，杜绝差错

续表

操作步骤	要点与原则
2）向患者介绍冲洗的目的和方法	2）消除患者的紧张，取得合作
3）麻醉：用棉片蘸 0.5% 利多卡因置于上、下泪小点之间或滴 0.5% 利多卡因液于内眦角，嘱咐患者闭眼休息 3 ～ 5 分钟	3）麻醉泪小点，以减轻疼痛，使冲洗顺利
4）用手指向外下方牵拉下睑以暴露泪小点，将针头垂直插入泪小管 1 ～ 2 mm，然后将针头切口转向水平位，顺泪小管走行方向再推入 5 ～ 6mm，针头碰到骨壁，再退 1 ～ 2mm，固定针头且缓慢注入生理盐水	4）根据液体溢出情况判断泪道病变部位；操作轻柔，如进针时有阻力，不要强行进针，防止穿破泪小管以致形成假道；如需冲洗另一只眼应更换冲洗针头，防止交叉感染
5）观察及判断：询问患者口腔是否有生理盐水流入，同时观察生理盐水流出的部位	5）保证结果的准确性
6）滴抗生素眼液 1 滴，擦净面部	6）预防感染
7）用速干手消毒液消毒手，整理用物	7）医疗废物分类处置
8）记录冲洗结果	

【护理指导】

嘱咐患者将冲洗结果单反馈诊断室，以帮助医生明确诊断及处理。

（骆洪梅　曾继红）

第十九章　眼科小手术

第一节　结膜结石取出术

【目的】

（1）剔除结膜结石，以减轻局部刺激，使患者感觉舒适。

（2）防止擦伤角膜。

【评估患者】

（1）了解患者结膜结石的部位、大小、数量等情况。

（2）评估患者对手术的理解与合作程度，取得患者配合。

【准备】

（1）护士准备：着装整洁、修剪指甲、洗净双手、戴口罩。

（2）患者准备：协助取仰卧位，嘱患者眼球不能随意转动。

（3）用物准备：生理盐水、棉签、抗生素眼液或眼膏、无菌针头或注射器。

（4）环境准备：环境清洁、安静、舒适，治疗桌上物品摆放整齐、有序。

【操作步骤】

结膜结石取出术的操作步骤见表 19-1。

表 19-1　结膜结石取出术的操作步骤

操作方法	要点与原则
1）核对患者情况	1）严格查对，注意眼别，杜绝差错
2）向患者讲解治疗过程	2）消除患者的紧张情绪，取得配合
3）患者取仰卧位，滴表面麻醉药 1～2 滴行表面麻醉，嘱咐患者闭眼休息 3～5 分钟	3）减轻患者疼痛
4）充分暴露睑结膜，嘱患者向手术部位相反的方向注视，用无菌针头剔除结膜结石，用无菌棉签擦除结石后轻轻压迫 1 分钟左右	4）操作轻柔，取出结膜表面结石，以减少出血
5）术眼滴抗生素眼液或涂抗生素眼膏	5）预防感染
6）整理用物，交代注意事项	6）医用废弃物应分类处置

【护理指导】

（1）眼结膜结石易复发，告之患者应定期复诊。

（2）麻醉过后术眼可能有疼痛感或异物感，但多能忍受，嘱患者勿用手揉搓眼睛，若有特殊不适应及时就诊。

（3）告知患者应遵医嘱用药。

第二节　角膜异物剔除术

【目的】

（1）取出角膜异物或铁锈刺激，防止感染，消除患者眼部不适。

（2）防止视力受损。

【评估患者】

（1）了解病情，评估角膜异物的情况，如附着部位、性质、深浅、数量、停留时间。

（2）评估患者对手术的理解与配合程度。

【准备】

（1）护士准备：着装整洁、戴口罩、洗手。

（2）患者准备：取仰卧位或坐位，嘱患者固视，强调眼球不能随意转动。

（3）用物准备：表面麻醉剂、生理盐水、棉签、异物铲或针头、抗生素眼膏、敷料、胶布。

（4）环境准备：劝离家属，环境清洁、安静、舒适，治疗桌上物品摆放整齐、有序。

【操作步骤】

角膜异物取出术的操作步骤见表 19-2。

表 19-2　角膜异物取出术的操作步骤

操作方法	要点与原则
1）评估患者眼部角膜情况、异物性质及合作程度	1）严格查对，注意眼别，杜绝差错
2）告知患者取角膜异物的目的及方法	2）消除患者的紧张，取得配合
3）患者取仰卧位，滴表面麻醉药 1 ～ 2 滴，对较深的异物可重复滴 1 ～ 2 次	3）减轻疼痛，取得更好的配合
4）固定头部，指导患者固视，避免眼球向各个方向转动	4）防止损伤角膜及其他健康组织

续表

操作方法	要点与原则
5）用手指撑开眼睑，先用生理盐水大量冲洗或用蘸有生理盐水的棉签轻拭异物，较深的异物（如铁屑）应在裂隙灯下用针尖或异物铲取出；位于深层的异物可在结膜下浸润麻醉后取出或由专科医生手术取出	5）注意无菌操作，避免擦伤角膜；针尖应避免对着瞳孔区；异物较多时应分批取出，防止对角膜损伤过多；取铁质异物时应注意将铁锈除去以免刺激组织
6）结膜囊内涂抗生素眼膏，敷料遮盖术眼 24 小时后按医嘱用药	6）预防感染
7）观察患者，询问患者的主观感受，嘱患者次日复诊	7）了解角膜的修复情况，有无感染征象
8）整理用物	8）将医用废弃物分类放置，针头放置在锐器盒内；棉签置于医用垃圾袋中；异物铲送供应室消毒处理

【护理指导】

（1）术眼包扎 24 小时后应去包扎点眼药。

（2）遵医嘱用药。

（3）若发现眼部不适应及时就诊。

第三节　睑腺炎切开引流术

【目的】

通过手术切开引流脓液，以促进炎症消退，有利于睑腺炎的愈合。

【评估患者】

（1）了解患者病情（包括全身情况，尤其是体温有无异常）。

（2）明确睑腺炎的部位以便确定术式。

（3）评估患者对手术的理解与合作程度。

【准备】

（1）护士准备：着装整洁、戴口罩、洗手。

（2）患者准备：取仰卧位，保持情绪稳定。

（3）用物准备：皮肤消毒剂、注射器、橡皮引流条、手术包 1 个（内装柳叶刀 1 把、平镊 1 把）、麻醉药（0.5% 普鲁卡因、利多卡因）、消毒棉签、抗生素眼膏、无菌纱布 2 ～ 3 张、胶布。

（4）环境准备：环境整洁、安静、舒适、安全，治疗桌上物品放置有序。

【操作步骤】

睑腺炎切开引流术的操作步骤见表 19-3。

表 19-3　睑腺炎切开引流术的操作步骤

操作方法	要点与原则
1）查对患者，了解病情（内睑腺炎或外睑腺炎），确定术式	1）严格查对，注意眼别，杜绝差错
2）协助患者取仰卧位，讲解手术过程	2）消除患者的紧张情绪以取得配合
3）术眼局部滴表面麻醉药，再用利多卡因做局部浸润麻醉	3）减轻疼痛
4）术眼皮肤常规局部消毒	4）预防感染

续表

操作方法	要点与原则
5）根据睑腺炎的部位选择手术切口，用柳叶刀挑开脓点后拭净脓血，切口长度一般大于脓点直径。若脓液黏稠，可用小平镊夹起脓头排除脓液，根据脓腔大小及深浅留置合适的橡皮引流条	5）外睑腺炎应于脓点处做与睑缘平行的切口；内睑腺炎应于脓点处做与睑缘垂直的切口。注意避免挤压排脓，以免炎症扩散引起眼眶蜂窝织炎或海绵窦血栓形成
6）结膜囊内涂抗生素眼膏	6）预防感染
7）术眼周围皮肤用安尔碘溶液消毒，敷料遮盖术眼	7）清洁局部残留脓液，预防感染保护术眼
8）整理用物	8）将手术器械打包送供应室清洗、高压消毒

【护理指导】

（1）根据病情嘱患者24小时后打开术眼敷料点药或到医院换药。

（2）遵医嘱口服抗生素，必要时进行肌内注射或静脉给药。

（3）安置引流条的患者应根据病情逐日逐段拔出引流条。

（4）若有眼部不适或发热应及时就诊。

第四节　睑板腺囊肿切除术

【目的】

（1）排出睑板腺分泌物，以减轻不适。

（2）剔出囊壁或剪掉肉芽，以防止复发。

【评估患者】

（1）了解病情，明确睑板腺囊肿的部位、大小、数量。

（2）评估患者对手术的理解与配合程度。

【准备】

（1）护士准备：着装整洁、戴口罩、洗手。

（2）患者准备：取仰卧位，保持情绪稳定。

（3）用物准备：注射器、手术包1个（内装柳叶刀1把、睑板腺囊肿夹1个、刮匙1把）、麻醉药（0.5%普鲁卡因、利多卡因）、消毒棉签、抗生素眼膏、纱布2～3张、胶布、无菌剪刀。

（4）环境准备：环境整洁、安静、舒适、安全，治疗车上物品放置有序。

【操作步骤】

睑板腺囊肿切除术的操作步骤见表19-4。

表19-4　睑板腺囊肿切除术的操作步骤

操作方法	要点与原则
1）查对患者，了解病情	1）严格查对，注意眼别，杜绝差错
2）协助患者取仰卧位，评估患者睑板腺囊肿的时间、有无做过治疗等，向患者解释操作目的和注意事项	2）消除患者的紧张情绪并取得配合
3）术眼滴表面麻醉药1～2次	3）减轻疼痛
4）术眼周围皮肤做常规消毒	4）预防感染
5）2%利多卡因在囊肿周围皮下及穹隆结膜下做浸润麻醉（0.5～1ml）	5）达到更好的止痛效果

续表

操作方法	要点与原则
6）用睑板腺囊肿夹夹紧囊肿，旋紧螺丝后翻转眼睑，暴露睑结膜及完整的睑板腺囊肿，用小尖刀垂直睑缘做 1 ～ 2mm 的切口。伸入小刮匙彻底刮除囊腔内容物和部分囊壁，必要时用剪刀剪除肉芽组织及囊壁	6）注意将分泌物彻底刮除
7）取出囊肿夹，用示指、拇指扪诊，检查是否有硬结	7）避免囊肿内容物刮除不净，以免遗漏
8）操作时如发现囊肿为实性组织应送检	8）排除睑板腺癌
9）无菌纱布覆盖术眼再用手指压迫眼睑 2 ～ 5 分钟	9）防止出血
10）涂抗生素眼膏后包扎术眼	10）预防感染
11）整理用物	11）将手术器械送供应室清洗、高压消毒

【护理指导】

（1）如回家后有出血，可用手垫纱布压迫止血，如血不止，立即来医院急诊处理。

（2）术眼包扎 24 小时后拆开，遵医嘱滴抗生素眼液。

（3）必要时 48 小时后予局部热敷。

（4）若有不适应及时就诊。

第二十章　眼部换药/包扎、拆线术

第一节　眼 部 换 药

【目的】

（1）更换敷料，以防止眼部伤口感染。
（2）观察眼部伤口的愈合情况。

【评估患者】

（1）了解患者眼部受伤情况。
（2）了解患者眼部伤口是否清创缝合及拆线的时间。
（3）评估患者对换药的理解及合作程度。

【准备】

（1）护士准备：着装整洁、修剪指甲、清洗双手、戴口罩。

（2）患者准备：取坐位或仰卧位。

（3）用物准备：治疗车上备（皮肤消毒液、速干手消毒液、无菌平镊、无菌棉签、无菌纱布、生理盐水、胶布、绷带、抗生素眼膏）弯盘、污物桶、无菌换药碗、治疗单。

（4）环境准备：清洁、安静、舒适、安全、整洁。

【操作步骤】

眼部换药的操作步骤见表20-1。

表 20-1　眼部换药的操作步骤

操作方法	要点与原则
1）备齐用物于治疗床旁，核对患者，做好解释	1）认真执行查对制度，尤其是眼别，防止差错事故的发生
2）解释清楚眼部换药的目的和注意事项	2）消除患者的顾虑，以取得合作
3）患者取平卧位或坐位，操作者站在患者的头后或床旁	3）便于护士操作，使患者体位舒适
4）观察伤口情况，及时给予必要和恰当的处理。如长期不愈的伤口，应找出原因，积极治疗；清理伤口，去除坏死的组织和分泌物，减少细菌的繁殖、毒素分解产物的吸收和分泌物的刺激，使炎症局限化，为伤口愈合创造有利的条件	4）如果患眼分泌物较多与敷料粘连，可先用生理盐水浸湿局部，切勿生硬，以免给患者带来不必要的痛苦
5）将抗生素眼膏挤入患眼结膜囊	5）避免眼膏滴管接触患眼造成污染，同时保证眼膏准确涂入结膜囊
6）用消毒液消毒周围皮肤，覆盖敷料，包扎	6）注意无菌技术操作，操作时应避免乙醇流入患眼
7）用速干手消毒液消毒手，再次核对并签名	7）防止交叉感染
8）整理用物并记录结果	8）将使用后的棉球倒在黄色的垃圾袋内

【护理指导】

（1）告知患者如感觉患眼有灼热、肿胀等不适，应及时就医或告知医护人员。

（2）告知患者需遵医嘱定期换药、拆线。

第二节　眼部绷带包扎法

【目的】

（1）使包扎敷料固定牢固。

（2）加压包扎，以减少出血，促进血肿吸收，用于眼外伤前房积血、眼部整形术后的患者。

（3）用于术后前房浅者，局部加压包扎，以促进前房形成。

（4）预防角膜溃疡穿孔，以促进术后前房形成。

（5）部分眼部手术以后，减少术眼活动，以减轻局部反应。

【评估患者】

（1）了解患者眼部受伤情况。

（2）了解患者眼部手术情况。

（3）评估患者对眼部包扎的理解及合作程度。

【准备】

（1）护士准备：着装整洁、修剪指甲、清洗双手、戴口罩。

（2）患者准备：取仰卧位或坐位。

（3）用物准备：治疗车上备（皮肤消毒液、速干手消毒液、无菌平镊、无菌棉签、无菌纱布、生理盐水、胶布、绷带、眼药膏）弯盘、污物桶、治疗单。

（4）环境准备：整洁、安静、舒适、安全。

【操作步骤】

眼部绷带包扎法的操作步骤见表 20-2。

表 20-2 眼部绷带包扎法的操作步骤

操作方法	要点与原则
1）备齐用物于治疗床旁，核对患者，做好解释	1）认真执行查对制度，尤其是眼别，防止差错事故的发生
2）解释清楚眼部包扎的目的和注意事项	2）消除患者顾虑，以取得合作
3）患者取平卧位或坐位，操作者站在患者头后或床旁	3）便于护士操作，使患者体位舒适
4）患眼眼睑消毒，结膜囊内涂眼膏，无菌纱布覆盖，胶布固定	4）患眼根据医嘱使用眼药；患眼出血较多者，可多加几层无菌纱布
5）单眼包扎：在健眼眉中心部署一条长约 20cm 的绷带，绷带由健眼向患眼方向包扎，经前额、耳上方，由枕骨粗隆下方绕向前额，饶头 2 周后再经患眼由上而下斜向患侧耳下，绕过枕骨至额部。再如上述绕眼数圈，最后将绷带绕头 1 ～ 2 周后用胶布固定。双眼绷带包扎：由前额、左眼（亦可右眼）起、耳上部绕 1 ～ 2 周后，经前额向下包左眼，由左耳下方向后经枕骨粗隆绕至右耳上方，经前额至左耳上方，向后枕骨粗隆下方至右耳下方，向上包右眼，形成“8”字形，如此继续包扎数周。最后绷带绕头 2 周，用胶布固定前额	5）绷带包扎松紧合适，避免压迫耳郭、健眼，勿将绷带固定在枕后及两侧，以免卧床休息时摩擦致绷带松脱
6）用速干手消毒液消毒手，再次核对并签名	6）防止交叉感染
7）整理用物	7）将使用后的棉签倒在黄色的垃圾袋内

【护理指导】

（1）告知患者避免剧烈活动，注意安全，避免外伤。

（2）告知患者需遵医嘱换药和拆线。

（3）双眼包扎患者需有家属陪同。

第三节　皮肤拆线

【目的】

拆除皮肤缝线，促进伤口愈合。

【评估患者】

（1）评估切口的愈合情况，明确拆线日期。

（2）评估患者对拆线的理解与配合程度。

【准备】

（1）护士准备：着装整洁、戴口罩、洗手。

（2）患者准备：取仰卧位或坐位。

（3）用物准备：皮肤消毒液、生理盐水、棉签、纱布、拆线包（内装平镊、眼科小直剪）、胶布。

（4）环境准备：整洁、安静、舒适、安全，治疗桌上物品摆放整齐、有序。

【操作步骤】

皮肤拆线的操作步骤见表 20-3。

表 20-3　皮肤拆线的操作步骤

操作方法	要点与原则
1）核对患者情况	1）严格查对，杜绝差错
2）向患者讲解拆线过程	2）消除患者顾虑，以取得合作
3）取坐位或仰卧位，消毒液消毒皮肤	3）预防感染

续表

操作方法	要点与原则
4）用蘸有无菌生理盐水的棉签浸湿缝线	4）减轻疼痛
5）从内向外拆线（用镊子夹住线头并稍用力提起，在线结下面用小剪刀紧贴皮肤处剪断一侧缝线，轻轻抽出缝线）	5）避免跨越无菌区，防止感染；暴露于皮肤外面的线段不应经皮下组织抽出，以免污染皮下组织
6）消毒拆线后的伤口，检查伤口愈合程度，必要时请医生会诊根据情况局部用纱布遮盖	6）预防感染
7）整理用物	7）将拆线剪和镊子送供应室消毒备用

【护理指导】

（1）嘱咐患者注意局部卫生，防止感染。

（2）如局部出现红肿、疼痛，应及时就医。

第四节　角膜、结膜拆线

【目的】

（1）拆除角膜、结膜上的缝线。

（2）促进结膜伤口完全愈合。

【评估患者】

（1）了解伤口愈合情况及拆线日期。

（2）评估患者对结膜拆线的理解与合作程度。

【准备】

（1）护士准备：着装整洁、戴口罩、洗手。

（2）患者准备：取仰卧位。

（3）用物准备：无菌瓶镊、生理盐水、表面麻醉剂、开睑器、棉签、抗生素眼膏、纱布、拆线包（内装眼科小直剪 1 把、平镊 1 把）、胶布。

【操作步骤】

角膜、结膜拆线的操作步骤见表 20-4。

表 20-4　角膜、结膜拆线的操作步骤

操作方法	要点与原则
1）核对患者情况	1）严格查对，注意眼别，避免差错
2）协助患者取仰卧位或坐位	2）便于操作
3）讲解操作过程	3）减轻患者顾虑，以取得配合
4）患眼滴奥布卡因滴眼液 1～2 滴，共 2～3 次	4）表面麻醉，防止疼痛
5）固定头部，用开睑器撑开眼睑，充分暴露结膜、角膜上的缝线区，头部固定，嘱患者勿转动眼球和头部，打开拆线包，用镊子夹住线头，稍用力将结头提起，在线结下面用剪刀剪断缝线，轻轻抽出缝线。连续缝线从中间剪短，用镊子分别夹住两端线头抽出缝线	5）动作轻柔，以减轻不适
6）嘱患者转动眼球，检查缝线有无残留和遗漏，拆线后要注意局部有无出血或裂开等情况	6）避免损伤结膜、角膜及其他健康组织
7）局部滴抗生素眼液或涂抗生素眼膏	7）防止感染
8）整理用物	8）将用过的器械送供应室做消毒处理

【护理指导】

（1）遵医嘱按时点眼液。

（2）若有不适，及时就诊。

（林　红　曾继红）

第三篇 眼科特殊检查

第二十一章 视功能检查

通过对被检查者事物的主观上的认识与辨别能力的检查，或者应用相关仪器对视觉能力进行检测的方法，称为眼球的视功能检查。视功能检查包括主观的心理物理检测（如视力、视野、色觉、暗适应等）和客观的电生理检查两大类。本章主要介绍色觉、暗适应、视野检查三类视功能检查。

第一节 色觉检查

【色觉概述】

1. 色觉的概念 色觉又称色觉视力或色觉敏感度，是人眼对物体表面和各种颜色的感知能力，系指人或动物的视网膜受到不同波长（400 ～ 780nm）电磁波的光刺激后产生的一种感觉，是视功能的组成部分之一。色觉的形成与物理、生理、生化、心理等因素密切相关，辨别颜色主要是视锥细胞的功能。色觉在视觉器官功能中的作用，仅次于中心视力和周边视力。

2. 色觉的生理机制 色觉形成的机制学说较多，主要介绍以下四种。

（1）Land 的视网膜皮层理论：Land 假设人的视觉包括三个独立的视网膜皮层系统，每一个视网膜皮层系统都对视野中的长波、中波、短波等各种颜色独立地起反应，在中枢神经系统就建立了三种独立的景物图像。Land 认为这三种视网膜皮层图像不同明度地相互比较决定了颜色知觉。如果三种视网膜皮层反应的明度基本上相同，就是中性色（即白色），失去平衡就产生颜色。该理论存在争议。

（2）Young ～ Helmholtz 的三原色学理论：1807 年，杨（T.Young）和 1860 年赫姆霍尔兹（von Helmholtz）根据 Newton 的红、绿、蓝三原色可以产生各种色调及灰色的颜色混合规律，假设在视网膜上有红、绿、蓝三种神经纤维，每种神经纤维的兴奋都引起一种原色的感觉。当光作用于视网膜上时，可引起相应的敏感细胞兴奋，同时，也对其他两种神经细胞产生刺激，并产生各种色觉。如果三种视锥细胞受到同种程度的刺激，则产生白色色觉，无刺激产生黑色色觉。该学说称为杨～赫姆霍尔兹学说，又称三色学说。杨～赫姆霍尔兹学说的最大优越性是能充分说明各种颜色的混合现象。赫姆霍尔兹用简明的三种神经纤维的假设，使颜色实践中颜色混合这一核心问题得到了满意的解释。

（3）Hering 的拮抗色理论：赫林（E.Hering）的对立颜色学说也叫四色学说。1876 年赫林观察到颜色现象总是以红～绿、黄～蓝、黑～白成对关系发生的，因而假定视网膜中有三对视素：白～黑视素、红～绿视素、黄～蓝视素。三对视素的代谢作用包括建设（同化）和破坏（异化）两种对立的过程创立了四色学说。

色盲是由于缺乏一对视素（红～绿或黄～蓝）或两对视素（红～绿、黄～蓝）的结果。这一解释与色盲常是成对出现（即红～绿色盲或蓝～黄色盲）的事实是一致的，缺乏两对视素时便产生全色盲。赫林学说的最大困惑是三原色能产生光谱一切颜色这一现象没有给予说明；恰好该物理现象又是近代色度学的基础，一直有效地指导着颜色技术的实践。

（4）阶段学说（stage theory）：1966 年，Walraven 等根据三色学说和四色学说创立了阶段学说，认为颜色视觉过程可分成两个阶段。颜色视觉机制在视网膜感受器水平是三色的，符合三色学说；而在视网膜感受器以上的视觉传导通路水平则是四色的，符合四色学说。颜色视觉机制的最后阶段发生在大脑皮层的视觉中枢，产生颜色感觉。颜色视觉过程的这种设想叫做“阶段”学说，即把三色学说和四色学说统一在一起了。

色觉生理机制是一个复杂的问题，迄今为止仍处于研究阶段。我们知道，视网膜由视杆细胞、视锥细胞构成，视锥细胞司职色觉功能，根据三色原理由红、绿、蓝三种锥细胞构成。当不同波长的光线刺激不同类型的视锥细胞时，产生的电冲动到达大脑的色调中枢，对颜色进行调和，同时大脑将色调、饱和度和亮度做最后的综合处理，发出颜色信息。

【色觉异常】

1. 色觉异常的概念　色觉正常者，在明处能辨别太阳光谱的红、橙、黄、绿、青、蓝、紫多种色调及宇宙间万紫千红绚丽的色彩。色觉异常者，对于这些色调，或多或少不能感觉，叫色觉异常，习惯上称为“色盲”，对颜色辨别能力低下者称为色弱，它是因为视锥细胞内感光色素异常或不全而引起的。不同国家的色盲比率是不同的，如中国：4.71%±0.074%，女性：0.67%±0.036%；美国：白人 7.43%、黑人 3.91%，印度：男 3.69% 女 1.04%；德国：6.65% 等。一般认为，色盲的比率白种人最高，黑种人最低，黄种人居中。

2. 色觉异常的分类 临床中将色觉异常分为遗传性色觉异常和获得性色觉异常。

（1）遗传性色觉异常：是由于基因的不等交换和重组造成的，是一种 X 性连锁遗传的先天异常见图 21-1。

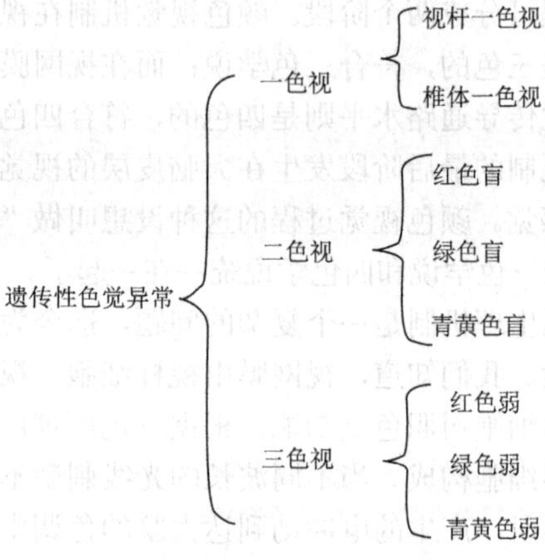

图 21-1 遗传性色觉异常

（2）获得性色觉异常：是因眼病、全身性病变、神经系统疾病、药物或年龄等因素引起的。Kollner 提出视网膜病是以黄、蓝色障碍为主，而视神经疾病则以红、绿色障碍为表现，同时他还注意到有些人是以色幻觉或色疲劳为首发症状。

（3）两种色觉异常的区别见表 21-1。

表 21-1　遗传性色觉异常和获得性色觉异常的区别

	遗传性色觉异常	获得性色觉异常
严重程度	双眼色盲类型、严重性基本相同	一眼可比另眼严重，或一眼患病，另眼正常
持续时间	终身	随原发病的进展或恢复而变化
稳定性	在各种测试状态下相对稳定	受测试状态影响（时间、亮度等）
色盲类型	多数为红绿色盲	多数为黄蓝色盲
颜色判别	可基本判断熟悉物体的颜色	熟悉物体的颜色发生变化
可靠性	色觉测试结果可靠，常规测试即可分类	不同测试结果存在差异，分类不明确
伴随症状	通常不伴有其他症状、体征	常伴随其他疾病，如全身或眼部疾病、中毒、外伤等
性别比例	男性多于女性	男女发病概率接近

【色盲检查】

1. 色盲检查的适应证

（1）所有入学的一年级儿童。

（2）所有第一次就诊的患者。

（3）所有视力差尚未明确诊断的患者。

（4）所有主诉最近色觉异常或双眼色觉不同的患者。

（5）升学。

（6）征兵或某些工作。

2. 色盲检查的禁忌证

（1）精神因素不能配合者。

（2）全身疾病不能配合检查者。

3. 色盲检查的分类

（1）色盲检查图。

（2）色彩辨别器。

（3）色盲检查镜。

（4）其他。

【色盲检查的操作方法】

1. 色盲检查图（假同色图） 1883 年由 stilling 首创，通常称为色盲本，它是利用色调深浅程度相同而颜色不同的点组成数字或图形。色觉障碍者辨认困难，读错或读不出，可按照色盲本规定确认属于何种色觉异常。国外有石原忍、Stilling、美国 AO 等假同色表，国内有俞自萍、贾永源、王克长、汪润芳、李春芳、吴乐正、空军后勤部卫生部等色盲检查图。

（1）制作原理：由色调明度相同而颜色不同的图点组成，图点排列的方式是用同一种颜色的圆点组成数字或图案，底面则用另外一种颜色的圆点，这样构成的图，正常人易识别，而色觉异常者不能认出。反之，用颜色不同而鲜明度相同的圆点组成的数字或图形，正常人难以辨认，而色盲者因为平时养成的借色调鲜明度辨别颜色的能力，能顺利读出来。

（2）色盲检查图的条件

1）白昼自然光下或标准照明（150 ～ 270Lux）。

2）自然瞳孔下进行。

3）受检查者视力大于 0.05。

4）距色盲表 0.5 ～ 0.75m。

5）检查时间：每个画面的辨认时间为 2 ～ 3 秒，最长不超过 8 秒。

6）色盲表的颜色要鲜明、洁净。

（3）色盲检查图的方法［以中国俞氏色盲本（五版）为例］

1）本检查图分为五组，可任选一组进行识别，认出越快越好。

2）一般检查可采用简单数字。

3）文盲或成人可采用简单的几何图形组。

4）儿童可采用图画组。

5）特殊的检查可采用多位数字组。

6）对可疑者应该反复检查，以求准确。

7）检查记录见表 21-2。

表 21-2　俞自萍色盲本检查图记录

检查图组	正确辨认图号	错误辨认图号	正确辨认率
甲数字组	1 ～ 13		
几何图形组	14 ～ 22		
图画组	23 ～ 37		
乙数字组	38 ～ 51		
后天性色觉组	52 ～ 65		
单色图 66 图	被检出色盲者，指出轮盘中单色视颜色 如均能正确辨别，则算单色检查通过		

俞自萍（五版）检查图片编号错误读数 / 总检查图片数记录

8）检查结论：根据色盲检查图使用说明判断。

正常人　红绿色盲（I）红绿色盲（II）红绿色弱（III）

红绿色弱（IV）紫色盲 紫色弱

后天盲　全色盲　　伪盲

（4）色盲检查图检查注意事项

1）视力＞ 0.05、距离 0.5 ～ 0.75cm。

2）不能戴有色眼镜。

3）照明和瞳孔：以自然光为宜（150 ～ 1000Lux）的照明度和自然瞳孔。

4）姿势：视线与图面呈直角，不左右摇曳。

5）判读时间：每个画面的辨认时间为 2 ～ 3 秒，最长不超过 8 秒。

6）尽量两眼分别检查。

7）为防止背诵，可打乱顺序进行。

8）检查过程中，检查者与被检查者应该保持一定的距离，以免轻度色弱者产生误判。

9）检查前应该对被检查者进行检查说明，消除或减少被检查者的紧张或不充分理解怎样检查，要求至少检查典型的 4 幅图片。

2. FM-100 色相排列法（Farnworth-Munsell 100 hue） 由美国 Farnworth 于 1943 年首创，1957 年定型。由 85 个不同颜色的色帽嵌入 4 个长条形的木盒中组成，即 85 ～ 21，22 ～ 42，43 ～ 63，64 ～ 84 编号。各颜色在色相环上的距离大致相等，并全为等亮度及饱和度 Munseel 标记为 5/5，色调子大小为距眼 50cm 时，视角为 1.5°。85 个色帽分别放置于不同的黑匣子中，两端按照色帽的标准排列次序，各固定 1 个色帽。将该全色觉区分为 6 个，即红色区（83 ～ 9）、黄色区（9 ～ 26）、过渡色区 I（27 ～ 40）、蓝绿色区（41 ～ 53）、紫色区（54 ～ 74）、过渡色区 II（75 ～ 82），由于各类型的色觉异常者的结果在极坐标上有特定的表现形态（特定的轴向）和总的错误记分，来判断其类型和程度。红色盲的轴接近水平，蓝色盲的轴接近于垂直，绿色盲的轴为斜轴。每一色的积分是次色序与其邻近色序的差值的总和，错误积分 0 ～ 16 者为极好，约 16%；错误积分 20 ～ 100 为平均水平，约 68%；错误积分＞ 100，则色觉分辨力为低，约 16%。

（1）检查方法

1）在≥ 270Lux 的自然光线或国际照明委员会要求的标准人工光源下进行检查。

2）检查时双眼分别进行检查，每盒排列时间不超过

2 分钟。

3）检查时取出匣子中的色帽，随便放置。

4）让被检查者按照颜色的顺序排列。

5）将结果记录在表中见表 21-3，并计算错误积分（1 个色调子的前后相邻的 2 个色调子序数差之和，如 A/B/C/D 相连续的 4 个色调子，计算 B 位的错误积分 =｜A－B｜+｜C－B｜，若 B 为 85 位，则 B=0，A=-1，C=1）。

6）将记录的错误分值减 2，在标准图上作图连线。

7）对比标准图后，得出色觉是否异常及其类型。

表 21-3　100 色调测试记录表

患者顺序	盒中位置	错误分数	患者顺序	盒中位置	错误分数
	85			22	
	1			23	
	2			24	
	3			25	
	4			26	
	5			27	
	6			28	
	7			29	
	8			30	
	9			31	
	10			32	
	11			33	
	12			34	
	13			35	
	14			36	
	15			37	
	16			38	
	17			39	
	18			40	
	19			41	
	20			42	
	21				

注：43 ～ 63 和 64 ～ 84 色区的记录表省略。

（2）结果分析：检查结果有正常人、红绿色盲、红绿色弱及错误积分见图 21-2。

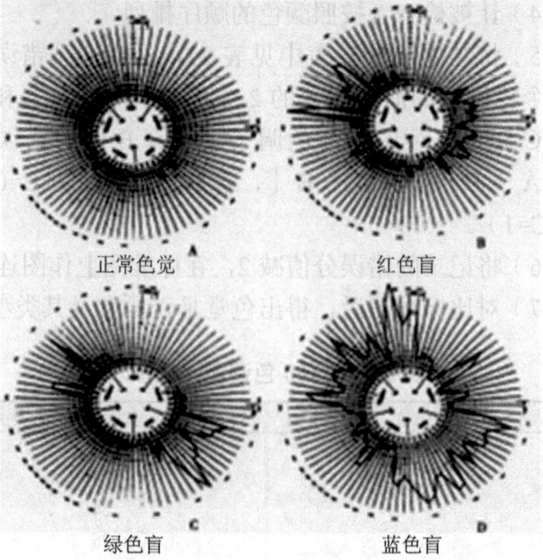

图 21-2 典型的 FM-100hue 检查图

3. Panel D-15 检查法 是由 FM-100 色相排列法改良而成的，该检查不是鉴别色盲的正常和异常，而是对色盲本检查结果进行分型和程度的判断。有 15 个不同颜色的色帽嵌入 1 个长条形的木盒中组成。15 个色帽分别放置于黑色的匣子中，左端按照色帽的标准排列次序，固定 1 个色帽。

（1）检查方法

1）检查时取出除固定的色帽外的所有色帽。

2）随便放置检查台。

3）给被检查者讲解排列方法（按后一个色帽子与前一个色帽子的颜色相近的顺序进行排列），让被检查者进行顺序排列。

4）将其结果记录在圆形图上。根据号码的顺序连线与指示线（红色盲、绿色盲、蓝色盲线）平行（＞2 条线）则可判断见表 21-4。

表 21-4　色觉检查 D-15 色彩排列试验

姓名：　　　性别：　　　年龄：　　　检查时间：

病历号：　　　视力：　右眼　　　左眼

排列顺序	1	2	3	4	5	6	7	8	9	10	11	12	13	14	15
右眼															
左眼															

检查结果有：通过 失败（红色盲、绿色盲、蓝色盲），见图 21-3。

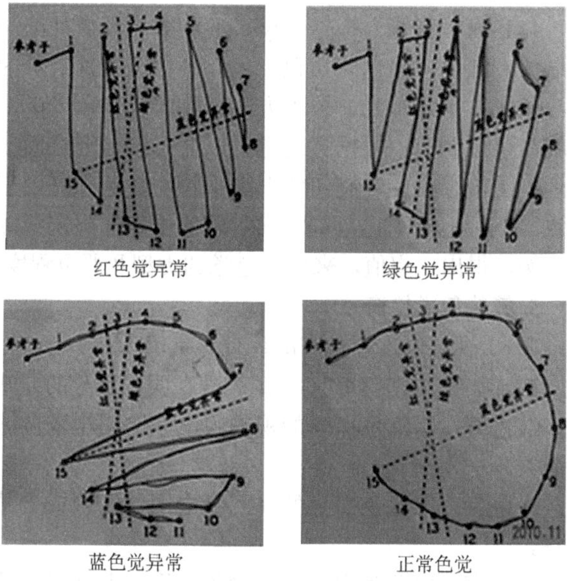

红色觉异常　　绿色觉异常

蓝色觉异常　　正常色觉

图 21-3　D-15 典型色觉异常

（2）检查时注意

1）检查结论为失败和通过。

2）失败后再进行分型。

3）色盲时，判断结果为失败，色弱者大部分可通过。

4）相邻编号错位时，可判为通过或重新检查，并同时记录其结果。

5）注意检查者偷看背面的色帽编号。

6）检查前应该对被检查者进行检查说明，消除或减少被检查者的紧张或不充分理解怎样检查。

7）检查时间不超过 1 分钟。

8）当与其他检查结果矛盾时，需反复检查，以求结果一致。

9）结合色盲图进行分析更佳。

4. 色盲检查镜 根据 Rayleigh 均等原理设计的一种光谱仪，红色 + 绿色 = 黄色。色觉镜把圆形视野分为两半，上半方是红绿光，下半方是试验野（含黄光），均有旋钮可以调节。根据黄色觉可以通过红绿混合而成的原理，受检查者旋转旋钮使上下半野的颜色和亮度完全一致。然后记录配比范围，确定配比中点，决定红绿混合比例，得出比率值，来判断色觉的类型及严重程度。

5. 其他色觉检查

（1）视觉电生理检查的色觉异常表现

1）视网膜电图（ERG）：表现在明视成分的异常。

红色盲：以红色引导的视网膜电图的明视成分缺乏或消失。

绿色盲：以绿色引导的视网膜电图的明视成分结果不一。

蓝色盲：以蓝色引导的视网膜电图的明视成分的结果未发现特征性的改变。

2）视觉诱发电位（VEP）：闪光视觉诱发电位和图像视觉诱发电位以有色的图像刺激，对各种色盲患者其VEP消失或异常。

（2）幻灯检查法：用红色、绿色、白色三种颜色的小灯泡组成不同的方式（9种），在2～5秒内通过点灯和上下移动来检查，可判定红色和绿色异常。

（3）色线束（彩色纸片）试验：把颜色不同、深浅不同的毛线束混在一起，令被检查者挑出与标准线束相同颜色的线束。仅能大概定性不能定量，不宜用于大规模的筛选检查，但经济。

（4）彩色画笔法：用各种彩色的画笔作为工具。先检查在白纸上画上不同的颜色线条，然后请被检查者从不同的颜色画笔中找出该颜色的画笔。

本节介绍了主要色觉异常的检查方法，即色盲检查图、FM-100、D-15等检查方法，以及它们的注意事项、检查记录方法，不同的色盲本检查法，可能存在不一致的结果，应相互印证，以达到最佳效果。

第二节　暗适应检查

眼从强光下进入暗处时，刚开始看不见东西，随着视网膜光敏感度的增加，渐渐能看清物体的过程称为暗适应，即视网膜对暗处的适应能力。

【生理基础】

眼视网膜感光细胞有视锥细胞和视杆细胞，分别负责暗视觉和明视觉。在黑暗情况下，视锥细胞处于静息状态，只有视杆细胞发挥作用。视杆细胞所含的感光色素是视紫红质，在光作用下被分解为视黄醛和视蛋白，在暗处时又重新合成。暗环境中，视紫红质既有分解又有合成。光线越暗，合成越大于分解，视紫红质浓度越高，视网膜对弱光的敏感度也越高。据统计，在暗环境中5分钟内就可以生成60%的视紫红质，约30分钟全部生成。因此，在暗处待的时间越长，光敏感度越高。暗适应现象是因为明亮环境中视紫红质大量分解，剩余量少，不足以产生兴奋，暗处时其合成增强，绝对量增多又使暗视觉逐步恢复。

视杆细胞功能障碍影响到视网膜感光能力或维生素A缺乏影响到视紫红质生成量时，均可造成暗视力减退甚而夜盲。

【暗适应曲线】

暗适应曲线通过暗适应仪在半对数坐标纸上记录得到，纸的横坐标用时间（分）表示；纵坐标以光强的10指数递减（Log单位）表示，在每个时间，眼能分辨最低的光强度称视阈值，它的倒数为视敏度。暗适应曲线用来描述暗适应过程中光刺激阈的变化情况见图21-4。

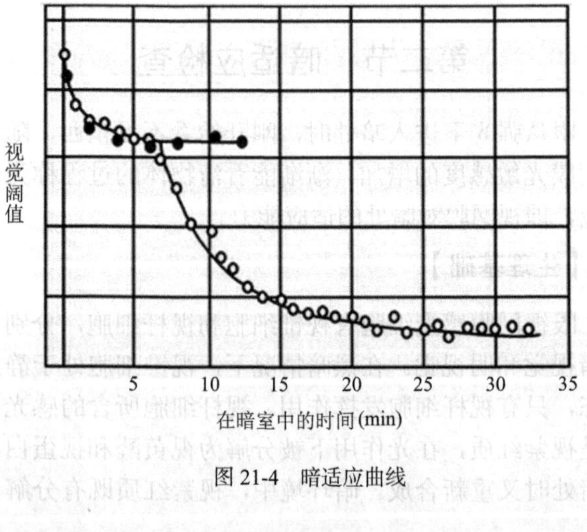

图21-4 暗适应曲线

通常用暗适应曲线来表示暗适应能力。正常情况下，人眼从亮处进入暗室时，最初 2 ～ 3 分钟，视阈值急速下降，之后变慢，5 ～ 10 分钟后又开始急剧下降，曲线出现曲折，称为科尔劳施（Kohlrausch）曲折。随后阈值下降，持续至 20 分钟左右渐趋稳定，直到 50 分钟后达到极值，通常至少测定 30 分钟暗适应阈值。

暗适应曲线主要用于确诊有无夜盲现象，并用于判断夜盲程度的轻重和夜盲的治疗效果。

【暗适应检查的适应证】

1. 全身性疾病

（1）糖尿病患者。

（2）维生素 A 缺乏症。

（3）锌缺乏症。

（4）肝脏疾病。

（5）肾脏疾病。

2. 眼科疾病

（1）先天性夜盲。

（2）遗传性视网膜疾病。

（3）屈光间质不清的患者，如玻璃体混浊、白内障患者。

（4）特殊职业，如飞机驾驶员。

（5）原发性开角型青光眼。

（6）屈光不正。

【暗适应检查的禁忌证】

（1）浅前房及闭角型青光眼患者。

（2）精神因素或者全身其他疾病不能配合检查者。

【检查方法】

（1）被检查准备及注意事项：向被检者说明检查方法和注意事项，面向仪器而坐，两眼自然平视前方，在明适应过程中不能闭眼，在暗适应过程中眼睛不要乱动。

（2）固定头部，在仪器刺激亮光下，先明适应5分钟。

（3）关闭检查室的所有光源，调好仪器。整个检查过程在没有光线的黑暗环境中进行。

（4）被检查者保存固视，当发现有亮光闪就按应答器。

（5）检查时间为40分钟左右。

（6）检查过程中若被检查者出现不适，应终止检查；防止其他光线进入干扰检查。

【暗适应测定的影响因素】

（1）曝光亮度和时间：暗适应前的曝光越强，暗适应的速度越慢，光刺激阈值越高。

（2）光刺激的视网膜部位：刺激部位视杆细胞分布越多，光敏感度越高。

（3）瞳孔大小：影响光刺激阈值，成反比关系。

（4）不同颜色光刺激：用暗适应30分钟光刺激阈值作对比，蓝色光和绿色光阈值最低，其他依顺序排列为白色光、橙色光、红色光。

（5）波长：标准暗适应曲线采用420nm波长的光，如采用高波长的光，获得的暗适应曲线完全不同于标准曲线。

（6）多种因素可影响暗适应功能测定结果，采用综合措施，可大大降低异常结果的检出率。

第三节　视 野 检 查

【概述】

1. 基本概念　视野是人眼固视前方所能看见的空间范围，依赖测量视野所给予的刺激如视标大小、背景光的照度，同时也依赖于从视网膜到大脑皮层的一定结构及生理特征。视网膜和视路上的任何部位有病变，将在视野上有所反映，临床医生根据视野的改变和其他临床资料，分析疾病的部位、性质及预后。

视野检查就是测量视野中不同部位的视功能。视野分中心视野（30°）和周边视野（30° 外）。正常人单眼视野范围约为上方 60°，下方 75°，鼻侧 60°，颞侧约 90°，在内下方因鼻梁所挡，约 50°。双眼正常视野的等视线大小大致相对，形态基本一致，中心视野平均光敏感度也基本对称。以固视点为中心，将视野图分为 4 个象限，水平经线将视野分为上下两部分，垂直经线再把视野分为各 1/4 象限。视野对应眼底表现为鼻侧视野为颞侧视网膜所见的物体投像，颞侧视野为鼻侧视网膜所见的物体投像，上下视野对应的下上视网膜所见的投影。生理盲点位于视野的颞侧，生理盲点的位置在图示的右边，提示测试的是右眼视野。

2. 暗点　在视野范围内，可能出现一些看不见或光线比较明亮才能看见的区域，称为暗点，分为生理性和病理性两种暗点，生理盲点是视乳头投射在视野上的表现，椭圆形，垂直经 7°，横经 5°，位置恒定，在中心注视点外 15.5°，水平线中下 1.5° 处。病理性暗点分为阳性暗点和阴性暗点两类，阳性暗点是能自己察觉的暗点，常见于视网膜外层疾病；阴性暗点是在视野仪器上方能查出来的暗点，一般是视觉传导系统疾病所致。常见的病理性暗点有旁中心暗点、中心暗点、鼻侧阶梯、弓形暗点、管状视野、象限性偏盲、颞侧或鼻侧偏盲等。

3. 视野检查分类 目前常用的视野检查原理主要有以下两类。

（1）动态视野检查法（kinetic perimetry）：即传统的视野检查法，用不同大小的视标，从周边不同方向向中心移动，记录被检查者刚能感受到视标出现或消失的点，将这些敏感度相同的点连成一条等视线，不同视标检查的等视线构成“视野岛”。适用于周边视野检查。

（2）静态视野检查法（static perimetry）：在视岛表面各个点，用不同光强度的视标刺激来测试该点的视网膜敏感度，从而了解该点视野敏感度减退的情况。电脑控制的自动视野检查有作为视野检查的“金标准”的趋势。

【视野检查的适应证】

（1）青光眼的确诊和随访。
（2）怀疑青光眼或高眼压的患者。
（3）视神经疾病的辅助诊断及随访。
（4）特殊职业体检。
（5）黄斑疾病检查。
（6）视路疾病检查及治疗随访。
（7）部分药物使用的监测。
（8）伤残鉴定。

【视野检查的禁忌证】

（1）智力低下者。
（2）不能配合者。

【自动视野检查】

自动视野检查是一个主观测试，利用计算机按照既定程序在指定位置精确地给出刺激点，在标准化的阈值对比度的条件下，人与仪器进行的视野检查，排除了动态视野检查结果因检查者技术和经验的影响。其正常值定义为正常人群（相应年龄群组的给定检测位点）的该检测位点光敏感度的平均值，正常人群中约 90% 的人阈值在平均值 ±2dB 的范围波动。中央视野区的变动相对稳定，使其结果便于对比。

1. 自动视野检查的操作方法

（1）自动视野检查录入被检查者的基本信息。

（2）根据被检查者的情况，选用适当的检查程序和检查策略。

（3）一般先检查右眼后检查左眼，不检查的眼睛要遮盖。

（4）再次指导被检查者。

（5）被检查眼固视中央的固视点状，被检查者在能看见的范围内使用手中的应答器进行对看见的闪点进行操作。计算机自动记录被检查者的应答情况，并计算视野敏感度的分布情况。

（6）完毕后存档，打印报告。

2. 自动视野检查的注意事项

（1）指导患者，解释检查过程。在被检查者未检查前进行详细的检查前指导，让被检查者能充分理解检查的过程及检查中可能出现的疑惑，解释检查的过程及检测过程中应注意的事项。

1）能确保被检查者坐在一舒服的位置。

2）检查过程中保持一个位置，不移动。

3）能保持固视前方的固视点位置。

4）在检查过程中，被检查者只要感觉或看到闪点信号，就应按应答器。

5）在检查过程中，没有看见闪点信号，不能按应答器。

6）在检查过程中，仪器伴有声响，应该避免听到声响就按应答器。

7）在检查过程中，可以眨眼，尽量少眨。

8）当检查疲倦时，可以闭眼休息一会，仪器会自动暂停，当睁开眼的时候，再次进行检查。

9）适当的暗适应：一般检查前应暗适应 5 ～ 10 分钟。

（2）屈光矫正

1）视野测量前推荐进行屈光检查，因被检查者的屈光不正，检查结果的光阈值将降低。

2）矫正镜最好选用薄缘金属框的矫正镜片进行中心视野检查，周边视野检查不需要矫正镜片。

（3）瞳孔大小：光线进入眼内的数量由瞳孔直径控制，一般要求在 3mm 左右。

（4）紧张：当被检查者渴望做得更好或特紧张时，可能出现高的假阳性错误率，应当重新指导被检查者，解除被检查者的顾虑。假阳性错误率表示在仪器没有提供刺激时被检查者进行了应答反应，当假阳性错误率超过 20%，结果可信度降低，最好能重新检查。

（5）注意力不集中、疲劳效应：可出现高的假阴性错误率，可能是其他干扰或者被检查者处于疲惫状态，被检查者应适当休息；假阴性错误率是表示仪器在被检查者已经应答的区域再次给予较亮的刺激时没有应答，一般不超过 20%，如果被检查者的视野范围小（如 10° 以下），将不考虑假阴性错误率。

（6）年龄：高龄的被检查者更应多进行检查前的指导。

（7）环境：检查视野应在相对安静、暗室的环境中进行。

（8）现场的检查监督：监督检查时间和进度，观察被检查者的眼睛固视状况等。

（9）眼睑下垂的患者，可用一次性的胶布把上睑固定。

3. 自动视野计检查结果的可靠性分析　自动视野计完成检查后，应通过分析视野结果了解可靠性，一般用“捕捉试验”来评估结果的可靠程度。

（1）假阳性错误率：视野检查过程中，因仪器投射装置的转动而发出的声响，为避免被检查者根据声响来判断而未能真正地看见闪光点，视野计会不定时地发出类似的声响，不呈现光标，在这种情况下，如果被检查者反应，记录为1次假阳性反应。高假阳性错误率可能出现在过于紧张或未看见闪光点，根据声响进行反应。一般不大于20%。

（2）假阴性错误率：视野检查过程中，视野计会在某些已经证实的可见闪点部位再次呈现刺激强度大的闪光点，如被检查者未反应，记录1次假阴性反应。高假阴性反应，可能为被检查者精力不集中，一般不大于20%。

（3）固视丢失率：视野检查过程中，视野计会不时地在生理盲点中央呈现高刺激强度的闪光点，以检测被检查者的眼睛是否有转动，及其固视的情况，如被检查者闪点呈现时反应，记录1次固视丢失。高固视丢失表明受检眼固视差，一般不大于20%。

（4）RF可靠因子：代表被检查者的配合程度，一般不大于 20%。

【Amsler 方格图视野检查】

1. Amsler 方格 在视野图大小 10cm×10cm 的白色纸板（也可黑板，白线条）上，用黑线条平分为 5mm×5mm 的方格，共 400 格。正中央的小黑点为固视点，主要用于怀疑有黄斑疾病的被检查者，要求检查前不能散瞳或做眼底检查。

2. 检查方法 被检查者离纸板 28 ～ 30cm，固视中央的小黑点，可根据下列情况发现视野异常。

（1）能看见白色纸板中的黑点吗？如果注视点及其附近的线条有一些不清楚，可认为有相对暗点，且被检查者容易描述暗点的大小、形状。

（2）看见白色纸板的 4 个角吗？或整个的白色纸板吗？如未全看见，被检查者可以立即指出看不见哪个角或哪个边；如果有暗点，被检查者可以指出哪些小方格看不见。

（3）所有的格子都能看见吗？或格子前面有一层“纱幕”吗？被检查者可以描述出绝对性或相对性的暗点或暗点中的核。

（4）所有这些格子都是正方形的吗？每根线条粗细均匀吗？这样可以发现被检查者有无视物变形，一般视野计可能查不出来。

（5）线条震动吗？有闪光吗？线条带颜色吗？可以发现早期的暗点。

（6）在固视点与缺损之间尚留下多少小格子？一般被检查者可以给出明确的答案。

以上 6 个问题，一般在数分钟内就可以完成，可以对视野 10° 内的区域作一较详细的视野检查。

【视野与疾病的关系】

（1）青光眼：青光眼的视功能改变主要表现为视野缺损。根据视野的变化，可估计病变的严重程度和治疗的效果。早期改变最常见的是旁中心暗点和鼻侧阶梯。随着病程进展，旁中心暗点逐渐扩大和融合，形成典型的弓形暗点见图 21-5。在中心视野损害的同时，周边视野出现变化，视野逐渐缩小，最终形成颞侧视岛和管状视野见图 21-6。

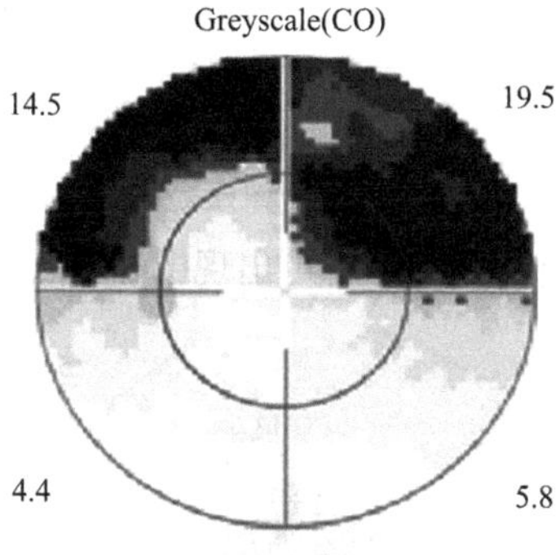

图 21-5　青光眼的上方弓形暗点

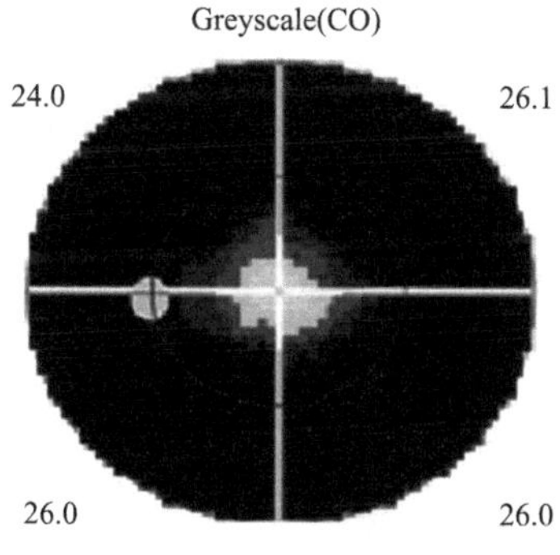

图 21-6　青光眼的管状视野

（2）脑垂体占位性病变可出现双眼颞侧视野偏盲或单侧偏盲见图 21-7。

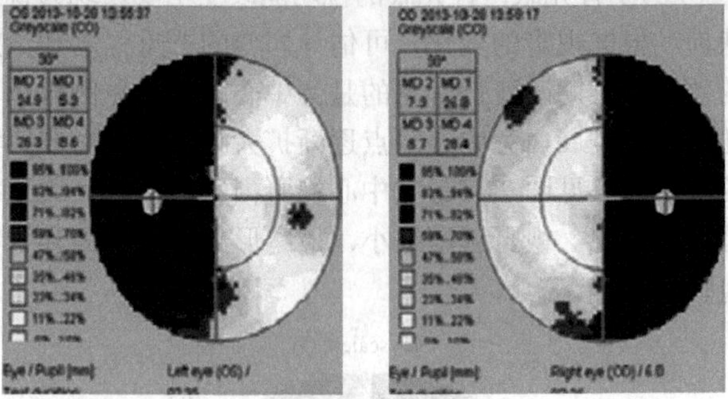

图 21-7　双眼颞侧偏盲

（3）视神经炎的患者可出现中心暗点见图 21-8。

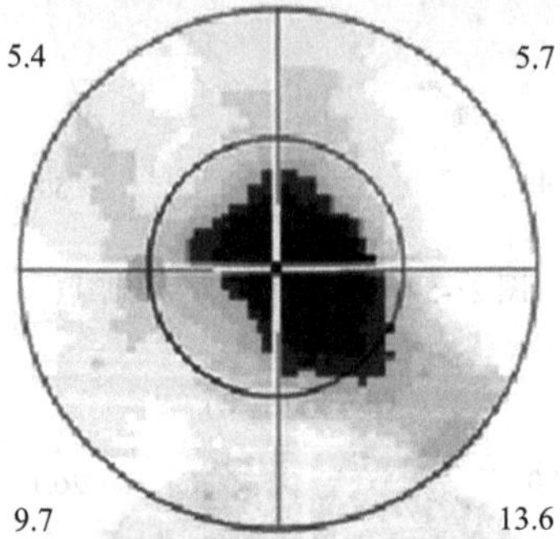

图 21-8　中心暗点

（黄永志）

第二十二章 眼压的检查

眼球是个闭合的弹性球体。根据流体静力学的观点，眼球内容物对眼球壁各个方向所施加的是一种均匀的压力，即眼压（intraocular pressure, IOP）。眼球内需要有足够的压力，以保持眼球的正常形状。正常人的眼压为10 ～ 21mmHg（1mmHg ＝ 0.133kPa）。

目前临床上所应用的眼压测量方法都是间接法，包括指测法和眼压计测量法。眼压计大致可分为3类：压陷式，如Schiotz眼压计；压平式，如Goldmann眼压计；非接触式。

第一节 指 测 法

该方法简单，易于操作。测量时嘱受检者两眼尽量向下看，检查者两手示指尖放在上睑板上缘的皮肤面，两指交替向眼球中心方向轻压眼球，当一指压迫眼球时，另一指即可感触波动感，借指尖的感觉估量眼球波动的抵抗力，以估计眼球的软硬度。记录法：眼压正常为Tn，眼压轻度升高为T+1，眼压中度升高为T+2，眼压高度升高为T+3；反之，则以T-1、T-2、T-3分别表示眼压轻、中和高度减轻。

第二节 压陷式眼压计测量法

压陷式眼压计以Schiotz眼压计为代表。其基本原理是用一定重量的砝码压陷角膜中央部，以测量眼压。眼压计中的手持架，中心有一轴孔，脚板管可沿此轴孔自由滑动。上端有螺纹和支架珠螺丝相配合，并由螺钉固定成一体，下端为半径 15mm 的凹球面。脚板管的中心有圆孔测杆可在其中自由滑动。测杆上下滑动时，预动圆弧板带动指针仪器沿轴转动。螺钉起固定作用，当零位不准时，可将此螺钉旋松，略为旋转一下脚管，使测杆和脚板管下端面重合，指针正好指在零位时，再将此螺钉旋紧即可。

【测量方法】

（1）患眼滴表面麻醉剂 1 ～ 2 次。

（2）等待表面麻醉显效时，可准备眼压计。先在试板上检验眼压计指针是否指零，再用 75% 酒精棉球擦拭眼压计底板待干。

（3）测量时患者仰卧床上，双眼向正前方注视不动（如房顶一指示点或患者前举伸出的示指）。检查者用右手拿住眼压计的手持架，左手拇指和示指轻轻分开患眼上、下睑，分别固定于上、下眶缘，此时应注意左手不可加压眼球，右手将眼压计垂直轻放于角膜中央，检查者迅速读出指针数值。一般使用 5.5g 砝码，如指针刻度小于 3 应改用 7.5g 砝码，指针刻度仍然小于 3 继续换用 10g 或 15g 砝码。测量结束，根据读取的数值，查表即可得到病眼的眼压。

（4）测量完毕后，检查眼内滴抗生素眼液 1 滴。

（5）检查者应立即用酒精棉球消毒眼压计足板。

Schiotz 眼压计的优点是结构简单，使用方便，但由于接触面较大，测杆压迫角膜较深，角膜的受压变形情况比较复杂，很难用公式来表达各参量间的相互关系。

第三节 压平式眼压计测量法

压平式眼压计以 Goldmann 眼压计为代表。其基本原理是改变压力，使角膜压平的面积呈固定大小，根据所用压力的大小来测算内压。

【测量方法】

（1）使用时将该仪器放在裂隙灯显微镜的工作台上（有定位钉配合，以保证位置正确）。

（2）患者角膜施以麻醉，坐在裂隙灯前，将头放于支架上固定不动。

（3）滴荧光素液于检查眼内或取一片荧光素纸条放在检查眼外侧下方结膜囊外。数秒钟后，将蓝色滤光片转入裂隙灯光路中，裂隙光圈开至最大。灯与显微镜之间的夹角为60°左右，操纵手柄缓慢地推进显微镜（包括照明系统及眼压计），使与测量棱镜前平面相接触的角膜部分被压平。

（4）显微镜的右侧或左侧目镜观察：泪液被荧光素染色后，蓝光照射下呈黄绿色。棱镜前平面接触角膜处，泪液被推向接触面的周围，因此形成鲜明的黄绿色环。此环的内缘表示被压平的角膜部分和没有压平部分的分界线。因此内环的直径即为压平面积的直径。旋动旋钮，逐渐增加压平面积，当环内径达到3.06mm时，即压平面积达7.35mm^{2}时，测得的眼压即为眼内压。

Goldmann眼压计的优点是基本不受眼球壁硬度和角膜弯曲度的影响，是目前国际通用的最准确的眼压计。

第四节 非接触式眼压计测量法

所谓非接触就是指没有机械接触，而改用气流压平法。其基本原理是将一束固定气压的气流吹向角膜，角膜在气流的作用下变平。根据人眼和动物眼试验的结果，说明眼压不同时，将角膜吹平所需的时间不同，而且眼压和压平所需时间之间存在着线性关系。

【测量方法】

（1）检查时不需使用表面麻醉剂，患者取坐位，头放于支架上，嘱患者注视眼压计中的红点不动。

（2）检查者从屏幕中观察，调整距离至恰当位置后即可自动测量。一般连续测量三次，取平均值。

此法的优点是：它适用于成人、儿童及对表面麻醉剂过敏者；不直接接触角膜，不需要麻醉，没有角膜上皮损伤及感染的危险；测量快速，在一定范围内检查结果比较准确。其缺点是：对高度散光、角膜浑浊、角膜移植术后及固视不良者不宜用此法；眼压的准确性对＜ 8mmHg 及＞ 40mmHg 者误差较大，超过 60mmHg 时不能测量。

（杨　涛）

第二十三章　眼科特殊检查

第一节　光学相干断层扫描

光学相干断层扫描（optical coherence tomograohy, OCT）是20世纪90年代开始用于眼科临床的一种全新的影像学检查技术，使我们能在活体上获得类似于眼组织病理切片的影像。它是一种高分辨率、非接触性、无创的生物组织成像技术，操作简单，很容易被患者接受。随着OCT扫描技术的不断发展，其已成为眼底疾病诊断的重要手段。

【基本原理】

OCT的工作原理是利用光波投射到组织后出现吸收、反射和散射等现象，光在不同层次反射光的运动时间不同，据此可获得不同层次的截面图。根据光学相干的原理，利用低相干干涉测量法对连续的横向位点的轴向距离进行测量，所获信息经计算机分析处理，以图形或数字形式显示，即可获得眼内被检组织的断层图像。

【适应证】

适用于青光眼及视神经疾病、视网膜及脉络膜疾病的分析诊断。

【禁忌证】

眼球震颤明显或者有其他全身疾病而不能配合检查

的患者不适宜此检查。

【操作方法】

（1）向患者交代检查注意事项，以使患者尽量配合检查，这样才能获得高质量的图像。

（2）准确录入患者资料，包括姓名、性别、出生年月日，调节机器至患者适合的高度，将其下颌放在托架上，前额紧贴额杆。

（3）选择适当的扫描方式，嘱患者平视前方，调整焦距及屈光度直至 OCT 图像呈现。

（4）将获取的理想图像保存，并根据病变部位及临床需要进行图像分析，打印报告。

【注意事项】

（1）对屈光间质混浊的患者，最好散瞳检查。

（2）应根据患者的屈光状态，选择适当眼轴长度进行扫描。

（3）对于配合较差或视力不好的患者，可以利用外置指引灯帮助进行检查。

【结果与疾病的关系】

（1）正常的黄斑区 OCT 图像：从组织学的结构来看，正常的视网膜应该包括 10 层结构，从内到外依次是内界膜、神经纤维层、神经节细胞层、内丛状层、内核层、外丛状层、外核层、外界膜、视细胞层及色素上皮层。其光反射特性分为高反射性的神经纤维层和色素上皮层，中反射性的内外丛状层和内外核层及低反射性的光感受器（视细胞层）见图 23-1。

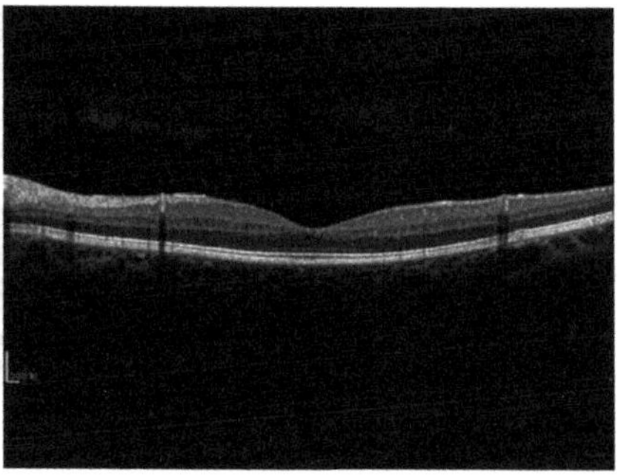

图 23-1　正常黄斑区 OCT 图像

（2）异常的黄斑区 OCT 图像：对 OCT 图像的分析应包括黄斑区的整体轮廓，视网膜前、内、下的结构改变及组织对光反射的减弱或增强。反射增强的病变包括：视网膜内硬性渗出、视网膜内出血、典型的脉络膜新生血管（CNV）、RPE 增生、玻璃膜疣和瘢痕；反射减弱的病变包括水肿、浆液性的神经上皮脱离和浆液性的 RPE 脱离见图 23-2、图 23-3。

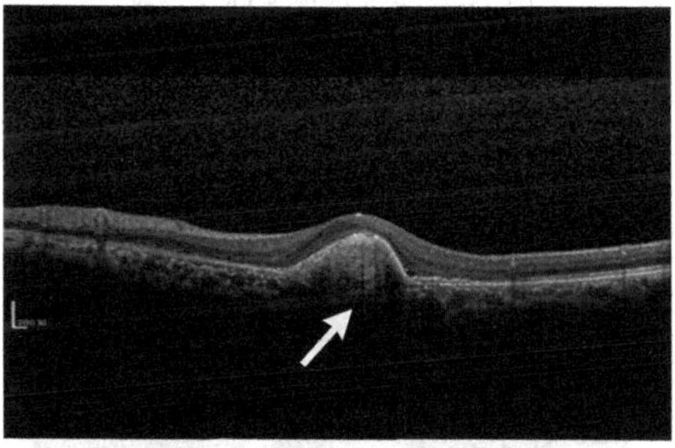

图 23-2　脉络膜新生血管（CNV），可见黄斑区 RPE 反光带断裂呈梭形改变，反射增强（箭头所指）

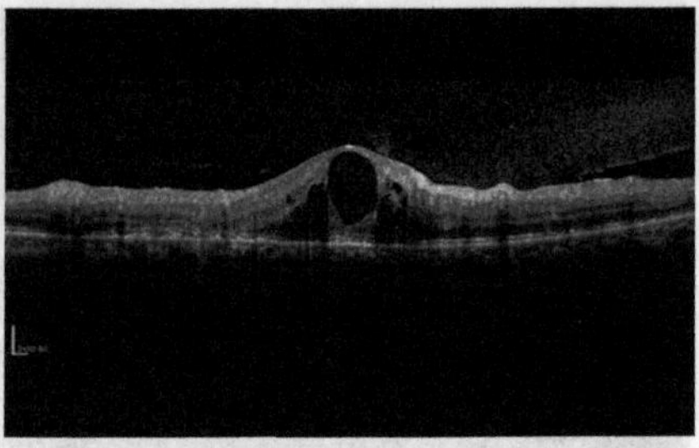

图 23-3　黄斑水肿，可见视网膜高度水肿增厚，黄斑呈囊样水肿

（3）正常的视盘 OCT 图像见图 23-4。

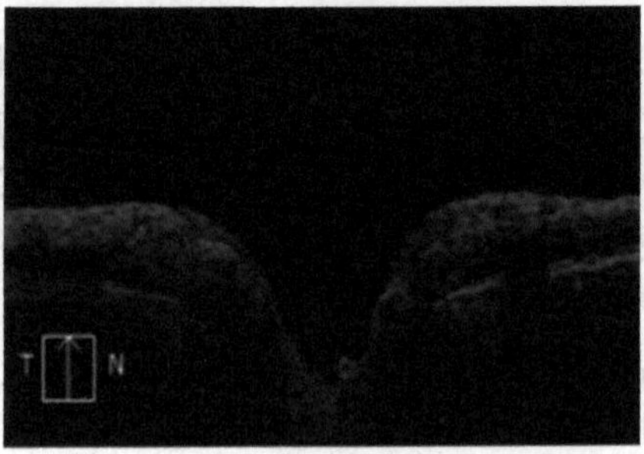

图 23-4　正常的视盘 OCT 图像

（4）异常的视盘 OCT 图像见图 23-5。

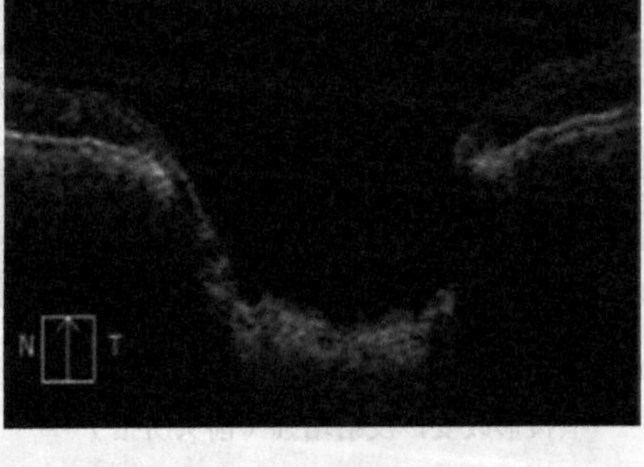

图 23-5　青光眼的视盘 OCT 图像，可见视盘凹陷明显增宽

虽然 OCT 检查是非侵入性的，不适感也很轻微，但对患者来说它也是一种外来的刺激，因此，在检查前应与患者沟通，只有他们配合才能得到高质量的图像。

【前沿进展】

眼前节 OCT 是应用光的干涉原理测量眼球前段包括角膜厚度、前房深度、虹膜厚度等，并对角膜、房角及虹膜进行成像观察。

【知识拓展】

OCT 技术也可以用于对青光眼患者各个象限的神经纤维层厚度及视杯与视盘的比值进行观察，以评估青光眼患者的疾病进展程度。

（王晓悦）

第二节　眼底荧光血管造影

眼底荧光血管造影检查是诊断眼底疾病最常用、最重要的检查方法，对眼底疾病的诊断、鉴别诊断、治疗、预后判定有重要意义。Rosen 曾宣称：荧光血管造影最重要的一点是将眼底疾病的诊断方法从主观观察转变为一种客观的科学鉴定。

【基本原理】

将能发出荧光的物质荧光素钠快速注入静脉，当荧光素钠随血流进入眼底血管时，通过装有一组滤色片的眼底摄影机，连续拍摄眼底血液循环的动态过程及在组织中扩散的形态，从而得到眼底血管的微细结构和微循环的变化。

【适应证】

适用于对各种类型的视网膜疾病患者进行检测。

【禁忌证】

严重的心肝肾疾病、严重的高血压、哮喘、支气管炎及闭角型青光眼患者禁用。

【操作方法】

（1）双眼瞳孔应充分散大至 8mm。

（2）准备好造影剂：20% 荧光素钠 3ml 或 10% 荧光素钠 5ml 及 0.1% 荧光素钠稀释液。

（3）准确录入患者资料，包括姓名、性别、出生年月日，调节机器至患者适合的高度，让患者端坐于造影机前，将下颌放在托架上，前额紧贴额杆，调整焦距及屈光度使眼底图像清晰，先拍摄双眼彩色眼底图像及无赤光眼底像，若病变部位累及视网膜周边部，还应拍摄周边图像。

（4）将眼底照相模式切换至造影模式，将 0.1% 荧光素钠稀释液缓缓注入患者的肘前静脉或前臂静脉，此时将造影机镜头对准主摄眼，调节造影机焦距及屈光度，使眼底图像清晰；若患者无不适，就将准备好的荧光素钠溶液在 2 ～ 4 秒内迅速推入血管内，同时计时，拍第 1 张图像，注射完毕再拍 1 张，第 8 秒时开始拍摄。

（5）从眼底血管显影开始到荧光消退，整个过程约需 15 分钟。为拍到主摄眼动脉前期的图像，需在 30 秒内连续拍摄，一般速度为每秒拍摄 2 张。若病变广泛，应按顺序拍摄标准的眼底图像，即按后极部、颞侧、颞上方、上方、鼻上方、鼻侧、鼻下方、下方、颞下方的顺序拍摄。

【注意事项】

静脉注射后，荧光素钠主要经肾脏随尿液排出。常见的不良反应有恶心、呕吐、荨麻疹，严重者出现呼吸困难、过敏性休克，但很少见。

（1）造影室应常规准备血压计、氧气瓶、抢救药物。

（2）造影前，技术人员应详细询问病史，如有无严重的心肝肾疾病、严重的高血压、过敏史、哮喘，是否有青光眼病史等。

（3）向患者介绍造影要点，做好心理疏导工作，解除患者的顾虑及紧张情绪。交代造影过程中及其后可能出现的反应及意外，签定造影同意书。

【结果与疾病的关系】

正常眼底组织在荧光血管造影过程中，荧光素分子是不能透过某些部位的组织的见图 23-6。当组织发生病理改变时，造影过程中就会出现异常荧光。异常荧光有自发荧光或假荧光、强荧光和弱荧光。

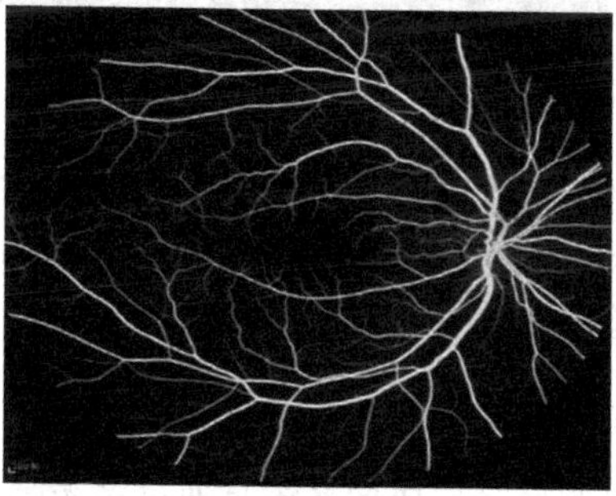

图 23-6　正常眼底血管造影图像

（1）自发荧光（autofluorescence）或假荧光：在荧光素注射之前，眼中某些组织本身发出的荧光斑。如视盘玻璃膜疣、错构瘤、有髓鞘神经纤维、视网膜前白色机化物、钙沉着等。当激发滤光片和栅滤光片选择不当时，可产生假荧光。

（2）强荧光（hyperfluorescence）：包括透见荧光，渗漏荧光，血管异常及组织病变处的损伤、瘢痕、修复等。

（3）弱荧光（hypofluorescence）：即荧光强度降低，包括遮蔽荧光、充盈缺损、未被激发出的荧光等见图 23-7。

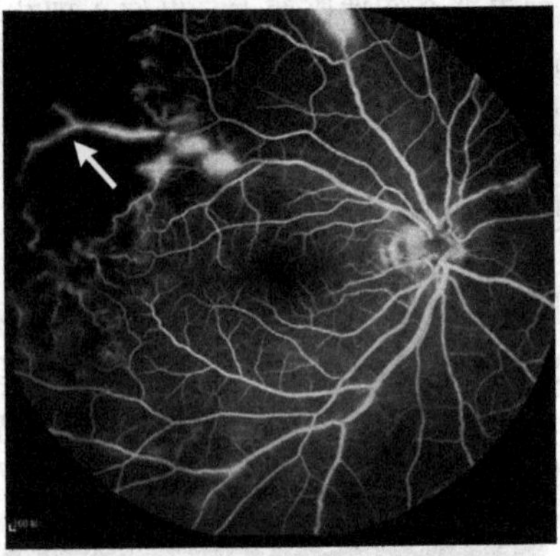

图 23-7 无灌注（箭头所指）

不同的眼底疾病在荧光造影中的表现各有特点。对眼底疾病的诊断不能只看造影表现，应结合临床体征，做出正确诊断。

【前沿进展】

多光谱眼底分层成像系统是通过多光谱成像实现视

网膜的10层分层成像、形成视网膜色素上皮的直接观测通道。通过该项技术对视网膜眼底血管的观察，实现早期预警高血压、动脉硬化、分支静脉阻塞、糖尿病等全身性疾病。

（王晓悦）

第三节　吲哚青绿眼底血管造影

眼底荧光血管造影对视网膜血管疾病和视网膜色素上皮病变显示了重要的临床价值，但对脉络膜疾病的观察却有局限性。而吲哚青绿血管造影（indocyanine green angiography，ICG）能很好地显示脉络膜的循环，它是为眼科医生提供更好地了解脉络膜相关疾病的病理生理改变及血流动力学变化的新技术。

【基本原理】

以吲哚青绿为染料，注入静脉，当吲哚青绿随血流到达脉络膜循环时，通过装有一组滤色片的眼底摄影机，持续拍摄眼底血管内染料循环时接收激发光线发射出的荧光形态，以观察脉络膜动态循环的过程。

【适应证】

适用于对各类脉络膜疾病的患者进行检测。

【禁忌证】

严重肝肾疾病、染料过敏史尤其是碘过敏、妊娠者、哮喘患者、哺乳期妇女及闭角型青光眼患者禁用。

【操作方法】

（1）双眼瞳孔应充分散大至8mm。

（2）将 25mg 或 50mg 吲哚青绿溶于厂家配制的注射用蒸馏水 3ml 或 5ml 中，用一个 5ml 或 10ml 空针抽取；若需与荧光造影同步检查，则将荧光素钠抽取在同一管空针内；另抽取 5ml 注射用蒸馏水。

（3）准确录入患者资料，嘱患者舒适地坐在仪器前，拍摄双眼彩色眼底照，拍摄无赤光或红外光照片。

（4）先将 5ml 注射用蒸馏水缓缓注入肘前静脉或前臂静脉，同时做好造影准备；准备完毕，将配制好的吲哚青绿溶液或吲哚青绿与荧光素钠的混合液，于 5 秒内注入血管内，注射同时计时、拍片，每拍完一段都应及时储存图像。若病变广泛，应按顺序拍摄标准的眼底图像，即按后极部、颞侧、颞上方、上方、鼻上方、鼻侧、鼻下方、下方、颞下方的顺序拍摄，整个过程约需 30 分钟。

【注意事项】

吲哚青绿通过肝脏迅速排泄，约 5% 的吲哚青绿染料中含有碘。吲哚青绿血管造影的主要不良反应包括恶心、呕吐及染料的血管外渗漏，其不良反应的发生率大约是 0.15%，大大低于荧光血管造影（1% ～ 10%），造影中应注意以下几点。

（1）准备一些针对过敏反应的抢救药品和器材。

（2）造影前，技术人员应详细询问病史，如有无严重肝肾疾病、染料过敏史尤其是碘过敏者、妊娠者、哮喘患者、哺乳期妇女，是否有青光眼病史等。

（3）向患者介绍造影要点，做好心理疏导工作，解除患者的顾虑及紧张情绪。交代造影过程中及其后可能出现的反应及意外，签定造影同意书。

（4）应掌握好拍摄重点，注意采集好病变部位的早、中、晚各时期的图像。

【结果与疾病的关系】

（1）正常 ICG 图像见图 23-8。

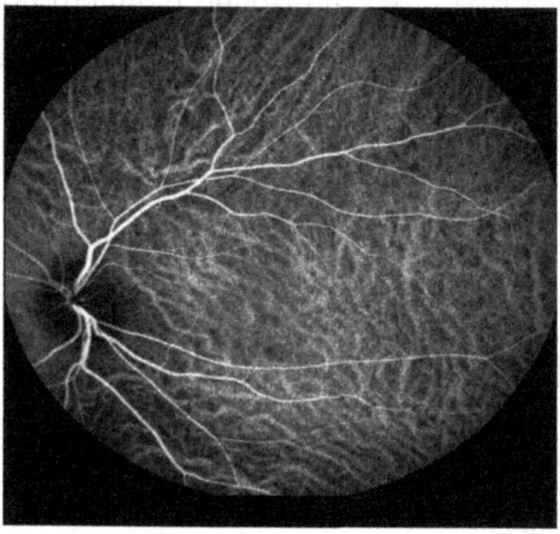

图 23-8　正常人 ICG 早期图像

（2）异常荧光图像

1）强荧光：包括假荧光、透见荧光、异常血管、渗漏等。可见于黄白色陈旧性视网膜下出血、视网膜色素上皮萎缩或色素上皮撕裂、脉络膜肿瘤、脉络膜新生血管膜、视网膜中央静脉阻塞等疾病。渗漏是强荧光的重要形式，在 ICG 的晚期可看到。异常的脉络膜血管和生理屏障的破坏，使染料扩散到组织间隙，称渗漏。在视神经视网膜血管病变及视网膜色素上皮病变的 ICG 图像中，都有荧光渗漏现象。

2）弱荧光：包括遮蔽荧光和充盈缺损。表现为脉络膜血管部分不充盈、充盈延迟或充盈不全。

（王晓悦）

第四节　超声生物显微镜检查

【工作原理】

超声生物显微镜（ultrasound biomicroscopy, UBM）是利用 40 ～ 100MHz 的高频超声，探查眼前部组织的超声检查，由于其分辨率可达 20 ～ 70μm，探查深度 4 ～ 8mm，已达到光学显微镜的分辨率的水平，所以称其为超声生物显微镜。超声生物显微镜是唯一能在活体上直接观察到后房、睫状体的眼科影像检查设备。

【适应证】

适用于对各类前房疾病的患者进行检测。

【禁忌证】

对于具有传染性的角膜或结膜疾病如急性炎症或角膜、结膜破裂伤不进行该项检查。

【操作要点】

（1）首先应该给被检查者解释该项检查的过程与注意事项。

（2）根据被检查眼的睑裂大小，选取不同型号大小的眼杯。

（3）准确录入被检查者的姓名、性别、年龄等。

（4）检查时应在具有相对稳定光源的室内进行，嘱被检查者仰卧位，受检查眼进行结膜囊眼表面麻醉 3 ～ 5 分钟；对于年幼的儿童或过于敏感而不能很好地进行配合的被检查者，可于检查前给予适量的镇静剂或全身麻醉。

（5）检查前，应准备一些纸或手术治疗巾，以备检查过程中超声介质流出眼外。

（6）调整仪器与患者的适当位置，使检查者和被检查者处于相对舒适的状态。

（7）眼杯内注入超声介质，以眼杯容量的60%～80%为宜。

（8）检查时超声束应垂直于检查的部位，才能获得最清晰的图像。

（9）所得图像可进行角膜厚度、前房深度、瞳孔直径、前房角的房角开放距离、房角大小、虹膜厚度、睫状沟的距离测量等。

（10）检查完毕后，被检查者应滴用抗生素眼药水，应交代患者在麻药未消失前不能揉眼球（一般 4 小时后）；检查完毕后，应对使用的眼杯进行消毒处理，如 75% 乙醇擦拭或者浸泡在 2% 戊二醛溶液中消毒；探头使用干净的蒸馏水冲洗后，再使用 75% 乙醇擦拭消毒。

【注意事项】

（1）检查过程中可采用眼球的矢状切面（探头的标记垂直于角巩膜缘）和眼球的冠状切面（探头的标记平行于角巩膜缘）。

（2）常规检查应标明检查的方位，一般采用时钟位表示，如 3 点钟位、6 点钟位、9 点钟位和 12 点钟位等。

（3）注意患者的交叉感染，注意仪器及设备的消毒。

【结果与疾病的关系】

（1）正常眼的 UBM 声像图见图 23-9。

（2）青光眼的 UBM 声像图见图 23-10。

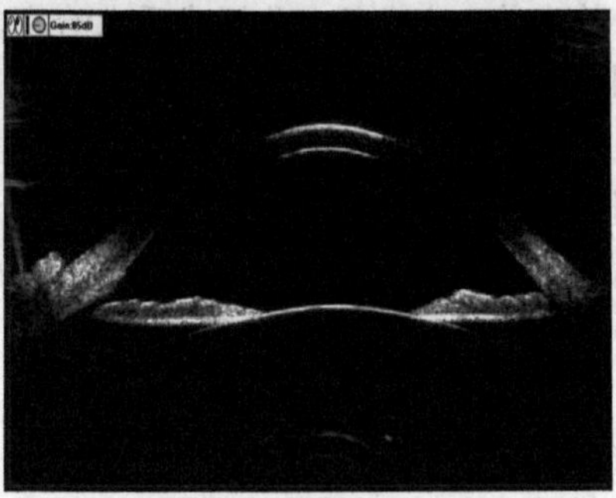

图 23-9　正常眼的 UBM 声像图

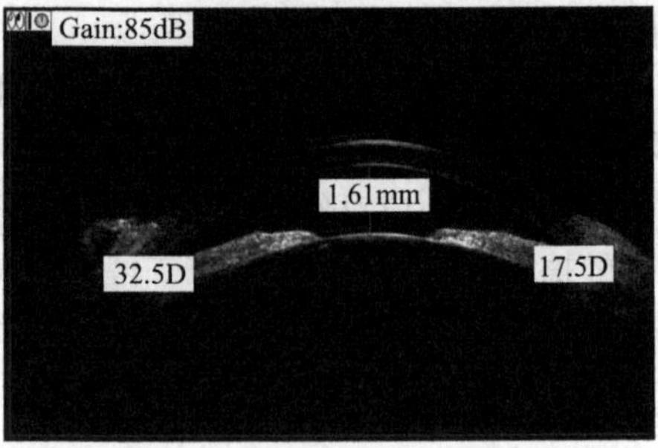

图 23-10　青光眼 UBM 的声像图，见前房深度变浅，房角缩窄

（3）眼外伤见图 23-11 ～图 23-13。

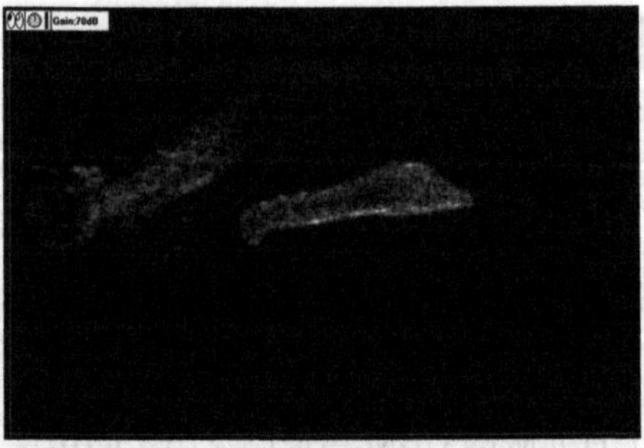

图 23-11　虹膜根部断裂

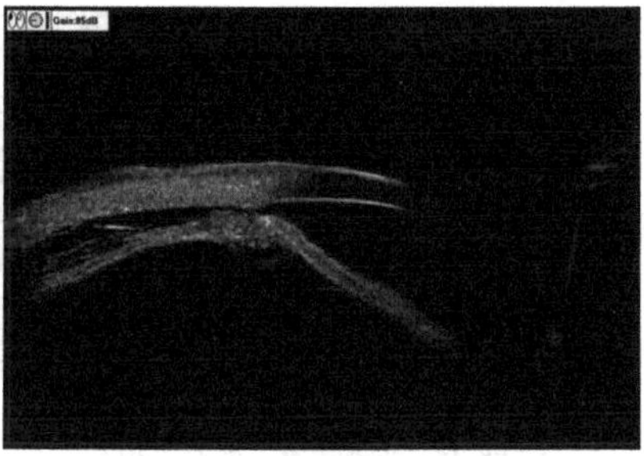

图 23-12 睫状体脱离 / 分离

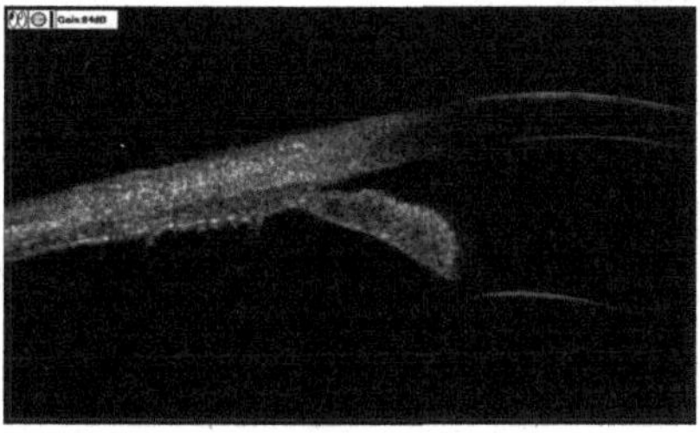

图 23-13 晶状体脱位

（4）睫状体囊肿见图 23-14。

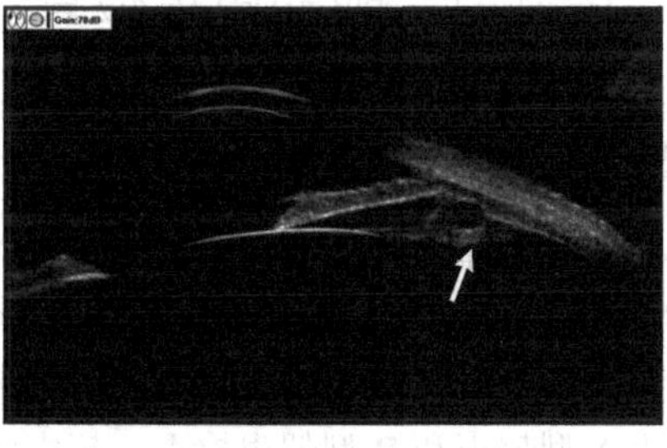

图 23-14 睫状体囊肿（箭头所指）

（5）虹膜肿瘤的扫查见图 23-15。

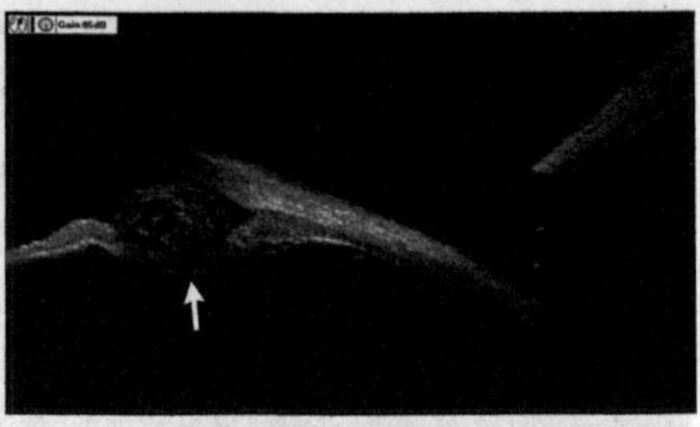

图 23-15 虹膜肿瘤（箭头所指）

【前沿进展】

眼前节 OCT 是应用光的干涉原理测量眼球前段包括角膜厚度、前房深度、虹膜厚度等，并对角膜、房角及虹膜进行成像观察，相对于 UBM 来说其优点是非接触性、无创伤，对于有角膜结膜炎症及开放性伤口的患者同样适用。

（王晓悦）

第五节 眼部超声检查

【检查原理】

超声检查（ultrasonogrphy）是利用超声的反射、散射等物理特性和人体器官组织声学性质的差异，以波形、曲线和图像的形式显示和记录，并用以诊断疾病的检查方法，包括 A 型超声和 B 型超声检查。超声波对人体无放射危害，操作简便，结果可靠，临床应用极为普遍。

A 型超声是一维图像，利用超声波的反射原理，根据不同组织的声阻抗不同，在仪器的显示屏中以波的形式显示，根据反射的时间和不同组织的声速来测量眼球的生物学参数，如角膜厚度、前房深度、晶状体厚度、玻璃体腔长度、眼轴长度、眼肌厚度等；眼轴长度是沿着眼球的光学轴线，即角膜前表面顶点至黄斑中心凹之间的距离。超声探头一般选用 10MHz 频率。

B 型超声是由无数的回声光点按接受时间顺序组成的二维图像。

彩色多普勒超声是运用多普勒效应分析超声频移的一种诊断方法，近年来得到了很大的发展。将脉冲波多普勒、彩色多普勒和实时 B 型超声成像技术相结合，能对眼球进行生理学和解剖学观察，同时能显示眼部血管的血流信号，用于眼眶血管、眼球血管、眼眶肿瘤血管和颈动脉的血流检测。

【适应证】

适用于对各种类型的眼内膜性病变、眼球内肿瘤、玻璃体内病变、眶内肿瘤及眼外伤的检测。

【禁忌证】

眼部外伤后眼睑肿胀严重及眼睑有开放性伤口的患者禁用。

【操作要点】

1. A 型超声

（1）使用仪器商提供的模型眼校正探头，询问患者是否有过敏史。

（2）检查方式分浸润式和接触式，平时常用接触式。

（3）根据患者眼球状态调整检查参数，如有晶状体眼、无晶状体眼、致密晶状体眼、人工晶状体、硅油眼等。

（4）患者半卧位，结膜表面麻醉。

（5）探头从角膜正中开始探查，检查完毕后患眼滴抗生素眼药水。

（6）A 型超声常规测量双眼，一般双眼眼轴长度相差不超过 0.3mm。

2. B 型超声

（1）被检查者仰卧位，闭眼，眼睑上涂适量耦合剂。

（2）常用轴位检查法：被检查眼直视探头，探头位于眼睑中部，声束前后通过前房、晶状体、玻璃体、球壁及球后软组织；可结合赤道部检查法：眼球尽量下转，声束方向与眼球赤道部平行；非轴位检查法：声束偏离眼球正中。

（3）要求患者转动眼睛，多角度以探查病变。

（4）玻璃体细微的浑浊需提高增益，球壁厚度异常可降低增益，以探查病变。

【结果与疾病的关系】

1. A 型超声波检查仪 多用于眼球生物测量。

（1）正常 A 型超声波检查见图 23-16。

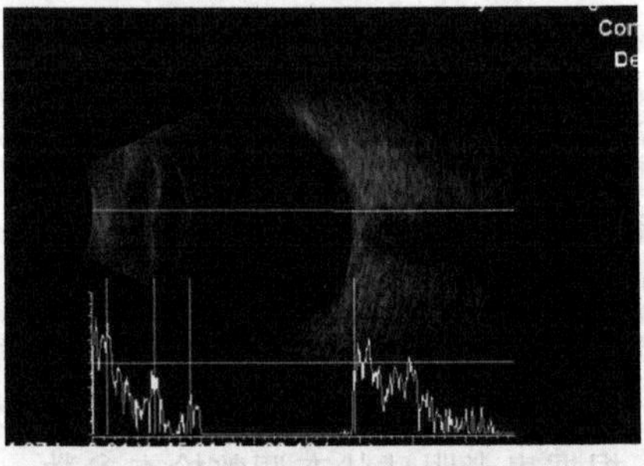

图 23-16 A 型超声波赤道部探查

（2）常见异常回声

1）光点状回声：玻璃体积血或浑浊可见点状或光斑状等弱回声；眼内异物呈点状或斑状强回声。

2）团块状回声：玻璃体暗区内团块状回声可见于玻璃体血块、晶状体脱位、眼内肿瘤。

3）带状回声：玻璃体暗区内连续的光带状回声可见于视网膜脱离、脉络膜脱离、玻璃体后脱离、玻璃体机化带。典型的视网膜脱离回声呈“V”字形，后端与视乳头相连，见图 23-17。

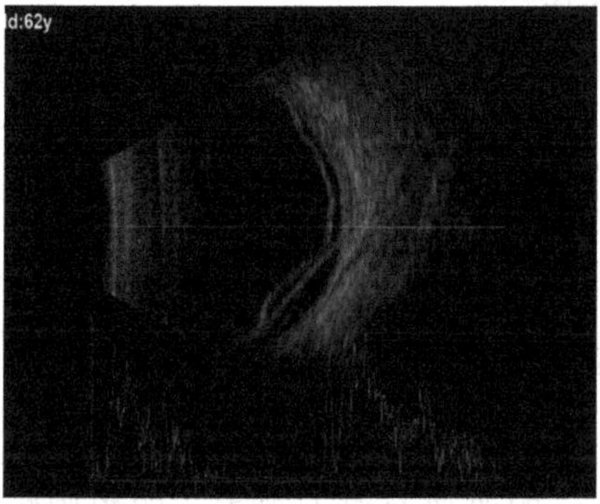

图 23-17　视网膜脱离伴脉络膜脱离

4）环状回声：可见于玻璃体毛囊蚴、晶状体全脱位等。

2. B 型超声波检查仪　在临床常用于辅助诊断眼后节疾病。

【前沿进展】

眼部超声造影是利用彩色多普勒超声诊断仪进行的诊断方法。检查时将超声造影剂（目前常用的为六氟化硫微泡）经静脉注入患者体内，应用超声诊断仪观察造影剂在病变内的充盈及消退过程。应用定量的时间—强度分析曲线软件对造影剂在病变内的填充过程进行分析以确定病变的性质，为眼内良、恶性肿瘤的诊断及鉴别诊断提供了新的检查手段。

（王晓悦）

第六节　角膜共焦显微镜检查

【工作原理】

角膜共焦显微镜是新近发展起来的一种活体生物影像检查技术，其工作原理是利用共轭焦点技术，利用激光扫描对角膜组织进行三维空间与时间显示，将角膜疾病的临床检查提高到细胞形态学水平。

【适应证】

适用于对各种类型角膜病变的患者进行检测，了解角膜各层的改变及对近视术后的角膜情况进行监测等。

【禁忌证】

角膜上有开放性伤口的患者禁用。

【操作要点】

（1）了解患者是否有麻醉过敏史。

（2）给患者讲解检查的过程及注意事项，消除患者的焦急或害怕情绪。

（3）受检眼结膜囊滴 0.4% 盐酸奥布卡因表面麻醉一次。

（4）眼用凝胶（bausch & lomb-comfort gel 或超声耦合剂）涂于物镜表面，安置一次性角膜接触帽。

（5）让被检查者将头放进头托，确保下颌紧靠在下颌托上，并且前额要接触前额托，保持头正位，受检眼注视前方。

（6）前移物镜至距离角膜 5 ～ 10mm 处，在 CCD 摄影的监控图像的指导下，上下左右调整物镜位置直至激光光束位于角膜或病变部位中央，前移物镜至角膜接触帽与之轻微接触，并预设两者的接触焦平面为 0μm。

（7）每一焦点平面可选择三种模式进行扫描，即 section 模式：单张摄取图像；sequence 模式：连续摄取 100 张同一平面图像，帧频 10f/s；volume 模式：连续摄取 40 张间距 1.5μm 的不同焦平面图像。

（8）转动焦距调焦，获取不同角膜、不同深度层次的图像，图像的深度用 mm 表示。

（9）一般可分析角膜基底和表层上皮细胞、神经纤维、基质细胞（前基质和后基质）、皮细胞，并同时显示每层的厚度，进行细胞密度的分析。

（10）调整镜头的位置及焦距，扫描角膜各层图像，选取有价值、高质量的图片保存，用 HRT Roctock 软件进行分析。

（11）检查完毕后，被检眼滴抗生素眼药水。

【注意事项】

（1）该项检查以感染性角膜疾病的使用频率较高，注意防止患者的交叉感染。

（2）检查完毕后，下颌托和前额托用 75% 乙醇溶液进行消毒、擦拭。

（3）使用一次性角膜帽。

（4）对角膜将穿孔的患者，应特别注意避免向眼球施压，防止角膜穿孔。

（5）禁止对开放性的伤口进行检查。

【结果与疾病的关系】

（1）光学测量。

（2）LASIK、角膜移植术前、术后定量检测。

（3）无创伤角膜感染性疾病的快速诊断见图 23-18、图 23-19。

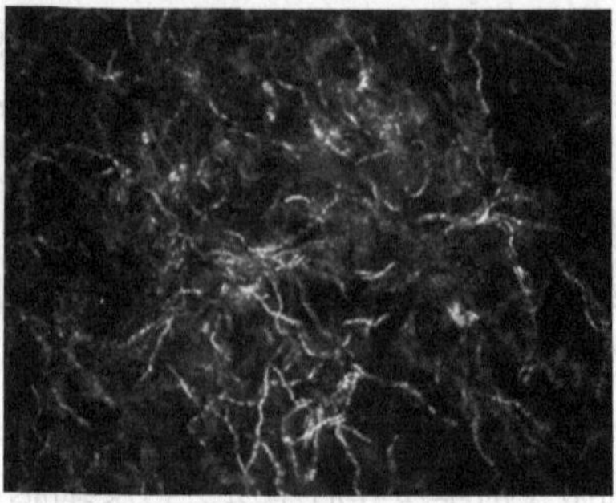

图 23-18 真菌性角膜炎的菌丝及孢子

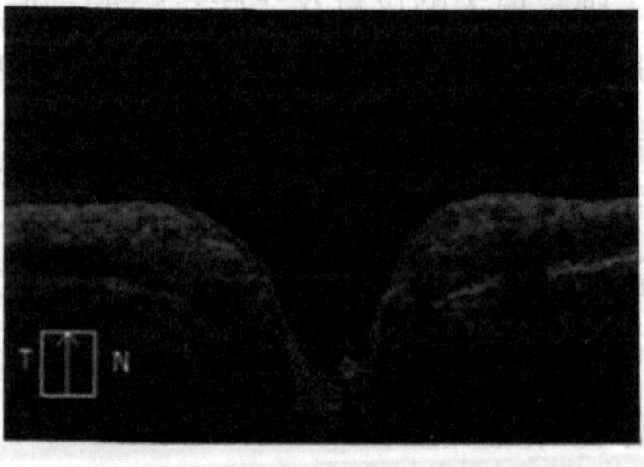

图 23-19 棘阿米巴角膜炎的滋养体

（4）干眼症和角结膜烧伤的角膜状态随访。

（5）外伤手术或角膜成形术后的再生状态随访。

（6）角膜变性、圆锥角膜等角膜的形态学检测。

（7）佩戴角膜接触镜的角膜状态检测。

（8）超声乳化白内障吸出术后角膜的状态随访。

（9）眼用滴眼液的角膜毒性分析。

（王晓悦）

第四篇 常用眼液的护理

第二十四章 抗感染药物

第一节 抗细菌类药物

一、氨基糖苷类

氨基糖苷类主要作用于细菌蛋白质的合成过程，使之合成异常的蛋白质，阻碍已合成蛋白质的释放，使细菌细胞膜的通透性增加而导致一些重要生物物质的外漏，导致细菌死亡。

（一）妥布霉素滴眼液

通用名：妥布霉素滴眼液；商品名：托百氏。

【药理作用】

与庆大霉素作用类似，对革兰阴性菌的抗菌作用明显，抗铜绿假单胞菌的作用强。

【适应证】

适用于敏感细菌所致的外眼及附属器的局部感染。

【用法】

滴眼：0.3%～0.5%溶液或眼膏。眼液：每日3～4

次，每次 1 ～ 2 滴；眼膏：每日 1 ～ 2 次，特殊情况遵医嘱。

【不良反应】

局部应用副作用较小，0.3% ～ 0.5% 溶液对眼无刺激，1% 溶液滴眼可影响角膜上皮再生。

【用药护理】

（1）用药时注意了解和观察患者用药后的反应，有无局部刺激症状。长时间使用可致角膜上皮延迟愈合。

（2）使用过程中注意避免眼液被污染。

（3）出现药物过敏反应时及时停药。

（二）妥布霉素地塞米松滴眼液

通用名：妥布霉素地塞米松滴眼液；商品名：典必殊。

【药理作用】

本品为复方制剂，主要成分是妥布霉素 15mg 和地塞米松 5mg/5ml。妥布霉素具有抗敏感微生物的活性，对葡萄球菌、链球菌、革兰阴性杆菌有效。地塞米松可抑制各种因素引起的炎症反应，同时也能延迟伤口愈合。

【适应证】

适用于眼科炎性病变及眼部表面的细菌感染或有感染危险的情况；慢性前葡萄膜炎、化学性、放射性、灼伤性及异物穿透性角膜损伤；内眼手术后减轻炎症反应和预防感染。

【用法】

眼液：每 4 ～ 6 小时 1 次，每次 1 ～ 2 滴；眼膏：每日 1 ～ 2 次，特殊情况遵医嘱。

【不良反应】

不良反应可来自激素成分，也可来自抗菌药成分。

（1）与抗生素有关的不良反应：局部眼毒性和过敏反应，包括眼睑刺痒、水肿，结膜充血。

（2）与激素成分有关的不良反应：眼压升高并导致青光眼，偶尔有视神经损害、后囊下白内障形成和伤口延迟愈合。

（3）二重感染：在合用抗生素和激素后可发生二重感染。长期使用激素后易发生角膜真菌感染，对于使用激素后出现的角膜顽固性溃疡应考虑真菌感染。

【用药护理】

（1）用药过程中注意观察不良反应，发生过敏应立即停药，使用过程中注意监测眼压。

（2）滴眼液之前应先将药液充分摇匀。

（3）勿将瓶口接触任何物体的表面，避免污染药液，使用本品期间不能佩戴隐形眼镜。

（三）庆大霉素滴眼液

【药理作用】

抗菌谱广，对革兰阴性菌和革兰阳性菌都有良好的抗菌作用，对肺炎链球菌和链球菌无效。

【适应证】

细菌性结膜炎、睑腺炎及细菌性眼睑炎。

【用法】

滴眼：0.3%～1%溶液或眼膏。眼液：每日3～4次，每次1～2滴；眼膏：每日1～2次，特殊情况遵医嘱。

【不良反应】

0.5% 溶液滴眼有轻度刺激性，过敏反应少见。

【用药护理】

（1）滴眼时请勿使管口接触眼睑和睫毛，避免触及瓶口。

（2）滴药后出现充血、眼痒、水肿等症状，应停药并通知医生。

二、喹诺酮类

喹诺酮类是人工合成的一类抗菌药物，它们通过干扰 DNA 回旋酶的活性，使细菌 DNA 不能形成超螺旋，进而造成染色体受损，导致细菌 DNA 不能继续分裂，抗菌作用为杀菌型。

（一）氧氟沙星滴眼液

通用名：氧氟沙星滴眼液；商品名：泰利必妥。

【药理作用】

抗菌谱广泛。对革兰阳性菌及革兰阴性菌引起的眼感染性疾病的致病菌有较强的抗菌作用；具有抗衣原体活性，对沙眼衣原体有抗菌作用，衣原体对本品较难产生耐药性。

【适应证】

细菌性结膜炎、角膜炎、角膜溃疡、泪囊炎、术后感染等外眼感染。

【用法】

每日 3 次，每次 1 滴。根据症状可适当增减。

【不良反应】

（1）严重不良反应：休克。

（2）其他不良反应：眼刺激感、眼睑瘙痒、眼睑炎、结膜充血、眼痛等。

【用药护理】

（1）在用药过程中应注意观察药物的不良反应，如发现红斑、皮疹、呼吸困难、血压降低、眼睑浮肿等症状时应停止给药，并立即报告医生，予以妥善的处置。

（2）不能长期使用。

（3）滴药时应避免触及眼睑和睫毛，防止眼液被污染。

（二）盐酸左氧氟沙星滴眼液

通用名：盐酸左氧氟沙星滴眼液；商品名：海伦。

【药理作用】

左氧氟沙星为氧氟沙星的左旋体，其抗菌活性约为氧氟沙星的两倍。左氧氟沙星具有抗菌谱广、抗菌作用强的特点，对大多数肠杆菌科细菌有较强的抗菌活性；对部分革兰阳性菌和军团体、衣原体、支原体有良好的抗菌作用，但对厌氧菌和肠球菌的作用较差。

【适应证】

治疗敏感细菌引起的细菌性结膜炎、细菌性角膜炎。

【用法】

一日 3 ～ 5 次，一次 1 ～ 2 滴。推荐疗程：细菌性结膜炎 7 日，细菌性角膜炎 9 ～ 14 日，或遵医嘱。

【不良反应】

（1）常报道的不良反应：暂时性视力下降、发热、一过性眼睛灼热、眼痛或不适、咽炎及畏光，发生率为1%～3%。

（2）其他不良反应：过敏、眼睑水肿、眼睛干燥及瘙痒，发生率低于1%。

【用药护理】

（1）只能滴眼，不能用于结膜下注射。

（2）如发生皮疹或其他过敏反应的症状应立即停药并通知医生。

（3）使用时避免污染容器前端及接触眼睑和睫毛。

（4）细菌性结膜炎、角膜炎患者滴该眼液时不戴接触透镜。

（三）环丙沙星滴眼液

【药理作用】

环丙沙星为杀菌剂，通过作用于细菌DNA螺旋酶的A亚单位，抑制DNA的合成和复制而导致细菌死亡。抗菌谱广，对需氧革兰阴性杆菌的抗菌活性高。

【适应证】

用于敏感菌引起的外眼部感染（如结膜炎等）。

【用法】

滴眼：一次1～2滴，一日3～6次，疗程为6～14日。

【不良反应】

偶有局部一过性刺激症状。可产生局部灼伤和异物感。此外，眼睑水肿、流泪、畏光、视力减低、过敏反应等较少见。

【用药护理】

（1）在使用过程中避免污染眼液。
（2）如出现眼部不适，应停药并通知医生。

（四）盐酸贝西沙星滴眼液

通用名：盐酸贝西沙星滴眼液；商品名：Besivance。

【药理作用】

盐酸贝西沙星是新一代氟喹诺酮类抗菌药。盐酸贝西沙星系具有 N1- 环丙基的 8- 氯氟喹诺酮药物，通过抑制细菌 DNA 旋转酶和拓扑异构酶Ⅳ发挥抗革兰阳性菌和阴性菌的作用。DNA 旋转酶是细菌 DNA 复制、转录和修补所需的关键酶；拓扑异构酶Ⅳ是细菌分裂时染色体 DNA 分隔（partitioning）所需的关键酶。该药通过干扰细菌 DNA 合成，从而达到杀菌的目的。盐酸贝西沙星在临床试验中显示出非常好的杀菌效果，并且对引起细菌性结膜炎的眼部致病菌有广谱抗菌活性。

【适应证】

治疗细菌性结膜炎。

【用法】

滴眼：一次 1 ～ 2 滴，每日 4 ～ 6 次，病情严重时可增加滴药次数。

【不良反应】

主要是眼睛发红、视力模糊、眼睛疼痛、刺痒及头痛。

【用药护理】

（1）严格遵医嘱用药。

（2）该药为混悬型滴眼液，使用前应来回颠倒充分摇匀。

（3）注意观察用药效果和不良反应，出现视力发红、眼痛、刺痒及视力模糊时及时告知主管医生。

（4）避免污染眼液。

（5）注意眼液的保存。

三、大环内酯类

红霉素眼膏

【药理作用】

主要作用于革兰阳性菌，通过抑制细菌蛋白质的合成而产生抗菌作用，对耐药性金黄色葡萄球菌有效；对螺旋体、衣原体、支原体、立克次氏体等也有效。

【适应证】

治疗细菌性外眼感染、沙眼及细菌性眼内感染；用于沙眼、结膜炎、角膜炎等。

【用法】

眼膏涂眼：2～3次/日，或每晚1次。

【不良反应】

眼膏涂眼有刺激及烧灼感。

【用药护理】

（1）用药后观察药物的作用及不良反应。

（2）每次涂眼膏时应将前端的眼膏疑为污染而挤去少量。

（3）涂眼膏时不要触及眼睑和睫毛，避免污染。

第二节　抗病毒类药物

一、更昔洛韦眼用凝胶

通用名：更昔洛韦眼用凝胶；商品名：丽科明。

【药理作用】

主要机制是抑制疱疹病毒的复制。

【适应证】

单纯疱疹病毒性角膜炎。

【用法】

滴眼：一日 4 次，一次 1 滴，疗程 3 周。

【不良反应】

治疗中可发生短暂的眼痒、灼热感、针刺感及轻微视力模糊，但很快消失，不影响治疗。偶见白细胞计数下降。

【用药护理】

（1）使用过程中注意观察药物的不良反应。

（2）避免污染药物。

（3）对更昔洛韦过敏者禁用。严重中性粒细胞减少或严重血小板计数减少的患者禁用。

二、阿昔洛韦滴眼液

通用名：阿昔洛韦滴眼液；商品名：无环鸟苷。

【药理作用】

阿昔洛韦能被病毒编码的胸苷激酶磷酸化为单磷酸无环鸟苷，后者再通过细胞酶的催化形成二磷酸、三磷酸无环鸟苷。三磷酸无环鸟苷是单纯疱疹病毒 DNA 聚合酶的强抑制剂，它作为病毒 DNA 聚合酶的底物与酶结合并掺入病毒 DNA 中去，因而终止病毒 DNA 的合成。

【适应证】

单纯疱疹病毒性角膜炎。

【用法】

滴眼：一次 1 ～ 2 滴，每 2 小时一次。

【不良反应】

滴眼可引起轻度疼痛和烧灼感，患者易耐受。

【用药护理】

（1）使用过程中注意避免污染药物。
（2）患者滴药后如有不适应及时告知医生。

三、疱疹净滴眼液

【药理作用】

疱疹净能抑制 DNA 病毒，对单纯疱疹病毒、牛痘病毒、水痘病毒具有抑制作用。

【适应证】

治疗浅层单纯疱疹病毒性角膜炎、眼带状疱疹及牛痘病毒性眼病。

【用法】

0.1% 溶液：每日 3 ～ 4 次，每次 1 ～ 2 滴眼；3% 眼膏：涂眼，睡前用。

【不良反应】

（1）用药后出现畏光、局部充血、水肿、痒或疼痛等不良反应。

（2）长期滴眼可引起接触性皮炎、点状角膜炎、滤泡性结膜炎。

（3）延缓角膜实质层创伤愈合。

【用药护理】

（1）对碘制剂过敏的患者禁用。

（2）使用时限不宜超过 3 周。

（3）使用过程中注意观察药物的不良反应，如有不适应立即停药。

（4）避免污染药液。

（5）角膜移植治疗单纯疱疹病毒性角膜炎后忌用此眼液。

第三节　抗真菌类药物

一、那他霉素滴眼液

【药理作用】

通过药物分子与真菌细胞膜中的固醇分子结合，形成多烯固醇复合物，改变细胞膜的渗透性，使真菌细胞内的基本细胞成分衰竭。

【适应证】

适用于敏感微生物引起的真菌性眼睑炎、结膜炎和角膜炎，包括腐皮镰刀菌角膜炎。

【用法】

真菌性角膜炎开始剂量为每次 1 滴，每 1 ～ 2 小时一次，3 ～ 4 日后改为每日 6 ～ 8 次，持续 2 ～ 3 周，或者持续到活动性真菌性角膜炎消退。

【不良反应】

少见，有报道发生球结膜水肿和充血的病例，可能由过敏引起。

【用药护理】

（1）本品为乳白色混悬液，使用前充分摇匀。

（2）使用中避免污染药液。

（3）只限于眼部滴药，不能眼内注射。

二、两性霉素 B

【药理作用】

两性霉素 B 为广谱抗真菌药，敏感的真菌有荚膜组织胞浆菌、新型隐球菌、白色念珠菌等。低浓度抑菌，高浓度杀菌。

【适应证】

治疗真菌性眼眶蜂窝织炎、眼内炎、角膜溃疡及其他外眼真菌感染。

【用法】

滴眼：0.1% ～ 0.3% 溶液，每 1 ～ 2 小时 1 次，每次 1 ～ 2 滴。

【不良反应】

全身用药毒性较大，滴眼有轻度刺激性。

【用药护理】

（1）滴药后注意观察不良反应，如有不适应停药并通知医生。

（2）避免污染药液。

第二十五章　抗炎药物

第一节　糖皮质激素

一、地塞米松眼液

【药理作用】

糖皮质激素对机体的作用广泛而复杂，主要有抗炎、免疫抑制和减轻组织细胞损伤等作用，主要用于治疗眼部各种炎症和免疫性疾病。

【适应证】

用于急性虹膜睫状体炎、巩膜炎及过敏性结膜炎，以及防止手术炎症和促进水肿吸收。

【用法】

0.001%～0.1%地塞米松眼液滴眼，根据病情选择溶液浓度和滴药次数。

【不良反应】

（1）长期使用可致激素性青光眼和白内障。

（2）诱发或加重感染：长期应用可诱发感染或使潜在病灶扩散。角膜炎时慎用激素眼液，真菌性角膜炎禁用激素眼液。

【用药护理】

（1）注意观察药物的不良反应，长期使用激素眼液应定期监测眼压。

（2）使用时避免污染眼液及容器前端。

二、醋酸泼尼松龙甲基纤维素混悬液

通用名：醋酸泼尼松龙甲基纤维素混悬液；商品名：百力特。

【药理作用】

糖皮质激素可减轻炎症反应时的组织水肿、纤维沉积，抑制毛细血管扩张和吞噬细胞游走，也可抑制毛细血管的增生、胶原的沉积及瘢痕的形成。

【适应证】

主要用于非化脓性结膜炎、眼睑炎、巩膜炎、非疱疹性角膜炎、泪囊炎。

【用法】

滴眼：每次 1 ～ 2 滴，每日 2 ～ 4 次。开始治疗的 24 ～ 48 小时，剂量可酌情增大至每小时 2 滴，必要时可加大用药频率，不宜中途终止治疗，应逐步减量停药。

【不良反应】

（1）眼部真菌和病毒感染的患者长期使用时，可导致眼球穿孔。

（2）有单纯疱疹病毒性角膜炎病史、急性化脓性感染的患者慎用。

（3）长期使用可导致非敏感菌过度生长、后囊膜下白内障。

（4）本品可引起眼压升高，从而导致视神经损害和视野缺损。

【用药护理】

（1）使用前应充分摇匀眼液。

（2）长期用药后若出现眼部慢性炎症的表现，应考虑角膜真菌感染的可能。

（3）避免污染药液。

三、氟米龙滴眼液

通用名：氟米龙滴眼液；商品名：氟美童。

【药理作用】

氟米龙具有抑制机械、化学或免疫因素所诱发的炎性反应的作用。

【适应证】

外眼部及眼前部的炎症疾病（眼睑炎、结膜炎、角膜炎、巩膜炎、虹膜炎、虹膜睫状体炎、葡萄膜炎、术后炎症等）。

【用法】

每日 2 ～ 4 次，每次 1 ～ 2 滴，可根据年龄、症状适当调整。

【不良反应】

（1）严重不良反应：连续用药数周后可能会发生高眼压或青光眼，有时会诱发疱疹性角膜炎、真菌性角膜炎；长期用药后，有时会出现后囊下白内障。

（2）其他不良反应：眼睑炎、刺激感、结膜充血、伤口延迟愈合。

【用药护理】

（1）滴药后注意观察不良反应，如有不适及时停药。

（2）滴药前应充分摇匀。

（3）角膜溃疡即将穿孔、病毒性角结膜炎、结核性眼病、真菌性眼病或化脓性眼病禁用本药，滴药后可使原有疾病加重或引起角膜穿孔。

四、氯替泼诺混悬滴眼液

通用名：氯替泼诺混悬滴眼液；商品名：露达殊。

【药理作用】

氯替泼诺具有皮质类固醇的药理作用，脂溶性高，可以增强对细胞的渗透性。同时氯替泼诺是在通过对泼尼松龙类化合物进行结构改造的基础上合成的，因此是没有活性的代谢产物，副作用小。

【适应证】

治疗眼睑和球结膜炎、葡萄膜炎、角膜和眼前节的炎症；对皮质类固醇敏感的炎症；治疗各种眼部手术后的术后炎症。

【用法】

滴眼：每日 4 次，每次 1 ～ 2 滴。在用药的第 1 周，剂量可以增加，必要时每小时 1 次。

【不良反应】

（1）局部症状：可能会引起视神经损害所导致的视力下降和视野缺损、后囊下白内障；继发眼部感染，以及角膜或者巩膜变薄部位的眼球穿孔；眼部刺激症状。

（2）一般症状：少数患者可出现头痛、鼻炎、咽炎等症状。

（3）长期滴药可出现眼压升高。

【用药护理】

（1）注意不要过早地停药。

（2）滴药前应充分摇匀。

（3）注意观察药物的不良反应。

（4）长期滴药的患者应监测眼压。

（5）避免污染药液。

第二节　非甾体消炎药

非甾体消炎药，具有抑制前列腺素的生成和稳定细胞膜的作用。

一、普拉洛芬滴眼液

通用名：普拉洛芬滴眼液；商品名：普南扑灵。

【药理作用】

对葡萄膜炎、结膜炎、结膜水肿、过敏性结膜炎具有明显的抗炎作用。

【用法】

滴眼：每日 4 次，每次 1 ～ 2 滴。根据症状可以适当增减。

【适应证】

外眼及眼前部炎症的对症治疗。

【不良反应】

可出现局部刺激症状：如刺激感、结膜充血、瘙痒感、眼睑发红、肿胀、眼睑炎、分泌物、流泪、弥漫性表层角膜炎、异物感、结膜水肿等。

【用药护理】

（1）只能用于滴眼。

（2）感染性眼病应用该药时可能会掩盖症状，应予注意。

（3）滴眼时，注意避免污染药液及瓶口。

（4）药液应避光保存，避免阳光直接照射。

二、双氯芬酸钠滴眼液

通用名：双氯芬酸钠滴眼液；商品名：迪非。

【药理作用】

双氯芬酸钠是非甾体消炎药，其作用为抑制环氧化酶活性，从而阻断花生四烯酸向前列腺素的转化。

【适应证】

用于治疗葡萄膜炎、角膜炎、巩膜炎，抑制角膜新生血管的形成，治疗眼内手术后或各种眼部损伤后的炎症反应。

【用法】

滴眼：每日 4 ～ 6 次，每次 1 滴，白内障术后 24 小时开始用药，每日 4 次，持续用药 2 周。

【不良反应】

滴眼后有短暂烧灼、刺痛、流泪等，极少数有结膜充血、视物模糊。

【用药护理】

（1）滴药后注意观察药物的不良反应，如有不适应立即停药。

（2）戴接触镜者禁用。

（3）溶液变色或混浊，不要使用。

（4）使用中避免污染眼液，开启后最多可使用4周。

（曾继红　孙常丽）

第二十六章　抗青光眼药物

第一节　拟 胆 碱 药

硝酸毛果芸香碱滴眼液

通用名：硝酸毛果芸香碱滴眼液；商品名：真瑞。

【药理作用】

毛果芸香碱是一种具有直接作用的拟胆碱药物，通过直接刺激位于瞳孔括约肌、睫状肌及分泌腺上的毒蕈碱受体而起作用。毛果芸香碱通过收缩瞳孔括约肌，使周边虹膜离开房角前壁，开放房角，增加房水排出。同时还通过收缩睫状肌的纵向纤维、增加巩膜突的张力，使小梁网间隙开放，房水引流阻力减小，增加房水排出，减低眼压。

【用法】

（1）慢性青光眼：0.5% ～ 1% 溶液每次 1 滴，每日 1 ～ 4 次。

（2）急性闭角性青光眼：1% ～ 2% 溶液每次 1 滴，每 5 ～ 10 分钟滴眼 1 次，3 ～ 6 次后每 1 ～ 3 小时滴眼 1 次，直至眼压下降。

（3）缩瞳：对抗散瞳作用，1% 溶液滴眼 2 ～ 3 次。

（4）先天性青光眼房角切开或外路小梁切开术前，1% 溶液滴眼 1 ～ 2 次；虹膜切除术前，2% 溶液滴眼 1 次。

【不良反应】

（1）眼刺痛、烧灼感、结膜充血引起睫状肌痉挛，浅表角膜炎，颞侧或眼周头痛，诱发近视。

（2）长期使用可能会出现晶状体混浊。

（3）局部常规应用后可出现流涎、出汗、胃肠道反应和支气管痉挛。

【用药护理】

（1）哮喘、急性角膜炎禁用。

（2）瞳孔缩小常引起暗适应困难，应告知患者在夜间开车或从事照明不好的危险职业时注意安全。

（3）定期检查眼压。

（4）为避免吸收过多引起全身不良反应，滴药后压迫泪囊部 1 ～ 2 分钟。

第二节　β 肾上腺素受体阻断药

一、噻吗洛尔滴眼液（噻吗心胺滴眼液、弗迪滴眼液）

【药理作用】

非选择性 β 受体阻断药，使房水减少，延长了眼内房水的循环时间。

【适应证】

治疗各型青光眼及高眼压症。

【用法】

滴眼：0.25% ～ 0.5% 溶液，每日 2 次。

【不良反应】

（1）轻微的眼部刺激感，瞳孔缩小。

（2）结膜充血、嗜睡和头痛。

（3）极少数患者可能出现可逆性的眼干、点状角膜损伤、轻度的结膜炎和眼睑炎。

（4）可导致心率降低和血压下降。另外，可能会使支气管痉挛、心律不齐和头昏加重。

【用药护理】

（1）注意观察药物的不良反应，如有不适应立即停药并通知医生。

（2）心功能不全、心率过缓或房室外传导阻滞、哮喘或重度阻塞性肺疾患、急性虹膜炎、角膜损伤及对本品过敏的患者禁用。

（3）本剂含有 β 受体阻断剂，可能掩盖因糖尿病低血糖引起的症状。每次滴眼时，每眼应不超过 2 滴。

（4）过量用药可引起心率过缓、低血压、嗜睡和头昏。

二、盐酸卡替洛尔滴眼液

通用名：盐酸卡替洛尔滴眼液；商品名：美开朗。

【药理作用】

盐酸卡替洛尔为非选择性 β 肾上腺受体阻断剂，对 β1 和 β2 受体均有阻断作用，主要是减少房水的生成。对高眼压和正常眼压患者均有降眼压作用。

【用法】

1% 溶液滴眼，一次 1 滴，一日 2 次；效果不明显时，改用 2% 溶液滴眼，一次 1 滴，一 1 日 2 次。

【不良反应】

（1）视物模糊、畏光、角膜着色，出现暂时性眼烧灼、眼刺痛及流泪、结膜充血。

（2）长期连续用于无晶状体眼或有眼底病者时，偶可发生黄斑部水肿、混浊。

（3）全身不良反应：心率减慢、呼吸困难、无力、头痛、头晕等。

【用药护理】

（1）注意观察药物的不良反应。

（2）有支气管哮喘者或严重慢性阻塞性肺部疾病者禁用。

（3）对有明显心脏疾病的患者用药期间应监测心率。

（4）该药可掩盖低血糖症状，自发性低血糖患者及接受胰岛素或降糖药的患者应监测血糖。

（5）与其他眼液联合使用时，应间隔 10 分钟以上。

（6）用前应摇匀，避免容器前端触及眼睑和睫毛，防止眼液污染。

三、盐酸倍他洛尔滴眼液

通用名：盐酸倍他洛尔滴眼液；商品名：贝特舒。

【药理作用】

选择性 β1 受体阻断剂，通过减少房水生成，降低眼压。

【适应证】

慢性开角型青光眼、高眼压症。

【用法】

滴眼：每日 2 次，每次 1 滴。

【不良反应】

偶有暂时性的不适感、视物模糊、异物状、畏光、流泪、干燥、分泌物增多、过敏反应等。

【用药护理】

（1）使用过程中注意观察药物的不良反应。

（2）避免污染药液。

（3）倍他洛尔不具有缩瞳作用，在控制因闭角型青光眼引起的高眼压时需与缩瞳剂同用。

四、左布诺洛尔滴眼液

通用名：左布诺洛尔滴眼液；商品名：贝他根。

【药理作用】

非选择性β受体阻断剂，抑制房水生成降低眼压，不伴有缩瞳作用。

【适应证】

治疗慢性开角型青光眼及控制高眼压症患者的眼压。

【用法】

滴眼：0.25%～0.5%溶液，每日1～2次。

【不良反应】

结膜炎，一过性眼烧灼、刺激感、心率下降，偶有报道本品可降低血压。

【用药护理】

（1）注意观察药物的不良反应。

（2）有明显的心脏疾病的患者应监测脉搏。

（3）自发性低血糖及正在应用胰岛素或降血糖药物的糖尿病患者（尤其是不稳定的糖尿病患者）慎用。

（4）佩戴软性角膜接触镜者不宜使用。

第三节　拟前列腺素药

一、曲伏前列腺素滴眼液

通用名：曲伏前列腺素滴眼液；商品名：苏为坦。

【药理作用】

曲伏前列素游离酸是一种选择性的FP前列腺类受体激动剂，可通过增加葡萄膜巩膜通路促使房水外流的机制来降低眼压。

【适应证】

开角型青光眼或高眼压症患者。

【用法】

每晚1次，每次1滴。

【不良反应】

眼充血，视力下降，眼部不适、异物感、疼痛、瘙痒，眼睑炎，白内障，干眼，虹膜异色，角膜炎，睑缘结痂，畏光和流泪等。

【用药护理】

（1）避免污染眼液。

（2）一旦出现眼部症状，尤其是结膜炎和眼睑反应，应停药。

（3）用药前应取出隐形眼镜，在滴药后 15 分钟可重新戴镜。

二、拉坦前列腺素

通用名：拉坦前列腺素滴眼液；商品名：适利达。

【药理作用】

拉坦前列素为前列腺素 F2α 的类似物，是一种选择性的前列腺素 FP 受体激动剂，能通过增加房水的葡萄膜巩膜旁道流出而降低眼压。

【适应证】

降低开角型青光眼和高眼压症患者升高的眼压。

【用法】

滴眼：每次 1 滴，每日 1 次，滴于患眼。晚间使用效果最好。降压作用可维持 24 小时。

【不良反应】

（1）虹膜色素加深，异物感，睫毛变化（变深、变粗、变长、数量增加）。

（2）结膜充血，短时点状角膜炎。

【用药护理】

（1）注意观察药物的不良反应。

（2）每日只滴药一次，因为用药次数增加会削弱降眼压效果。

（3）注意在使用过程中避免污染药液。

（4）在使用本药前应告知患者眼睛颜色改变的可能性。

三、贝美前列素滴眼液

通用名：贝美前列素滴眼液；商品名：卢美根。

【药理作用】

本品用于降低对其他降眼压制剂不能耐受或不够敏感、多次用药无法达到目标眼压值的开角型青光眼及高眼压症患者的眼压。

【用法】

滴眼：每日 1 次，每次 1 滴。每日使用本品的次数不得超过一次，因为有资料表明频繁使用本品可导致其降眼压效果减弱。首次滴用本品约 4 小时后眼压开始降低，于 8 ～ 12 小时之内作用达到最大。

【不良反应】

（1）结膜充血、睫毛增生、眼部瘙痒。

（2）眼睛干涩、视觉障碍、眼部烧灼感、异物感、眼睛痛、眼周皮肤色素沉着、睑缘炎、白内障、浅层点状角膜炎、眼睑红斑、眼部刺激和睫毛颜色变深。

（3）眼睛分泌物、流泪、畏光、过敏性结膜炎、视疲劳、虹膜色素沉着增加和结膜水肿。

（4）其他：如虹膜炎；感冒和上呼吸道感染；头痛、肝功能异常、乏力和多毛症。

【用药护理】

（1）注意眼液的保存，避免污染。

（2）告知患者，使用此药后可能会出现睫毛变长、颜色变深，眼部皮肤颜色加深的现象，此现象可能是永久性的。有些患者的虹膜颜色会慢慢加深。

（3）滴眼液时勿将药瓶的瓶口直接接触眼睛、眼周组织、手指及其他物体的表面，以免药液被可致眼睛感染的细菌污染。

（4）滴眼液前应当摘下隐形眼镜，并在滴药15分钟后再佩戴。因眼液中含有的苯扎氯铵会被软性隐形眼镜吸收。

（5）滴多种眼液时，每两种药物的使用至少应间隔5分钟。

第四节　碳酸酐酶抑制剂

一、布林佐胺滴眼液

通用名：布林佐胺滴眼液；商品名：派立明。

【药理作用】

主要抑制眼组织中占优势的碳酸酐酶2型同工酶，减少房水的生成。

【用法】

单独或协同使用时，每日2次。

【不良反应】

（1）眼部不良反应：视物模糊、眼部不适（滴药时灼烧感或者刺痛）、异物感和结膜充血。在与噻吗洛尔联合使用时可见角膜糜烂。

（2）全身不良反应：布林佐胺是一种可被全身吸收的磺胺类碳酸酐酶抑制剂，可出现味觉异常（口苦或异味）、头疼；胸痛、脱发、皮炎、感觉异常少见。

【用药护理】

（1）已知对磺胺类药物过敏者严禁使用。

（2）注意观察不良反应：布林佐胺是一种磺胺药，虽然是眼部滴药，但仍能被全身吸收。因此磺胺药的不良反应在眼部滴用时仍可能出现。如果出现严重的药物反应或者过敏，应立即停用眼液。

（3）滴药前应摇匀。

（4）在使用过程中，为避免污染药瓶口和混悬液，注意不要接触眼睑、药瓶口及其周围的区域，不用时紧闭瓶盖。

二、多佐胺滴眼液

通用名：多佐胺滴眼液；商品名：舒净露。

【药理作用】

本品是碳酸酐酶抑制剂，可使房水内渗透压下降，房水生成减少，眼压下降。多佐胺还可使眼内血管扩张，对眼灌注有积极的影响。

【用法】

单独或协同使用，每日 2 次。

【不良反应】

主要的不良反应有眼部烧灼感和刺痛、口苦、头痛、恶心、疲劳、皮疹、尿路结石等。

【用药护理】

（1）遵医嘱用药。

（2）用药过程中注意监测眼压的变化。

（3）注意观察用药后的不良反应，如有异常及时告知主管医生或值班医生。

（4）注意用药卫生和眼液的保存，避免污染瓶口或眼液。

第五节　α 肾上腺素受体激动药

一、酒石酸溴莫尼定滴眼液

通用名：酒石酸溴莫尼定滴眼液；商品名：阿法根。

【药理作用】

酒石酸溴莫尼定为一种 α 肾上腺素受体激动剂。用药后 2 小时降眼压效果达到峰值。实验表明，酒石酸溴莫尼定具有双重作用机制，既减少房水的生成，又增加葡萄膜巩膜的外流。

【适应证】

原发性开角型青光眼及高眼压症患者。

【用法】

滴眼，每日 2 次，每次 1 滴。

【不良反应】

（1）口干，眼部充血、烧灼感及刺痛感，头痛，视物模糊，疲劳 / 倦怠，结膜滤泡，眼部过敏反应，以及眼部瘙痒。

（2）角膜糜烂、畏光、眼睑红斑、眼部酸痛 / 疼痛、眼部干燥、流泪、上呼吸道症状、眼睑水肿、结膜水肿、头晕、睑炎、眼部刺激、胃肠道症状、虚弱无力、结膜变白、视物异常及肌肉痛等。

（3）结膜出血、味觉异常、失眠、结膜分泌物增多、精神抑郁、高血压、焦虑、心悸、鼻干及晕厥。

【用药护理】

（1）注意观察药物的不良反应。

（2）有严重心血管疾病的患者应慎用。

（3）个别患者可能产生疲劳或倦怠，滴药后应避免从事危险作业。

（4）避免污染药液。

（孙常丽　曾继红）

第二十七章　扩瞳药和睫状肌麻痹药

一、硫酸阿托品滴眼液

【药理作用】

阿托品阻断M胆碱受体，使瞳孔括约肌和睫状肌松弛，导致去甲肾上腺素能神经支配的瞳孔括约肌的功能占优势，从而使瞳孔散大；瞳孔散大把虹膜推向房角，妨碍房水通过小梁网，引起眼压升高；阿托品使睫状肌松弛，拉紧悬韧带使晶状体变扁平，减低屈光度，引起调节麻痹。

【适应证】

用于散瞳，治疗虹膜睫状体炎。

【用法】

1%眼液或眼膏，每日3次，每次1～2滴，特殊情况遵医嘱。

【不良反应】

（1）眼部用药后可能产生视力下降、短暂的眼部烧灼感和刺痛、畏光，并可因全身吸收出现口干，皮肤、黏膜干燥，发热，面部潮红，心动过速等现象。

（2）少数患者眼睑出现发痒、红肿、结膜充血等过敏现象。

（3）三环类抗抑郁药、H1受体阻断药、抗胆碱类抗帕金森病药、吩噻嗪类抗精神病药等均有抗胆碱作用，合用后会加重尿潴留、便秘、口干等阿托品样不良反应。

【用药护理】

（1）滴药后注意观察不良反应。

（2）婴幼儿注意不要滴用阿托品眼液，使用阿托品眼膏也应酌情减少用量。

（3）频繁滴药时，每次滴药后压迫内眦 3 ～ 5 分钟，避免引起全身中毒反应。

（4）闭角型青光眼、前列腺肥大、儿童脑外伤、唐氏综合征、痉挛性瘫痪的患者严禁使用阿托品类药物。

（5）角膜穿孔或即将穿孔的角膜溃疡患者慎用阿托品。

（6）出现眼睑过敏反应或接触性皮炎应立即停药。

（7）散瞳后视物模糊，特别是看近处物体，此时应避免开车、使用机器或其他有危险的活动。

（8）瞳孔散大后畏光，可在阳光和强烈灯光下戴太阳镜。

（9）滴药过程中注意不要污染药液。

（10）孕妇慎用，哺乳妇女应避免使用或停止哺乳。

二、复方托吡卡胺滴眼液

通用名称：复方托吡卡胺滴眼液；商品名：美多丽。

【药理作用】

本品为托吡卡胺与盐酸去氧肾上腺素的比例混合药液，主要作用于瞳孔括约肌及瞳孔开大肌，可散瞳及调节麻痹。起效迅速，维持时间短。滴眼 20 ～ 30 分钟后其调节麻痹的效果达到最高，3 小时左右几乎完全恢复，

4～5小时后调节功能恢复。

【适应证】

用于以诊断及治疗为目的的散瞳和调节麻痹。

【用法】

散瞳：一次1～2滴或一次1滴，间隔3～5分钟，共滴眼2次。

调节麻痹：一次1滴，间隔3～5分钟，滴眼2～3次。可根据症状适当增减。

【不良反应】

（1）严重不良反应：休克、过敏样症状，如红斑、皮疹、呼吸困难、血压降低、眼睑浮肿等。

（2）其他不良反应：眼睑炎（眼睑发红、肿胀等）、眼睑皮肤炎、瘙痒感、结膜炎（结膜充血、浮肿、分泌物等）、角膜上皮功能障碍、眼压上升、口渴、面部潮红、心率加快、血压上升。

【用药护理】

（1）注意观察药物的不良反应，如出现过敏症状时应立即停药。

（2）为了防止污染药液，滴眼时应注意避免容器的前端直接接触眼部。

（3）当药液变色或有沉淀时不得使用。

（4）瞳孔散大后应避免驾车等危险的职业。

（孙常丽　曾继红）

第二十八章　促进角膜上皮生长药

一、小牛血去蛋白提取物眼用凝胶

通用名：小牛血去蛋白提取物眼用凝胶；商品名：速高捷。

【药理作用】

本品能促进眼部组织及细胞对葡萄糖和氧的摄取与利用，可促进细胞能量代谢，从而改善组织营养，刺激细胞再生和加速组织修复，并能使过度增生的肉芽组织蜕变，胶原组织重组，减少或避免瘢痕形成。

【适应证】

用于各种原因引起的角膜溃疡、角膜损伤，由碱或酸引起的角膜灼伤、大疱性角膜炎、神经麻痹性角膜炎、角膜和结膜变性。

【用法】

每日 3 ～ 4 次，每次 1 滴，或遵医嘱。

【不良反应】

罕见过敏反应，个别患者用后偶有一过性眼刺激。

【用药护理】

（1）为保证药物的生物活性及治疗效果，不要将眼液置于高温环境中，应放置在避光并不超过 20℃的地方。

（2）使用时，管口不要触及眼部，并于打开后 1 周用完。

（3）孕产妇慎用，以防止对胎儿和婴儿的潜在副作用。

二、重组牛碱性成纤维细胞生长因子滴眼液

通用名：重组牛碱性成纤维细胞生长因子滴眼液；商品名：贝复舒。

【药理作用】

具有促进组织修复和再生的作用。

【适应证】

用于各种原因引起的角膜上皮细胞缺损和点状角膜病变。

【用法】

滴眼：每日 4 ～ 6 次，每次 1 ～ 2 滴。

【不良反应】

未见报道。

【用药护理】

本品为蛋白类药物，应避免置于高温或冰冻环境中，宜置于 2 ～ 8℃冷藏。

（孙常丽　曾继红）

第二十九章　人工泪液和眼用润滑剂

一、右旋糖酐羟丙甲纤维素滴眼液

通用名：右旋糖酐羟丙甲纤维素滴眼液；商品名：泪然。

【药理作用】

本品为复方制剂，是拟天然泪液的灭菌滴眼液，有保持角膜湿润和稳定泪膜的作用。

【适应证】

减轻眼部干燥引起的灼热感、刺激感等不适症状，保护眼球免受刺激。减轻由于暴露于风沙或阳光下造成的眼部不适。

【用法】

每次 1 ～ 2 滴，或根据病情选择。

【不良反应】

少见。偶有眼部疼痛、视物模糊、持续充血及刺激感。

【用药护理】

（1）使用后如出现眼部疼痛、视物模糊、持续充血及刺激感加重，或者滴眼后病情加重或持续 72 小时以上者应停药就医。

（2）滴药时避免污染药液。

（3）眼液变色或浑浊时不能使用。

（4）眼药开盖 1 个月后，应不再继续使用。

二、羧甲基纤维素钠滴眼液

通用名：羧甲基纤维素钠滴眼液；商品名：潇莱威或瑞新。

【药理作用】

羧甲基纤维素钠是一种人工泪液，能湿润眼部，并在一定时间内保持眼部的水分，具有温和、保护和润滑角膜的作用。

【适应证】

用于缓解眼部干燥或因暴露于阳光或风沙所引起的眼部灼烧、刺痛等不适感，也是防止进一步刺激的保护剂。

【用法】

滴眼：完全扭断瓶盖滴眼，每次 1 ～ 2 滴，用后即弃。

【不良反应】

少见。

【用药护理】

（1）只能滴眼，不能眼内注射。

（2）为防止污染，勿将瓶口触及任何物体表面。不可重复使用，用后即弃。

（3）如果应用时感觉眼痛、视力改变、眼睛持续充血或刺激感、症状加重或症状持续 72 小时以上，则应停止用药并咨询医生。

（4）佩戴隐型眼镜时不能滴药。佩戴隐形眼镜时请勿使用，对本品过敏者禁用，过敏体质者慎用。

（5）药物性状发生改变时禁止使用。

三、玻璃酸钠滴眼液

通用名：玻璃酸钠滴眼液；商品名：爱丽。同类药还有海露。

【药理作用】

促进角膜上皮损伤的愈合，能够促进角膜损伤部位细胞的连接和伸展，防止角膜干燥并起到稳定泪膜的作用。

【适应证】

干燥综合征、斯·约二氏综合征、干眼综合征等内因性疾患；手术后、药物性、外伤、佩戴隐形眼镜等外因性疾患所致的角膜干燥。

【用法】

滴眼：一次1滴，一日5～6次，可根据症状适当增减。

【不良反应】

（1）过敏症眼睑炎、眼睑皮肤炎等。

（2）瘙痒感、刺激感、充血、弥漫性表层角膜炎等角膜障碍。

【用药护理】

（1）出现不良反应时应停药。

（2）避免眼液被污染。

（3）眼液变色时不能再用。
（4）不要在佩戴隐形眼镜时滴眼。

四、聚乙二醇滴眼液

通用名称：聚乙二醇滴眼液；商品名：思然。

【药理作用】

本品属高分子聚合物，具有亲水性和成膜性，在适宜浓度下，能起人工泪眼的作用。

【成分】

复方制剂，其组份为聚乙二醇 400（0.4%）和丙二醇（0.3%）。

【适应证】

用于暂时缓解由于眼睛干涩引起的灼热和刺痛感症状。

【用法】

根据病情需要滴眼，每次 1 ～ 2 滴，使用前摇匀。

【不良反应】

偶有眼部刺激症状和过敏反应。

【用药护理】

（1）注意观察用药后的不良反应，如出现过敏症状时应立即停用。
（2）发生溶液变色或混浊，请勿使用。
（3）请勿接触滴嘴，用后盖好瓶盖，避免污染。
（4）如出现眼痛、视力变化、眼睛红肿刺痛加剧或持续 72 小时以上的情况时应停止使用并咨询医生。

（5）药物放置在儿童接触不到的地方，应在成人的监护下使用，如误服要立即就医。

五、羟糖甘滴眼液

通用名称：羟糖甘滴眼液；商品名：新泪然。

【药理作用】

羟糖甘为复方制剂，主要含羟丙甲纤维素291 015mg，右旋糖酐 705mg，甘油 10mg。能保持眼睛湿润，减缓泪膜的蒸发。

【适应证】

减轻由于泪液分泌不足或暴露在风沙中、阳光下，久视屏幕等原因所引起的眼部干涩、刺痛等不适症状，保护眼球免受刺激。

【用法】

根据需要滴入患眼 1 ～ 2 滴。

【不良反应】

未进行该项实验且无可靠参考文献。

【用药护理】

（1）使用羟糖甘后如果感到眼部疼痛、视物模糊、持续充血及刺激感加重，或者滴眼后病情加重或持续 72 小时以上时，应停用羟糖甘，并请医师诊治。

（2）眼液变色或混浊，不能使用。

（3）对羟糖甘中任一成分过敏者，请勿使用。

（4）使用前嘱咐患者摘掉角膜接触镜。

（5）滴药时不能接触瓶口，以防污染药液，用后盖紧瓶盖。

六、复方硫酸软骨素滴眼液

通用名称：复方硫酸软骨素滴眼液；商品名：润洁。

【药理作用】

复方硫酸软骨素滴眼液所含硫酸软骨素是生物体内结缔组织基质的成分之一，作用机制可能与抑制磷酸二酯酶活性、增加环磷腺苷含量和活化脂解酶有关，可促进末梢循环，具有调节细胞生长的作用。维生素 E 参与自由基的清除，具有抗氧化作用，并可使末梢血管扩张，改善局部血液循环，促进炎症病变组织恢复。维生素 B_6 参与氨基酸及脂肪代谢，有助于消除眼疲劳和增强角膜及视网膜细胞的活动。尿囊素通过增加皮肤角质细胞黏合质的吸湿能力，同时直接作用于角质蛋白分子，促使其结合水的能力增加，吸收更多的水分，有助于上皮组织的修复和创面的愈合。牛磺酸除可抗菌消炎外，在眼组织内还参与多种生理活动，促进新陈代谢，改善视疲劳。

【适应证】

眼疲劳、眼干燥症。

【用法】

一日 4 ～ 6 次，或有需要时滴眼；一次 2 ～ 3 滴。

【不良反应】

临床研究报道中偶有患者出现轻度眼分泌物增多及眼部不适感。

【用药护理】

（1）孕妇、哺乳期妇女、儿童及老年人应在医师的指导下使用。

（2）开封 1 个月后不可再用。

（3）使用时避免污染瓶内滴眼液。

（4）使用滴眼液时，请不要把瓶口的滴嘴直接触及眼部。

（5）对复方硫酸软骨素滴眼液过敏者禁用，过敏体质者慎用。

（6）复方硫酸软骨素滴眼液性状发生改变时禁止使用。

（7）请将复方硫酸软骨素滴眼液放在儿童不能触及的地方。

（8）儿童必须在成人的监护下使用。

（9）如正在使用其他药品，使用复方硫酸软骨素滴眼液前请咨询医师或药师。

七、聚乙烯醇滴眼液

【药理作用】

本品属高分子聚合物，具有亲水性和成膜性，在适宜浓度下，能起到类似人工泪液的作用。

【适应证】

本品可作为一种润滑剂，用于预防或治疗眼部干涩、异物感、眼疲劳等刺激症状或改善眼部的干燥症状。

【用法】

滴眼，每次 1 ～ 2 滴。

【不良反应】

偶有眼部刺激症状或过敏反应。

【用药护理】

（1）勿触及瓶口以免逆行污染眼液。

（2）滴眼后如果感觉眼痛、视力模糊、眼部持续充血或刺激症状或病情加重，且连续时间超过 72 小时，应停止使用。

（3）眼液变色或浑浊，应停止使用。

（4）佩戴软性隐形眼镜时请将隐形眼镜摘下后滴药。

（5）对本品过敏者禁用，过敏体质者慎用。

（6）本品为单剂量包装，开启瓶盖后使用，每次使用后剩余药液请务必丢弃。

（孙常丽　曾继红）

第三十章　抗过敏药物

一、色甘酸钠滴眼液

【药理作用】

色甘酸钠是一种抗变态反应药物，其作用机制是稳定肥大细胞的细胞膜，阻止肥大细胞脱颗粒，从而抑制组胺、5-羟色胺、慢反应物质的释放，主要治疗Ⅰ型变态反应病。

【适应证】

预防及治疗春季过敏性结膜炎、卡他性角膜炎、结膜炎。

【用法】

滴眼：一次1～2滴，一日4次；重症者可增加至一日6次。

【不良反应】

刺痛感和过敏反应。

【用药护理】

（1）用药过程中注意观察药物的不良反应，如有不适应停药。

（2）避免污染药液。

（3）避光保持药液，避免放置在阳光照射的位置。

（4）对本品过敏者禁用，过敏体质者慎用。

二、富马酸依美斯汀滴眼液

通用名：富马酸依美斯汀滴眼液；商品名：埃美丁。

【药理作用】

依美斯汀是一种相对选择性的组胺H1受体拮抗剂。实验表明，它对组胺H1受体具有相对选择性的作用，能缓解眼痒、眼红症状。

【适应证】

暂时缓解过敏性结膜炎的体征和症状。

【用法】

滴眼：每日2次，每次1滴，如需要可增加至每日4次。

【不良反应】

（1）头痛。

（2）异梦、乏力、怪味、视物模糊、眼部灼热或刺痛、角膜浸润、眼干、充血、异物感、瘙痒、鼻炎和鼻窦炎等。

【用药护理】

（1）只用于眼部滴用，不能用于注射或口服。

（2）注意观察用药后的反应，如有不适应停药。

（3）滴药时避免污染药液，不用时应将药瓶口拧紧。

（4）如果药液变色，应停用。

（5）在使用该药治疗期间建议患者不要佩戴隐形眼镜，因药物中的防腐剂苯扎氯铵可以被软隐形眼镜吸收。

三、奥洛他定滴眼液

通用名：奥洛他定滴眼液；商品名：帕洛坦。

【药理作用】

奥洛他定是肥大细胞稳定剂及相对选择性组胺 H1 受体拮抗剂，能抑制 I 型速发型过敏反应。

【适应证】

用于治疗过敏性结膜炎的体征和症状。

【用法】

每次 1 ～ 2 滴，每日 2 次，间隔 6 ～ 8 小时以上。

【不良反应】

（1）头痛。

（2）异梦、乏力、怪味、视物模糊、眼部灼热或刺痛、角膜浸润、眼干、充血、异物感、瘙痒、鼻炎和鼻窦炎等。

【用药护理】

（1）只限滴眼，不能口服或注射。

（2）发现有破损，药物性状改变时请勿使用。

（3）使用时，请勿佩戴隐形眼镜。

（4）开盖 4 周后应不再使用。

（5）常温储藏。

四、马来酸非尼拉敏盐酸萘甲唑啉滴眼液

通用名：马来酸非尼拉敏盐酸萘甲唑啉滴眼液；商品名：那素达。

【药理作用】

本品所含马来酸非尼拉敏为抗组胺药，可减轻过敏症状；盐酸萘甲唑啉为血管α1受体激动剂，可收缩眼部血管而缓解眼部炎症所致的充血。

【适应证】

主要用于缓解因尘埃、感冒、过敏、揉眼、佩戴角膜接触镜（隐形眼镜）、游泳及眼睛疲劳等引起的眼睛充血、瘙痒、灼热感及其他刺激症状。

【用法】

滴眼，每次1～2滴，每3～4小时或稍长时间一次。

【不良反应】

（1）偶见瞳孔散大、眼压增高等症状。

（2）长期使用可能产生全身反应，如高血压、心律失常及高血糖等，但罕见且停药后可恢复。

【用药护理】

（1）婴儿和儿童应在医师的指导及成人的监护下使用。

（2）连用3～4日，症状未缓解者应咨询医师或药师。

（3）患有严重心血管疾病的老年患者、孕妇和哺乳期妇女，以及未控制好的高血压、糖尿病患者慎用。

（4）在使用过程中，如发现眼红、疼痛等情况，应停药就医。佩戴隐形眼镜者滴药前摘下，滴入后15分钟再带上。

（5）使用后应将瓶盖拧紧以免污染药液。

（6）本品启盖1个月后应弃之，当本品性状发生改变时禁用。

（7）请将此药品放在儿童不能触及的地方。

（孙常丽 曾继红）

第三十一章　免疫抑制药

环孢素滴眼液

【药理作用】

环孢素是一种选择性的免疫抑制药，具有较强、较特别的免疫抑制效应。选择性地抑制体内所有的 T 淋巴细胞的活性和增殖来达到抗免疫排斥的效果。

【适应证】

用于干燥性结角膜眼、角膜移植术后抗排斥反应。

【用法】

滴眼：0.5% ～ 2% 滴眼液，每次 1 滴，根据医嘱用药。

【不良反应】

滴眼有刺激性，结膜轻度充血。眼周可出现脱毛现象，停止治疗后脱毛可再生。

【用药护理】

（1）注意观察用药后的不良反应。

（2）使用过程中避免污染眼液。

（3）如有变色或沉淀，不能再用。

（4）本药为油剂，滴多种眼液时，滴药顺序为透明眼液、混悬液、油性眼液。

（5）过敏者禁用。

（6）遮光，密闭保存，有效期 6 个月。

第三十二章　表面麻醉剂

一、盐酸奥布卡因滴眼液

通用名：盐酸奥布卡因滴眼液；商品名：倍诺喜。

【药理作用】

本药的显效时间为16秒，麻醉作用持续时间13～15分钟。

【适应证】

眼科表面麻醉。

【用法】

一般成人滴1～4滴，可根据年龄和体质适当增减。

【不良反应】

（1）严重过敏反应少见。休克、过敏样症状，如恶心、面色苍白、呼吸困难、眼睑浮肿等。

（2）其他不良反应：眼睑及角膜糜烂。

【用药护理】

（1）在用药后注意观察药物的反应，如出现恶心、面色苍白、红斑、皮疹、呼吸困难、眼睑浮肿等症状时应立即停药，并予以处理。

（2）对本药的药理成分或对安息香酸酯类局部麻醉剂有过敏史的患者禁用。

（3）忌频繁滴药，以免导致角膜糜烂。

（4）不能作为注射使用。

（5）滴药过程中避免污染药液。

二、丁卡因溶液

【药理作用】

本品具有良好的表面穿透作用。麻醉作用开始迅速，滴眼后 1 ～ 3 分钟产生作用，持续 20 ～ 40 分钟。0.5% 丁卡因溶液点眼不产生血管收缩和扩瞳作用，对角膜的毒性亦较小。

【适应证】

用于角膜异物剔除、测量眼压、前房角镜检查、眼手术前表面麻醉等。

【不良反应】

（1）溶液滴眼，多数患者诉有短暂烧灼感，闭眼可减轻不适。

（2）对角膜上皮有轻度损伤，影响创伤角膜上皮的再生。

（3）大剂量可致心脏传导系统和中枢神经系统抑制。

（4）眼球穿孔伤面积较大、较深时，药物容易迅速吸收，可导致中毒。

【用药护理】

（1）在配制溶液时应严格执行无菌操作，避免药液被污染。

（2）角膜上皮有损伤时，避免该溶液频繁滴眼，以免影响角膜的愈合。

三、盐酸丙美卡因滴眼液

通用名：盐酸丙美卡因滴眼液；商品名：弗易。

【药理作用】

本品为用于眼科的快速起效的表面麻醉剂，能诱导产生 10 ～ 20 分钟的持续麻醉效果。

【适应证】

眼科表面麻醉。如眼压计测量眼压、手术缝合及取异物；结膜及角膜刮片、前房角镜检查、三面镜检查及其他需要表面麻醉的操作。

【用法】

（1）滴眼。

（2）短时间麻醉：操作前滴 1 ～ 2 滴，必要时可追加 1 滴。

（3）长时间麻醉：如白内障摘除术等，1 ～ 2 滴 /5 ～ 10 分钟，3 ～ 5 次。

【不良反应】

偶有过敏现象。

【用药护理】

（1）甲状腺功能亢进或心脏病患者使用本品应特别慎重。

（2）本品为一次性使用的单剂量滴眼液，不含防腐剂，开口后应立即使用，一次用毕即丢弃。需再次使用时，应重新开启一支。

（3）滴眼液时防止异物进入眼内并禁止揉搓眼睛。

（4）使用中出现过敏症状，应立即停止使用。

（5）不能长期滴用该眼液，长期使用可能导致角膜损伤、视力减退或伤口延迟愈合。

（6）当药品颜色、性状发生改变时，禁止使用。

【知识拓展】

滴眼液的保存

眼液为水溶液，性质不稳定，保存不当可致药液污染或溶液变质而失去疗效甚至感染眼睛。因此，眼药水要放在阴凉、干燥、通风处，有条件可放入冰箱里（如温度太高容易变质）；使用前要看眼药水是否清亮透明，有无变色，或霉菌团出现。注意在规定的时间内使用完。每次使用后要把盖子拧紧，以减少污染和药液外漏的机会。眼药水一定要和其他类水剂药物分开存放，避免误滴，曾有人把脚气水、小瓶装的碘酊（碘酒）当成眼药水点入眼内，引起眼睛烧伤。最好能在眼药水瓶上写上名字，以免点错。如阿托品类药物是散瞳药，如果老年人用了有可能诱发青光眼，严重者视力下降，甚至失明；噻吗洛尔滴眼药是治疗青光眼的，此药对心脏有一定的影响，点多了，可能发生心脏病，已有心脏病者的病情会加重。

（曾继红　孙常丽）

参 考 文 献

艾伯特，弗朗茨，汉斯，等 . 2009. 自动视野检查 . 廖良，施维 译 . 北京：人民卫生出版社
安晶，张作明，曹瑞丹 . 2010. 色觉异常疾病的视觉电生理评价 . 眼科研究，28: 1091-1096
苌疆 . 1989. 色觉与色盲・第 1 版 . 北京：人民卫生出版社
葛坚 . 2005. 眼科学 . 北京：人民卫生出版社
葛坚 . 2013. 眼科学・第二版 . 北京：人民卫生出版社
管怀进，龚启荣 . 1998. 现代基础眼科学 . 北京：人民军医出版社
韩光杰，周和政，张文强，等 . 2014. Ex-PRESS 引流钉植入术与小梁切除术治疗开角型青光眼的早期疗效比较 . 眼科新进展，34(8): 758-760
韩杰 . 2008. 实用眼科护理及技术 . 北京：科学出版社
韩杰 . 2009. 眼科临床护理手册 . 北京：科学技术文献出版社
黄叔仁 . 2008. 眼底病诊断与治疗・第 2 版 . 北京：人民卫生出版社
惠延年 . 2004. 眼科学・第六版 . 北京：人民卫生出版社
孔冬 . 2010. 实用眼科疾病护理 . 济南：山东科学技术出版社
李凤鸣 . 2004. 中华眼科学 (中册). 北京：人民卫生出版社
李疆 . 2010. 弱视儿童色觉观察 . 中外健康文摘，7: 38
李立新 . 2003. 眼部超声诊断图谱 . 北京：人民卫生出版社
李绍珍 . 2008. 眼科手术学・第 2 版 . 北京：人民卫生出版社
李秀娟 . 2012. 荧光素眼底血管造影的护理 . 基层医学论坛，16(21): 2810-2811
梁树今，廖菊生，高育英，等 . 1980. 眼底荧光血管造影释 . 石家庄：河北人民出版社
廖良，施维 . 2009. 自动视野检查 . 北京：人民卫生出版社
林虹 . 2013. 玻璃体积血患者的护理 . 世界最新医学信息文摘，

13(24): 262-263
刘家琦，李凤鸣．2010. 实用眼科学．北京：人民卫生出版社
刘淑贤．2010. 同仁眼科专科护理技术规范与评分标准．北京：科学出版社
刘杏．2006. 眼科临床光学相干断层成像学．广州：广东科技出版社
罗清礼．2005. 甲状腺相关眼病．北京：人民卫生出版社
吕帆，徐亮．2004. 眼视光器械学．北京：人民卫生出版社
吕帆，徐亮．2004. 眼视光器械学．北京：人民卫生出版社
彭清华．2010. 中西医结合眼科学．北京：中国中医药出版社
瞿佳．2011. 视光学理论和方法·第二版．北京：人民卫生出版社
申晓丽，黄丽娜．2009. 光学相干断层成像技术的临床应用新进展．国际眼科杂志，9(12): 2395-2398
石尧，吴艳．2009. 激光共焦显微镜对正常人中央角膜的观察．国际眼科杂志，9(3): 489-491
孙唐顺，张卯年．2008. 糖尿病早期视功能评价研究进展．中国实用眼科杂志，26: 289-294
谭艺兰，胡洁，唐仕波．2008. 微创玻璃体切除手术进展．国际眼科杂志，8(01): 129-131
陶雪莹，杨培增，雷博．2013. 葡萄膜炎基因治疗的研究进展．中华眼科杂志，49(3): 281-284
王光璐．2007. 眼底病影像诊断图谱．北京：北京科学技术出版社
王宁利，刘文．2002. 活体超声显微镜眼科学．北京：科学出版社
王荃，李凯军，高东鸿，等．2014. 角膜共焦显微镜在真菌性角膜炎诊断中的优势．山东大学耳鼻喉眼学报，28(2): 90-91
王勇，张海萍．2014. 妥布霉素地塞米松眼膏治疗睑缘炎 152 例疗效分析．北华大学学报，15: 63-65
王镇，刘早霞，苏冠方，等．2010. 超声生物显微镜在眼科的临床

应用及进展.社区医学杂志,8(3): 37-39
韦伯.2000.泪道手术图谱.陶海,侯世科译.北京:北京科学技术出版社
魏文彬,杨丽红.2006.荧光素眼底血管造影的临床应用.眼科研究,24(1): 1-4
吴德正.2002.眼部吲哚青绿血管造影学.沈阳:辽宁科技出版社
吴乐正,黄时洲.2009.色觉检查图·第1版.北京:北京科学技术出版社
吴素虹.2010.临床眼科护理指引.广州:广东科技出版社
席淑新.2009.眼科护士手册.北京:人民卫生出版社
杨敏,饶友义,宁红.2014.透明质酸在外科领域的临床应用.中国药业,7(23): 122-124
杨蓉,曾流芝,韩冰.2014.耳尖放血辅治睑腺炎108例观察.实用中医药杂志,4: 325-326
杨文利.2012.超声造影在眼内肿瘤诊断的应用.中国医疗器械信息,6: 6-8
阴正勤.2009.应重视全视野视网膜电图在眼科临床的应用.中华眼底病杂志,25(6): 409-412
俞素勤.2012.简明OCT阅片手册.北京:人民卫生出版社
俞自萍,曹愈,曹凯.1997.色盲检查图·第5版.北京:人民卫生出版社
袁援生,陈晓明.1999.现代临床视野检测.北京:人民卫生出版社
曾继红.2011.眼科护理手册.北京:科学出版社
詹立辉,娄晔.2013.玻璃体积血临床治疗体会.中国现代药物应用,6(05): 50-51
张承芬.1998.眼底病学.北京:人民卫生出版社
张承芬.2010.眼底病学.北京:人民卫生出版社
张丛,杨文利,王兰,等.2010.眼部超声诊断临床应用.中国医疗器械信息,16(5): 25-28

张龙禄 . 2000. 五官科护理学 . 北京 : 人民卫生出版社

张颖 . 2010. Medpor下睑插片植入治疗下睑退缩患者的护理 . 护理学杂志 , 25(4): 35-36

赵桂秋 , 孙为荣 . 2014. 眼科病理学 · 第 2 版 . 北京 : 人民卫生出版社

赵堪兴 . 2008. 眼科学 · 第 7 版 . 北京 : 人民卫生出版社

中华医学会 . 2006. 临床诊疗指南 . 眼科学分册 . 北京 : 人民卫生出版社

中华医学会眼科学分会青光眼学组 . 2014. 我国原发性青光眼诊断和治疗专家共识 . 中华眼科杂志 , 50(5): 382-383

Ainley R, Smith B. 1965. *Fungal flora of the conjunctival sac in healthy and diseased eyes*. Br J Ophthalmol, 49(10): 505-515

Iseli H P, Thiel M A, Hafezi F, et al. 2008. *Ultraviolet A/riboflavin corneal cross-linking for infectious keratitis associated with corneal melts*. Cornea, 27(5): 590-594

Jr Rosa R H, Miller D, Alfonso E C. 1994. *The changing spectrum of fungal keratitis in south Florida*. Ophthalmology, 101(6): 1005-1013

Killingsworth D W, et al. 1993. *Results of therapeutic penetrating keratoplasty*. Ophthalmology, 100(4): 534-541

Koidou-Tsiligianni A, Alfonso E, Forster R K. 1989. *Ulcerative keratitis associated with contact lens wear.* Am J Ophthalmol, 108(1): 64-67

Kompa S, Langefeld S, Kirchhof B, et al. 1999. *Corneal biopsy in keratitis performed with the microtrephine*. Graefes Arch Clin Exp Ophthalmol, 237(11): 915-919

Kymionis G D, Mikropoulos D G, Portaliou D M, et al. 2013. *An overview of corneal collagen cross-linking (CXL)*. Adv Ther, 30(10): 858-869

Perry H D, Doshi S J, Donneufeld E D, et al. 2002. *Topical cyclosporin A in the management of therapeutic keratoplasty for mycotic keratitis*. Cornea, 21(2): 161-163

Reynolds M G, Alfonso E. 1991. *Treatment of infectious scleritis and keratoscleritis*. Am J Ophthalmol, 112(5): 543-547

Sony P, Sharma N, Vaipayee R B, et al. 2002. *Therapeutic keratoplasty for infectious keratitis: a review of the literature*. CLAO J, 28(3): 111-118

Turnbull A M, Smith M, Ramchandani M. 2014. Angle-closure glaucoma on long-haul flights. JAMA Ophthalmol, 132(12): 1474-1475

Weinreb R N, Aung T, Medeiros F A. 2014. The pathophysiology and Treatment of glaucoma: a review. JAMA ,311(18): 1901-1911